多囊卵巢综合征完全指南

梁湛威————著

北京科学技术出版社

读者须知：医学是随着科技的进步与临床经验的积累而不断发展的。本书中的所有建议均是作者基于文献并结合自身实践经验审慎提出的，虽然如此，在采纳之前还是应考虑自身情况与医生的建议。此外，如果你想获得更为详尽的医学建议，请向有资质的医生咨询。因本书相关内容造成的直接或间接不良影响，出版社和作者概不负责。

图书在版编目（CIP）数据

多囊卵巢综合征完全指南 / 梁湛威著. —北京：北京科学技术出版社，2021.12（2025.3重印）
ISBN 978-7-5714-0763-6

Ⅰ.①多… Ⅱ.①梁… Ⅲ.①卵巢疾病—综合征—诊疗—指南 Ⅳ.① R711.75-62

中国版本图书馆 CIP 数据核字（2020）第 118642 号

策划编辑： 孙东燕
责任编辑： 孙东燕
责任校对： 贾　荣
装帧设计： 源画设计
图文制作： 天露霖文化
责任印制： 李　茗
出 版 人： 曾庆宇
出版发行： 北京科学技术出版社
社　　址： 北京西直门南大街16号
邮　　编： 100035
电　　话： 0086-10-66135495（总编室）　0086-10-66113227（发行部）
网　　址： www.bkydw.cn
印　　刷： 北京宝隆世纪印刷有限公司
开　　本： 720 mm × 1000 mm　1/16
字　　数： 540千字
印　　张： 24.75
版　　次： 2021年12月第1版
印　　次： 2025年3月第8次印刷
ISBN 978-7-5714-0763-6

定　　价： 89.00元

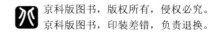

专家推荐 1

作为生殖内分泌专科医生，我们都知道饮食营养等生活方式干预是多囊卵巢综合征的一线治疗方案，这也是国内外诊疗指南所提倡的。

我非常欣慰地看到国内终于有一本聚焦多囊卵巢综合征饮食营养调理的书籍出版了，而且这本书参考了上千篇科学文献，其中不乏循证医学所要求的随机对照试验。

希望多囊卵巢综合征患友们都能阅读一下这本书，多多聚焦日常的饮食和营养管理，建立健康的生活方式，相信 Vincent 的书一定能给你带来许多惊喜和收获。

赵晓苗

中山大学孙逸仙纪念医院妇科生殖内分泌专科主任医师、副教授

专家推荐 2

多囊卵巢综合征是最常见的慢性妇科内分泌疾病，此病影响患者的生殖功能，而且相关代谢性障碍（包括高雄激素血症、胰岛素抵抗、糖代谢异常、脂代谢异常）和心血管病等的发病风险也会增加，严重影响患者的生活质量。

从 1930 年开始，现代医学就一直在对多囊卵巢综合征的致病因素、发病机制以及有效的治疗方法进行不懈探索。学术界多认为多囊卵巢综合征是遗传因素和环境因素交互作用的结果，但到底是哪种遗传基因和哪些环境因素在起作用，到现在为止还不清楚。所以，对多囊卵巢综合征的诊断和治疗仍然存在很大争议，目前仍以对症治疗为主，无根治的办法。

目前看来，不良生活方式可能是多囊卵巢综合征发病的重要诱因。所谓不良生活方式，其实很简单，就是好吃懒做不运动、过多的甜食和油腻食物的摄入，等等。基于这种认识，2018 年，中华医学会妇产科学分会内分泌学组修订了《多囊卵巢综合征中国诊疗指南》，明确指出生活方式干预是多囊卵巢综合征患者的首选基础治疗措施。而成功的生活方式干预，离不开医生和患者的共同努力。

作为从事妇科内分泌专业的医生，我们要对多囊卵巢综合征患者进行清晰、明确的健康宣教，详细告知她们什么样的生活方式是正确的，有助于治疗多囊卵巢综合征；什么样的生活方式有可能诱发或加重多囊卵巢综合征，是必须及时摒弃的。作为患者，面对一个目前尚无有效治疗手段的疾病，要学会长期管理好自己的身体和生活方式，预防其他相关疾病的发生。

然而，在当前国内的医疗环境和医疗条件下，这种医患双方的共同努力还只能是一种理想状态。首先，妇科内分泌专业专业性很强，由于患者知识结构的限制，医生很难对多囊卵巢综合征涉及的诸多问题开展深入宣教；其次，多囊卵巢综合征患者数量太多，医生在有限的接诊时间里，来不及与患者充分交流沟通，教会患者如何"自救"；最后，目前国内很少有围绕生活方式管理论述的关于多囊卵巢综合征的书籍资料，能让患者有兴趣地学习下去。

遇到 Vincent，是 2018 年我举办妇科内分泌学习班的时候。他说他正在写一本关于多囊卵巢综合征的书，这立即引起了我的兴趣，因为这也是我一直想做却因为时间和精力所限而一直没有做成的事情。所以，对这本书我还是很期待的。

Vincent 的书即将付梓，他热情地邀请我为这本书作序，为此我认真拜读了他的大作。在书中，他用老百姓能够轻松读懂的语言，将一个非常复杂的疾病涉及的各方面问题，条分缕析，娓娓道来。多囊卵巢综合征患者在养成健康生活方式的过程中可能遇到的各种问题，都可以在这本书中找到答案。建议广大多囊卵巢综合征患者认真阅读此书，了解自己的病，学会管理自己。须知：最好的医生是自己。同时，建议我的同行，尤其是初入行的妇科内分泌医生，认真研读这本书，这有助于我们加深对多囊卵巢综合征的认识，为我们的临床和科研工作提供新的灵感。因此，无论对患者还是医生，这本书都不失为一本很好的参考书。

刘明星

广州医科大学附属第三医院妇产科副主任医师

专家推荐 3

今天拿到 Vincent 述谈多囊卵巢综合征的书稿，非常愉悦。这是一本超出现有医学认知结构的科普读物，毫无疑问，多囊卵巢综合征患者将会从中受益良多；我相信，专业的医生也可以从中获益。

30 年来学医路上的认知告诉我，现有的医学体系需要突破、变革，不然对疾病的认知难有进展。而这本书做了非常好的尝试，也给出了让"疑难杂症"不再疑难的出路。

对于患者，每当遭遇疾病，所能求助的就是临床医生，可是医生仅能从他的专业角度给些建议和帮助。实际上，疾病真正能获得痊愈，最终依靠的是病人自己。这本书无疑为多囊卵巢综合征患者的自我疗愈给出了路径。

多囊卵巢综合征，从其病名上我们就知道这不是一个具体症状，是什么？是一组症状，卵巢多囊是其中一个症状，患者常常伴有肥胖、痤疮、月经紊乱、不孕、情感障碍、血脂异常、糖代谢异常、肠道菌群失调、甲状腺功能减退和心血管疾病等一系列问题，而到医院就诊，好像患了很多疾病，被要求服用多种药物，患者因此痛苦不堪。

既然多囊卵巢综合征是一组症状，那么引起这些症状的根源是什么？

我们需要将对疾病的认知从思维上发生转变，要站在生命的高度，从生命的整体性、系统性以及生命各个组成部分的相互联系、相互影响的角度出发分析疾病，要在物质、能量、信息三个维度上去认识生命，这样才不会落入思维的陷阱，才能从疾病的痛苦中爬出来。

功能医学正是这样认识疾病的，这本书也是功能医学思维在多囊卵巢综合征这个病症上的具体应用。

我最初学的是西医，在探索生命的道路上，先后了解了自然医学、整合医学、功能医学、能量信息医学和中医学等，最终落脚在功能医学上，这是因为功能医学是一个完整的逻辑医学思维体系，能容纳上述所有医学，而且超越疾病认识疾病。

疾病是有生命的，是有语言的，是有经历的。疾病是身体的表达，是生命过往的记载，如果我们能正确认识它，就会多一分健康，就会有更多人从疾病中走出来。

感谢 Vincent 通过多囊卵巢综合征给我们展示了一幅探索生命的画卷，感谢你的努力，你怀着帮助他人的美好愿望成就着自我，希望今后有更多的惊喜呈现！

李绍清

复旦大学医学博士
中国功能医学研究院院长

专家推荐 4

对于任何需要提升健康状况的多囊卵巢综合征患者来说，没有哪本书比《多囊卵巢综合征完全指南》更具实操性。与其说这是一本科普读物，倒不如说这是一套融合了大量临床研究和实践经验的系统指导方案，你不仅可以从中学到科学有效的饮食营养疗法，而且能见证大量多囊卵巢综合征患者的励志故事。这本营养满满的多囊卵巢综合征百科全书值得你反复品读。

张召锋

北京大学营养学博士

北京大学公共卫生学院营养与食品卫生学系副教授

专家推荐 5

多囊卵巢综合征复杂的病因和非特异性的症状是困扰其诊疗的主要原因。功能医学为治疗该病提供了非常有效的方法。

Vincent 受过专业的功能医学教育，在营养学上更是造诣颇深。他的这本书用功能医学的思维介绍了治疗多囊卵巢综合征的理论和方法，为多囊患者自我调理开出了行之有效的处方。

书中推荐的都是天然的饮食，而不是激素或其他西药。读者还可以从书中了解到国际前沿的功能医学资讯，向主动健康迈进一大步。

何健

北京协和医学院教授、博士生导师
北京协和洛奇功能医学中心主任
上海交通大学健康管理与服务创新中心功能医学研究院执行院长、教授

专家推荐 6

什么是疾病治疗的最有力武器？ 20 多年的妇产科临床、科研和教学经验告诉我——是知识和爱心。只有不断地学习，才能给病人提供科学的治疗方法；只有把病人当作父母、亲友，才能把医术发挥到极致。面对多囊卵巢综合征，患者最需要的恰恰就是知识和关爱。然而，传统的诊疗模式难以满足患者对健康的诉求，我们亟须一种以患者为中心、以促进健康为导向的医学模式，比如功能医学。作为国内将功能医学引入临床应用的先行者，我希望将这套工具与传统的临床诊疗有机结合起来，帮助患者全方位地管理健康，让大家感受到医疗也是可以有温度的。Vincent 的这本书，刚好可以带你去了解这一切。本书结合科学研究和实践经验对多囊卵巢综合征的方方面面进行了详细讲解，学完这本书，你会向健康迈进一大步！

郭广玲

太和医院妇产中心女性健康科学中心、抗衰老医学中心主任医师、副教授

专家推荐 7

　　40 多年的妇产科临床经验告诉我，多囊卵巢综合征患者是复发性流产的高危人群，内分泌紊乱会影响胚胎发育，促进妊娠并发症的发生，合理使用药物及非药物手段提高患者的胎儿活产率是妇产科医生需要研究的重要课题。Vincent 十分重视多囊卵巢综合征的生活方式干预，在本书中，他向我们分享了多囊卵巢综合征患者在日常及孕期的自我保健方法。这是一本关注多囊卵巢综合征患者全生命周期的科普图书，如果您正在被多囊卵巢综合征所困扰，建议您一定要读一读。

齐国华

深圳美中宜和妇产科临床指导首席专家

深圳市蛇口人民医院妇产科原主任医师

广州市黄埔区红山街社区卫生服务中心副院长

战胜多囊的钥匙就在你手中

　　每当生活不如意的时候，工作压力巨大的时候，或者心情跌落到谷底的时候，我先生就会指指身边熟睡的女儿，郑重地说："有了她，你这辈子已经成功了。"这不是对女性生殖功能的狭隘定义，而是对我从无到有的探索以及不断坚持的肯定。

　　3年前，我是无论如何也想不到自己能够自然排卵、自然受孕，我做到了一件自己至今都认为是奇迹的事情。

　　作为一名从初潮开始排卵次数为零，没有来过正常月经，最多也就是褐色出血的"老多囊"，我对这一切早就习以为常了。虽然上高中时就已经被确诊为多囊卵巢综合征，但当时的网络资讯没有现在发达，自己也没有足够的生理学知识，所以十几年中对这个病一直是不以为意的。

　　我就这样和其他小伙伴一样结了婚，准备要宝宝，这才发现自己遇到了前所未有的挑战——生育困境。眼见同龄姐妹都要来二胎了，我的肚子却依然没有动静，心理上不用说——已经崩溃，生理上，始终都是靠药物促排来维持月经。

　　我一直不喜欢"不孕不育"这个字眼，但当中药、西药来回尝试，周周跑医院，病历本被写得满满的时候，我是不是该承认什么了！

　　事情最终回到了原点，面对的是促排失败，准备做试管婴儿。心里有一万个不甘心：为什么吃了那么多药，什么进展都没有？

　　当年的网络，其实也就是三四年前，很少有关于多囊饮食营养等生活方式调整的系统资料，大家只能从成功怀孕姐妹的只言片语中总结出"胖多囊"减肥就好了。

　　那么，我这样的"瘦多囊"呢？除了那个"游泳圈"，已经没有多少肉可减了，该怎么办？

　　不甘心的我决定到国外网站上查阅资料，结果发现多囊原来是全球性问题。通过和国外多囊卵巢综合征患者的交流，我发现已经有很多人尝试过饮食营养治疗和生活方式调整，并以此作为与多囊抗争的首要手段。

　　进一步了解后，我发现整个调理都是建立在科学的基础之上的，而且已经有了相当成熟的体系。兜兜转转了那么久，第一次发现攻克多囊的钥匙可能就在自己手中，缺失的那一环可能就是饮食营养调理和生活方式调整？

带着这样的疑惑，我给自己制订了饮食方案和运动方案，开始了一轮又一轮的试错以及反反复复的方案调整。我要改良国外的食谱以更适合我，我要调整运动方式以更利于坚持，我要学会分析自己的激素指标……

研究——尝试——坚持，无数次崩溃，看不到起色，但我还是默默地扛下来了。我不知道任何一种食物或补充剂的添加是否正确，没有人可以探讨，没有专家可以咨询。

坚持 1 个月没问题，2 个月也还好，到了第 3 个月我开始怀疑自己，怀疑这是不是真的能有效。辞去工作专职备孕的压力，家人催促做试管的紧逼感，"辛酸"一词早已无法形容这种孤立无援，我站在悬崖边缘，随时都可能放弃。

好在我的努力终于为我争取到了一次自然排卵。因为渴望已久，所以来临的那一刻显得格外不真实，直到检查结果确定排卵，我才相信这不是做梦。欣喜之余，回想起那几度濒临放弃的瞬间，我感激自己坚持了下来。

从开始接触饮食营养调理到第一次自然排卵，前后有 1 年时间。我在修改方案上走了太多的弯路，其实最终方案只坚持了 5 个月，我就迎来了第一次排卵。我花费了大量的时间积累了各种有用没用却来之不易的经验，这是我现在坚持不断地给多囊姐妹们分享的动力。

当 Vincent 告诉我他在写一本书，一本关于多囊饮食营养调理的书时，我的第一反应就是：如果 Vincent 的书能早几年出版，我的那些弯路就不必走，不用拿自己的身体去试错，不用中药、西药地来回折腾，不用花 1 年时间才第一次自然排卵，也不用经历反复促排失败苦等 4 年才受孕……

有很多很多的可能，都让我不用花费那么多时间、金钱，更重要的是，不用吃那么多药就能成功。

我现在恢复了自然排卵月经。回想过去，很多时候是盲目的、手足无措的。现在能有这样一本书带领我们系统地了解多囊卵巢综合征，了解自己该怎么做，这是站在巨人的肩膀上，可以节省很多时间和精力，更重要的是能收获健康。

Vincent 的文章我读过一些，每当读起他的文字，脑海中就会浮现出一位理性的学术男形象，他会本着严谨的态度为大家指明方向。

我想，有这样一位专业人士为我们掌舵，无论从学术上还是在实践方面，又或是安全性和有效性，都是令人放心的。这本书就像一本多囊卵巢综合征百科全书，从原理到实践，从饮食调整到营养补充，从压力管理到问题解答，内容应有尽有。

我的亲身经历已经证明，饮食营养调理和生活方式调整对多囊卵巢综合征患者是多么重要。我们要有信心，相信自己可以重新成为身体的主人。至于如何翻身变主人，等你读完 Vincent 的书就明白了。

——菲比，浙江杭州

2018-11-28

我终于来齐了 12 次月经

2018 年，我终于来齐了 12 次"大姨妈"！

2018 年还有不到 10 天即将走完，今年最大的收获便是从年初开始践行 Vincent 老师的多囊调理方案。自那时开始，每个月的月经都按时报到了，周期在 28 天左右，基本正常。这真是比升职加薪更令我开心的事！

距离上次能一年自然来齐 12 次月经已经十几年了。我今年 28 岁，月经从 18 岁开始不定期推迟，23 岁时，我被确诊为多囊卵巢综合征。

在确诊后的这几年里，我兜兜转转换了 5 家医院，从社区卫生院到本市顶级的三甲医院，医生无外乎就是开二甲双胍、黄体酮和避孕药之类的西药或补气血的中药。然而治疗效果都不理想，只要停掉药物，所谓的"撤退性出血"就不会按时来。我曾经尝试过，在完全停药的情况下一年最多只能自然来 3 次月经。

在治疗的那几年里，我的身体素质急剧变差，睡眠、气色、精神和情绪都越来越糟糕，亚健康严重，脸上猖獗的痘痘和四肢疯长的汗毛让我束手无策。对于一个正值美好青春的女生来说，这一切让我极度苦恼，感觉人生好像突然失控了。

我们多囊患者的就医经历说来都是辛酸泪，网络上关于多囊卵巢综合征的各种贴吧和论坛里，都能看到病友们倾诉遭遇以及多年治疗未果的痛苦与焦灼不安的帖子，特别是需要怀孕的女性更要承受来自多方面的压力。

每次去医院都是一次内心的煎熬，我本以为去省里最好的医院找最有名气的妇科主任就有治好的希望，但到头来拿回家的也只是标配的避孕药。

能在网上搜索到的信息也仅限于说明多囊是复杂的内分泌疾病，好像拿着钱也治不好。过去，我常常深陷在这种恐惧、焦虑又无助的心魔里备受煎熬。

这么多年来，多囊一直是压在我心头的一块大石，整个人变得越来越难以开心起来（此处省略 500 字，关于多囊给一个正处在花样年华的女性带来的困扰与打击，每个多囊患者都切身感受过）。

治病路上的柳暗花明出现在 2017 年下半年。在某手机应用程序上，我无意中看到 Vincent 老师讲的名为《多囊卵巢综合征，如何实现月经规律和自然怀孕》的免费专栏课，当即就被老师颇具磁性的声音和完美的演示文稿所惊艳。

课程内容更是刷新了我对多囊的认知，看了那么多年病，从来没有一个医生告知我关于多囊的病理和调理方向。我如获至宝，立刻关注了 Vincent 老师的微信公众号。在老师的公众号文章里，我学到了许多非常实用的营养学知识，绝对秒杀网络上铺天盖地的养生"伪鸡汤"，简直不要太惊喜、太意外。

2017 年 12 月，Vincent 老师开设了《不吃激素和其他西药如何调理多囊卵巢综合征》的网络课程，我毫不犹豫地报名了，并有幸加入微信群和其他患多囊的小伙伴一起接受老师的指导。我终于明白，原来许多疾病都是源于糟糕的生活习惯，改善生活方式才是调理疾病的根本。

如果你吃着最垃圾的食品、熬着最长的夜，那么吃再多的药都是治不好病的。我的胰岛素抵抗很严重，但是在此之前，我都不知道原来胰岛素抵抗会导致排卵障碍，更不懂什么"低 GI""低 II"的概念，饮食上特别盲目……

这一年以来，我的生活习惯变得很健康，戒掉了垃圾食品和精制碳水化合物，主食改吃低 GI、低 II 的粗杂粮，保证每餐能摄入足量的优质蛋白质、适量的碳水化合物和脂肪，保持规律的作息和运动，外加几种营养素调理，目前已取得明显成效。

"大姨妈"每月造访，脸上泛滥成灾的痘痘也消失得无影无踪，精气神提升，头发也不再大把地掉了，而且一整年都没再吃过一片西药。

关于服用营养素，我起初只是抱着试试看的心态，以从前的认知来说，当然认为药物才是治病的首选，不过现在我完全接纳了营养素，因为我的身体素质确实变好了。对于没有备孕需求的我来说，月经规律就是治疗多囊的目的。

今后在多囊论坛里，我更有底气向其他多囊病友强力推荐 Vincent 老师的多囊课程和即将面市的书籍了，因为我就是受益者。希望每个多囊患者都能在就医的道路上少走一些弯路，少耗费一些不必要的金钱和精力，及时得到正确而有效的治疗。

感谢 Vincent 老师的付出，你让我切实感受到"知识改变命运"这句话太正确了。我将继续保持学习的热情和健康的生活习惯，即使多囊可能会伴随我一辈子，但我有能力 Hold 住它，也有能力管理好自己的健康。

感谢多囊，是你提高了我的健康意识，我比周围的同龄人更早注意养生。没有健康的青春是一文不值的，就像主持人白岩松说过的那样：储蓄健康比储蓄金钱更重要！

——Slowly，湖北武汉

2018-12-22

原来多囊患者也可以自然怀孕

感谢 Vincent 老师。

今天是个值得纪念的日子——2018 年 12 月 15 日。早晨验孕棒显示两条杠，不敢相信自己的眼睛，立马跑去医院检查，"官方"确认我怀孕了，已孕 5 周！

拿着报告单，回想起之前调经备孕的经历，眼泪不由自主地夺眶而出……

早在 2016 年年中，由于工作压力大、作息不规律，月经经常推迟。妈妈带我去了当地最有名的一家中医院，还是院长坐诊，他让我查了 B 超和"激素六项"等检查。

那位院长给我开了 2 个月的中药，其实我当时一头雾水，但是由于自己什么都不懂，所以只能相信院长。

喝完这些中药，月经果然"正常"了，很高兴。本以为彻底好了，谁知过了三四个月月经又开始紊乱了，而且体重开始上升，50 千克、55 千克、60 千克、65 千克，而我的身高只有 163 厘米。

妈妈不死心，又带我去了几家知名的中医院（我们家特别相信中医），但还是来来回回地查那几项。医生还是没搞明白病因，还是一服服的中药，还是一模一样的治疗结果，喝完后月经正常了几个月又开始紊乱。

打那之后，我对所有的医院和医生都失去了信心，治不好我的病不说，也没让我明白自己的问题究竟出在哪里。

心想就这样吧，反正多囊不会威胁到我的生命，不治了吧！

转眼到了 2017 年国庆节，我结婚啦！多么幸福的一件事，可是这背后却是有口难言的无奈与痛苦……

我 27 岁了，双方父母都催着要小孩，接下来又是去医院做检查，B 超依然显示"卵巢多囊样改变"，医生明确必须治疗，否则无法怀孕。当时的我，不仅月经无规律地推迟，而且体重长到了 65 千克，自卑到不敢照镜子。

2018 年年初，我又被两位妈妈逼到了医院。我厌烦到了极点，一句话都不想说，全是我妈妈和我婆婆不断地向医生描述我的病情。

结果不用猜，医生对我的饮食营养等生活方式完全没给建议，还是开了将近 2 个月的中药，又加上一些调经的、促孕的、治痛经的和控制体重的中成药，这次治疗加上检查总共花了 4000 多元。当然花钱对我来说不是最大的问题，最大的问题是从喝中药调理开始，我内心所承受的压力和煎熬。

家人喋喋不休的催促，一碗碗难以下咽的中药，一次次难以忍受的痛经，脱缰野马般疯长的体重，一抓一大把的脱发，焦躁的精神状态，这让我彻底崩溃了！

一点儿没夸张，那段时间我隔三差五就要和老公吵上一架，而更让我难以接受的是，这次治疗仍旧只让月经规律了 3 个月，之后就越来越乱。经血暗淡、发黑，都是血块，痛经痛到浑身抽搐直不起腰来，完全没办法工作。

一个偶然的机会，老公带我参加了一个聚会，聚会中我认识了他的一位同事和那位同事的太太小 Q。我们聊得很投机，因为同病相怜，小 Q 也是一位"老多囊"。她告诉我，她也是喝中药没有效果，但用了 Vincent 老师的方法调理很有效，现在已经怀孕了，她建议我试试。

当时我也是没有别的办法了，只好买个课程学习学习试试，于是回家后第一时间买了 Vincent 老师的多囊卵巢综合征课程。听完课后，烦躁不安的情绪完全消失了，因为老师讲的东西都听得懂，而且很专业、很全面。我突然有一种醍醐灌顶的感觉，彻底知道了方向在哪里，明白了接下来该怎么做。

Vincent 老师建议我去医院做个葡萄糖耐量试验和胰岛素释放试验，因为这样才能知道我有没有胰岛素抵抗。

2018 年 10 月中旬开始，我严格按照老师的方法和建议，吃正确的食物，外加适量运动和营养补充剂，就这样轻松愉快地调理起来。以前觉得减肥对我来说是一辈子的难事，可现在 2 个月左右就轻松减了 6 千克。11 月来月经，血块少了很多，经血也变成了鲜红色。更不可思议的是，12 月 15 号检查，我竟然怀孕了！

一切的一切都是最好的安排，"山重水复疑无路，柳暗花明又一村"！在这里，我要由衷地感谢我的朋友小 Q 和 Vincent 老师！

姐妹们看到我的故事，可能觉得我的经历不算什么，也可能觉得我是幸运的，只调理了 2 个月就成功怀孕。但是，在这个过程中所承受的压力、痛苦、焦虑、烦躁和无助，只有我自己懂得。

最后我想说，如果你有多囊卵巢综合征，如果你用医生的治疗方案没有改善，那么请你果断用 Vincent 老师的方法试试吧！

如果你看到了我的这篇真人真事分享，说明你是幸运的。我相信你也能像我一样，花最少的钱收获到一生的健康，还有无价的生活方式。

感恩遇见 Vincent 老师!

——媛静，广东深圳

2018-12-15

（作者补充：媛静已于 2019 年 8 月 27 日产下"小棉袄"一枚）

致读者的一封信

没有什么比多囊卵巢综合征患者（为了方便，后文我们也会使用"多囊姐妹"或者"多囊女性"代称）的故事更令人感动和鼓舞，更没有什么大道理比多囊姐妹的亲身经历更有说服力。通过自己的努力而不是药物干预，已经恢复规律月经周期或成功自然怀孕的多囊姐妹比比皆是，我相信你也一定办得到！

菲比是我 2018 年 11 月底前往杭州和上海约见的 3 位多囊姐妹之一，她不仅是一名多囊自我修炼者，还把自己多年来调理的经验无私地分享给了众多的患者。

29 日下午 5 点，我和菲比约在市民中心见面。第一眼见到她时，我完全无法把她和多囊卵巢综合征联系到一块儿，因为她压根儿就没有一点多囊相——多毛或长痤疮等高雄激素症状，她长得很漂亮，身材苗条，声音甜美。

万万没想到的是，我们一聊就是好几个小时，你能想象两个素未谋面的男女可以围绕多囊卵巢综合征从下午 5 点聊到晚上 11 点吗？

是的，这是真的，我非常欣赏菲比。

你知道吗？作为一名专业的营养师、健康管理师，我是朝七晚十地闭关 20 个月，且几乎两耳不闻窗外事，才呕心沥血地写出了这本书；而菲比作为一名患者，仅凭借着自己的努力和实践已然杀出了一条血路。

菲比说，她当初反复促排失败都打算做试管了，但真的因为心里有一万个不甘心才决定自己到谷歌和 PubMed（专门提供生物医学类文献检索服务的数据库）上检索有关多囊卵巢综合征的资讯。

这个决定改变了菲比的人生，菲比现在已经当了 3 年的妈妈，而且最近 4 个月都有规律的月经周期。菲比通过自己的探索和实践，现在已经可以做到和多囊卵巢综合征和睦相处了。

我替菲比感到高兴，我能感受到她为此付出的努力，我能体会到她从无到有都经历了些什么，我还能看得出她有一位默默支持她的好老公。2019 年 4 月，她又怀上了二胎，并于 11 月底顺利分娩，真棒！

我不禁感慨，目前还有不计其数的多囊女性仍然处于水深火热之中，她们要么选择了错误的治疗方向，要么就还没有意识到饮食营养调理和改善生活方式在促进健康中占据着基础且非常重要的地位。

多囊卵巢综合征给女性带来的伤害太大了！旁人在很多时候是难以感同身受的，毕竟不来月经的不是他们，天天脱发的不是他们，隔三差五就长痤疮的不是他们，因为肥胖或毛发增多而影响形象导致自卑的也不是他们，由于不孕而遭受家庭压力的更不是他们……

多囊卵巢综合征，说它是女性版的"化学阉割"绝不为过，我恨不得立马掐死这个混蛋，请问你有意见吗？

我知道你和我有着一样的想法，但现实总是叫人绝望。

1. 多囊卵巢综合征的病因还没有被完全揭示；

2. 激素疗法令多囊女性大失所望；

3. 医生们虽废寝忘食地工作，但无暇教育患者；

4. 多囊卵巢综合征从身心两方面折磨着患病女性；

5. 多囊女性处于惶恐不安的境地；

6. 未曾有书籍讲解如何面对多囊卵巢综合征。

那么，不吃激素和其他西药，多囊女性如何实现月经规律和自然怀孕呢？

这本书便是一本站在患者的角度教你如何自我管理的书籍。

与其说是一本科普书，倒不如说是一本自救指南。

也许你曾以为这种难以启齿的疾病很罕见，但我告诉你，全中国有 1700 万 ~ 3400 万女性和你同病相怜，多囊卵巢综合征"残害"了 5% ~ 10% 的育龄女性。你绝对不是一个人在战斗，你能借由本书找到组织，还有我。

也许你曾以为这种病除了吃避孕药制造撤退性出血外别无他法，但学完本书你将看到无限的希望和可能。恢复卵泡自主发育和排卵的功能，让卵泡自行分泌的雌激素和孕激素滋润子宫，迎来货真价实的月经，并没有你想象的那么遥远。

也许你曾以为得了这种病的女性只能靠促排卵治疗或试管婴儿技术才能怀孕，可这句话刚写下，我所管理的多囊互助群里又有病友传来了自然怀孕的喜讯。

也许你曾为多毛、痤疮、脱发、皮黑、肥胖、焦虑或异常子宫出血而迷茫不已，甚至可能还一度怀疑自己是不是"女汉子"，不过这一连串的症状都指向了多囊卵巢综合征这个元凶。

在这里，我想和全中国的多囊女性说：请你一定要认真通读本书，本书有着令你涅槃重生的力量，我将引领你走向正轨并朝着 6 个目标前进。

1. 改善多毛、脱发、痤疮；

2. 减轻体重，提升形象；

3. 恢复自然月经周期；

4. 恢复正常生育能力；

5. 预防糖尿病等慢性病；

6. 掌握健康生活方式。

本着对你负责的态度，我在编写本书时参考了1200多项科学研究成果，书中大部分调理建议均基于循证医学证据，你可以通过文中的数字标注找到对应的文献。

好了，接下来，请你先预览一下本书的内容概要。

章节	内容占比	难度	关键词
第1部分　认识多囊卵巢综合征	20%		
1 我懂你的辛酸	1%	简单	了解现状
2 月经周期，了解一下	3%	中等	基础知识
3 剖析多囊卵巢综合征	12%	困难	发病机制
4 如何判别多囊卵巢综合征?	3%	困难	鉴别判断
5 多囊卵巢综合征有痊愈的可能吗?	1%	简单	重塑观念
第2部分　与多囊卵巢综合征和睦相处	80%		
6 自然疗愈多囊卵巢综合征的秘诀	1%	简单	坚定信念
7 树立正确的饮食观念	5%	简单	确定方向
8 饮食调理方案	12%	简单	指导实践
9 减肥饮食方案	4%	简单	指导实践
10 营养补充剂强化方案	22%	中等	循证选择
11 压力和情绪管理方案	4%	简单	指导实践
12 环境毒素的排除方案	3%	简单	指导实践
13 肠道菌群失调的修复方案	9%	简单	指导实践
14 多囊卵巢综合征的分型及不同分型的应对方案	12%	困难	指导实践
15 助孕方案	6%	简单	指导实践
16 我对待中医药的态度	2%	中等	辩证思考

第1部分的主题是"认识多囊卵巢综合征"，这部分内容涉及女性生殖健康的

基础知识和多囊卵巢综合征的发病机制,是全书最难的一部分。但我相信扎实的基础知识必将更好地为实践服务,正所谓"磨刀不误砍柴工",希望每位读者都能耐心地学习和了解。

第2部分的主题是"与多囊卵巢综合征和睦相处",这是全书最精华的部分,我将结合理论来指导你如何通过饮食营养调理等手段来重获新生。

有了这本多囊卵巢综合征百科全书,我相信你在探索健康的路上将不再迷茫。

我希望这本书不仅能帮到你,还能借由你的手将知识传递给更多的患者,分享给更多的医生,让大家一同关爱多囊女性。

为了帮助你追求终极健康,我还创办了"初晴多囊学堂"微信公众号,在此提供了许多和多囊相关的资源,例如多囊食谱、互助社群和在线课程等。

我诚邀你加入我们的大家庭,有了志同道合的姐妹就等于成功了一半,她们的励志故事一定可以激励你不断前行。我们在"初晴多囊学堂"等你。

最后,感谢你购买了本书。

Vincent

2019-07-04

目录 Contents

第 2 部分　与多囊卵巢综合征和睦相处

第1部分
认识多囊卵巢综合征

经过费力才得到的东西要比不费力就得到的东西较能令人喜爱。一目了然的真理不费力就可以懂，懂了也感到暂时的愉快，但是很快就被遗忘了。

——乔万尼·薄伽丘

1 我懂你的辛酸

　　《美国生物医学中心妇女健康杂志》2001 年刊登了一则调研问卷的统计结果 [1]，当 657 名多囊女性被问到除了避孕药和促排卵药，假如有更安全的疗法可以帮到你，你是否感兴趣时，99% 的人回答：是的，当然！

　　和你一样，她们对现有的激素疗法表示失望透顶。

　　为了分析我国多囊女性就医前后的心理变化，本人于 2019 年 1 月也组织了一次小规模的网络调研。本次调研通过两个有大量多囊女性粉丝的公众号推送调查问卷，截至 2019 年 6 月 28 日下午 4 时，共收到有效答卷 1497 份，受访者的基本信息如图 1 和图 2 所示。

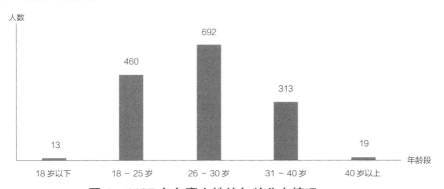

图 1　1497 名多囊女性的年龄分布情况

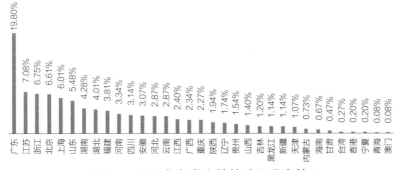

图 2　1497 名多囊女性的地区分布情况

接下来我要公开的统计结果会暴露出许多尖锐的矛盾，但数据百分之百真实，希望能引起所有人的注意，我们都要冷静客观地分析这些事实。

统计结果显示，74% 的医生没有给多囊患者提供过饮食方面的建议。但《多囊卵巢综合征中国诊疗指南》明确指出，生活方式干预是首选的基础治疗方法。

和就诊前相比，女性在确诊多囊后只有 16% 的人表示心安，有高达 84% 的女性会变得更加焦虑。此外，有 59% 的医生没有给患者讲解过什么是多囊卵巢综合征，有 61% 的女性在确诊后仍然感到迷茫和不知所措。

统计数据还表明，83% 的医生会给多囊患者开避孕药，但多达 81% 的医生没有告知患者避孕药的副作用，甚至有 38% 的医生曾向患者断言避孕药没有危害。

令人震惊的是，当患者尝试拒绝避孕药时，只有 7% 的医生愿意给患者讲解如何通过饮食来调理，仅有 16% 的医生会耐心地向患者分析避孕药的利弊，有 23% 的医生竟然会说不吃避孕药就没法治。

统计结果还表明，51% 的多囊女性吃过避孕药后发胖，37% 情绪低落，32% 乳房疼痛，23% 恶心、头痛，21% 性欲异常，19% 异常子宫出血，10% 腿部肿胀……

事实上，一篇于 2017 年发表在《生育与不孕》杂志上的文章就已指出口服避孕药会使女性的总体健康状况恶化，同时会降低幸福感指数 [2]。

我最不敢公开，也是最触目惊心的数据是，如果以 100 分为满分对医院治疗的效果作出评价，1497 名多囊女性给出的平均分只有 42 分。

如果抛开疗效不谈，让患者针对医生的专业性和关爱度来打分，患者给出的评分竟然更低，平均分只有 36 分，其中近 25% 的患者打出了 0 ~ 10 分，只有 21% 的患者打分在 60 分以上（图 3）。

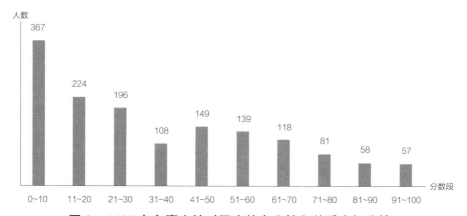

图 3　1497 名多囊女性对医生的专业性和关爱度打分情况

在标签选择题中，有 15% 的患者赞赏医生专业、负责和耐心讲解，有 16% 的患者肯定了医生的心理安慰工作，有 6% 的患者评价医生懂得饮食营养调理。

残酷的事实是，多达 62% 的患者评价医生只会开药，有 29% 的患者表示多问几句就会被医生凶，有 10% 的患者表示遇到过摆架子自以为是的医生，有 12% 的患者反映医生否定药物治疗以外的干预方式，有 3% 的患者指出医生曾跳过促排卵助孕而直接要求她们做试管婴儿。

我们不得不承认，多囊患者对现有诊疗方案的不满是普遍存在的。这种不满，可能源自患者对激素疗法可能带来的副作用的担心，也可能是患者在无法全面获知疾病相关信息的情况下产生的焦躁情绪。另外，对于多囊卵巢综合征这种近 10 年来才开始被重视的疾病，目前存在各地医疗水平参差不齐的事实，个别医护人员的知识储备和临床经验不足，这可能会加剧患者的不满。

我们应当意识到，现有的诊疗方案不足以治愈多囊卵巢综合征，并且不能很好地减轻患者对疾病恐惧所带来的不安情绪，有时药物治疗甚至会使病情恶化。许多患者都有药物治疗之外的需求，她们希望寻求更安全有效的方法。

因此，我认为多囊卵巢综合征的诊疗方案，不应只治病，还要治人。

所谓治病，就是围绕多囊卵巢综合征的临床表现进行治疗。例如雄激素高，那就把它降下来；月经周期不规律，那就用激素建立人工周期。

但治人不一样。在利大于弊的情况下，在有循证医学证据支持的前提下，我们不应该轻易否定药物治疗之外的方法，更不能只看到疾病造成的表面现象。事实上，只要是能促进患者身心健康的建议，都值得去推广。这就是治人，一切以患者为中心。

如果你是医生，我必须向你说声对不起，如有得罪，请多多包涵。

这份调查报告绝非有意冒犯，我只想客观地传达多囊患者的心声，让大家正视当下多囊诊疗的不足，我相信这将有助于优化医患沟通，提升诊疗质量。在这里，我必须向那些妙手仁心的医生们致以最崇高的敬意，是你们对多囊女性不厌其烦的关爱疗愈了她们的身体和心灵。

接下来，我还想请大家看看另外一份面向医生的调查报告。

美国宾夕法尼亚大学妇产科的多克拉斯等人曾对北美 630 名临床医生开展过一项问卷调查，以了解他们对多囊卵巢综合征的认知程度和实际诊疗之间的差距，该调查报告于 2017 年刊登在美国《生育与不孕》杂志上 [3]。

调查发现，生殖内分泌科医生和妇产科医生分别有 5.9% 和 37.1% 的人不清楚自己诊断多囊卵巢综合征时所采用的标准，男性医生比女性医生不清楚的比例高，年长的医生比年轻的医生不清楚的比例高，而且只有 68.3% 的生殖内分泌科医生和 41.2% 的妇产科医生会采用备受推崇的鹿特丹诊断标准。

在对多囊卵巢综合征的认知方面，有 35.1% 的生殖内分泌科医生和 68.3% 的妇产科医生认为多囊卵巢综合征与卵巢囊肿相关，而事实上这两者间没有丝毫关系。

在多囊卵巢综合征的治疗方案上，对于没有生育需求的多囊女性，生殖内分泌科医生和妇产科医生推荐患者改变生活方式的比例分别为 60.6% 和 46.4%；对于有生育需求的，医生推荐改变生活方式的比例分别是 76.1% 和 61.5%。

当被问及多囊卵巢综合征和情感障碍是否相关时，医生的回答是令人担忧的。有相当一部分临床医生无法体谅患者的焦虑和抑郁，他们对这方面的认知非常薄弱。

表 1 是生殖内分泌科医生和妇产科医生对多囊卵巢综合征的看法，百分比指的是接受调查的医生当中认为该选项与多囊卵巢综合征相关的比例。

表 1   生殖内分泌科医生和妇产科医生对多囊卵巢综合征的相关临床表现和疾病风险的认知情况

临床表现和疾病风险	生殖内分泌科医生	妇产科医生
月经不规律	100%	99.3%
多毛	97.0%	98.0%
痤疮	96.8%	88.2%
高雄激素血症	95.7%	86.4%
脱发	83.5%	52.5%
卵巢囊肿	35.1%	68.3%
胰岛素抵抗	96.8%	94.8%
减肥困难	91.0%	80.3%
不孕不育	80.3%	65.8%
子宫内膜癌	91.5%	68.6%
睡眠呼吸暂停	76.6%	52.5%
脂肪肝	67.6%	29.2%
不满意个人形象	85.6%	67.9%
生活质量下降	75.0%	50.9%
情绪低落	80.3%	49.1%
焦虑	49.5%	23.5%
2 型糖尿病风险	97.3%	93.0%
心血管疾病风险	94.2%	82.4%

多克拉斯坦言，该调查的统计结果令人惊讶，难怪多囊患者普遍不满，我们绝对有必要对临床医生进行再教育，提高其对诊断标准的认识。

2018 年，另外一项面向 1495 名欧洲和北美地区医生开展的调查也得出了相似的结论 [4]。

看完这些调查结果，我比任何人都能体会多囊患者的辛酸与无助。我多么希望你能遇到一个既懂多囊又有爱心的"上医"，这样便能少走许多弯路。

爱因斯坦说过，科学上的每一条道路都应该走一走，发现一条走不通的道路也是对科学的一大贡献。那种证明"此路不通"又吃力不讨好的工作你已经熬过了，接下来迎接你的将是璀璨人生。

是时候放下过去了，你现在手里已经握住了希望，就让我们正式开始学习本书的内容，让我为你掀开人生的新篇章吧。

2 月经周期，了解一下

是什么令你的皮肤光滑细腻？又是什么使你的乳房挺拔丰满？

答案是雌激素和孕激素。

我想大部分女性都知道卵巢可以分泌雌激素和孕激素，它们不仅具有滋养皮肤和乳房以及保护血管和骨骼的作用，更重要的是，它们还能给子宫提供"营养"并影响子宫内膜的厚度和形态。

高浓度的雌激素可以刺激子宫内膜增厚，孕激素可以使其变柔软，而雌激素和孕激素水平的骤降则会导致子宫内膜崩溃脱落。我们俗称的"月经"，其本质就是子宫内膜失去雌激素和孕激素的支持而发生的脱落出血。

很显然，要想月经来报到，就需要卵巢在两次月经间隔期内按先升后降的规律来分泌雌激素和孕激素，只有这样才能促使子宫内膜先增厚再脱落。

那么，卵巢是怎么办到的呢？它是如何调节激素先升后降的呢？

在本章，我会带你认识卵巢和卵泡，了解卵泡的生命历程，学习月经周期和优势卵泡之间的关系，最后还要学习性激素的生产过程。

我承认这些生理知识既枯燥无味又晦涩难懂，但我向你保证，我会尽量用更有逻辑的语言来教你读懂自己的身体。掌握了这些基础知识以后，再来认识多囊卵巢综合征就容易多了。

好了，朋友，我们开始吧！

2.1 卵巢和卵泡

卵巢是子宫营养的源泉，是女性焕发青春活力的根基，它就像是一个容器，储存着宝贵的卵泡。我们经常听到"卵巢保养"的说法，却很少有人提"卵巢修复"，这是因为卵泡的储备是有限的，它是不可再生的。

卵巢的功能源自卵泡。刚出生的女婴，两侧卵巢共有 100 万～200 万颗原始卵泡。这些卵泡只会减少不会增多。到了青春期，原始卵泡的数量会减少到 30 万～40 万颗。而到了更年期，原始卵泡只有不足 1000 颗。

换句话说，从出生的那一刻起，你的原始卵泡数量就已经是定数；之后，原始卵泡会一波接一波地被启用，直到全部耗尽。

总之，卵泡用一颗就少一颗，且用且珍惜吧。

2.2　卵泡的生命历程

如果按时间顺序由远及近进行划分，我们可以将卵泡的生命历程划分为原始卵泡、初级卵泡、次级 1 阶卵泡、2 阶卵泡、3 阶卵泡、4 阶卵泡、5 阶卵泡、6 阶卵泡、7 阶卵泡、8 阶卵泡、黄体、黄体退化和白体（图 4）。

根据卵泡的形态和功能特点，我们通常把卵泡的生命历程划分成 4 个时间阶段，分别是慢速卵泡期、快速卵泡期、排卵日和黄体期。

从原始卵泡到 4 阶卵泡的发育过程称为慢速卵泡期，这需要将近 1 年的时间。从 5 阶卵泡到 8 阶卵泡的发育过程称为快速卵泡期，这只需要 10～20 天。从黄体到白体的退化过程称为黄体期，这大约需要 14 天。

卵泡由卵母细胞、卵泡膜细胞和卵泡颗粒细胞等构成。卵母细胞是产生新生命的母细胞，成熟的卵母细胞能与精子结合。卵泡膜细胞主要生产雄激素，卵泡颗粒细胞负责把雄激素代谢成雌激素。

在慢速卵泡期，卵泡膜细胞和卵泡颗粒细胞的数量少且功能不全，此时卵泡只能分泌少量的雄激素和雌激素，这些雌激素不足以刺激子宫内膜快速增厚。

到了快速卵泡期，卵泡颗粒细胞开始以雄激素为原料大量生产雌激素，这些雌激素可以使子宫内膜越来越厚。

随着卵泡的成熟，初级卵母细胞会完成减数第一次分裂变成次级卵母细胞，卵泡在排卵日破裂并排出次级卵母细胞，它可以从卵巢进入输卵管并存活 1 天。

排卵过后，破裂的卵泡会转变成黄体，黄体开始分泌雌激素和孕激素，继续加厚子宫内膜。如果次级卵母细胞未能在 1 天内遇上"心仪"的精子，那么黄体只能在卵巢里存活 14 天，这就是黄体期。

到了黄体期末期，随着黄体的退化，它分泌的雌激素和孕激素越来越少。待黄体完全退化成白体后，雌激素和孕激素的水平就会降到最低点。失去了激素的支持，

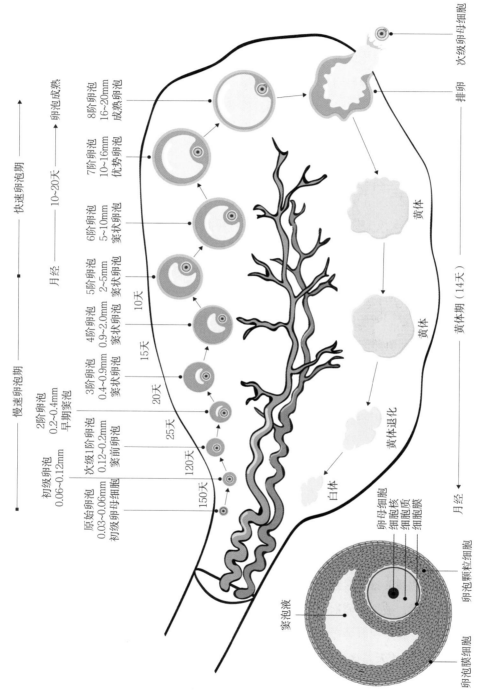

图 4　卵泡的生命历程及卵泡结构

子宫内膜就会脱落出血。

在排卵日同房，如果有精子能"打动"次级卵母细胞，那么次级卵母细胞就会完成减数第二次分裂变成卵子，并与精子结合形成受精卵。受精卵只需不到10天的时间就可以发育成早期胚胎并于子宫着床，同时分泌大量的人绒毛膜促性腺激素。人绒毛膜促性腺激素可以促使黄体转变成妊娠黄体，进而持续分泌大量的雌激素和孕激素。

2.3　月经周期和优势卵泡

为了便于讨论月经，我们通常把两次月经间隔的时间定义为一个月经周期。

假如小婷在10月1号和10月29号分别来了月经，那么对于小婷而言，她的月经周期就是28天。其中1—13号对应快速卵泡期，14号对应排卵日，15—28号对应黄体期。

女性的月经周期能否一个挨一个，关键得看卵泡能否在下丘脑和腺垂体的调控下有规律地成长为优势卵泡。这里面的专业名词都是什么意思，你马上就知道了。

下丘脑负责分泌促性腺激素释放激素（GnRH），腺垂体负责分泌促卵泡成熟激素（FSH）和促黄体生成素（LH）。这些激素就好比细胞的语言，下丘脑分泌的GnRH可以向腺垂体传递信息，腺垂体分泌的FSH和LH可以向卵泡和黄体传递信息，卵泡和黄体分泌的性激素又能向下丘脑和腺垂体反馈信息。

青春期之前，下丘脑和腺垂体均未发育完善，它们分泌的GnRH、FSH和LH都很少。在缺乏FSH和LH的情况下，卵泡顶多发育到4阶，无法完全成熟。

由于不到4阶的小卵泡不具备大量分泌雌激素和孕激素的能力，所以小女孩的子宫内膜既不会增厚也不会脱落，自然也就没有月经。

青春期之后，在FSH的指挥下，卵巢每个月都会在月经临近时举办一场卵泡发育选拔赛，为下次月经做准备。例如前面提到的小婷在10月29号来月经，那么这场卵泡发育选拔赛就要定在9月底举办。

参赛选手主要是5阶卵泡，它们是300多天前从原始卵泡慢慢发育而来的。比赛目的是看哪颗5阶卵泡能最先发育到7阶，发育得又快又好的那颗，就是你日盼夜盼的优势卵泡。

如果你想知道冠军是谁，那么可以在月经第10天去做妇科超声波检查，此时选拔赛胜负已分，医生可以在超声影像下看到卵巢里那颗直径大于10mm的幸运儿，这颗优势卵泡将在本次月经周期中承担分泌雌激素和排卵的重任。

那些未能夺冠的 5 阶卵泡大多数也能发育到 6 阶，但由于它们没有利用价值，残酷的现实使得它们必须选择"自杀"来结束生命，医学上称之为"卵泡闭锁"。

据估计，一个女性一生中大约只有 400 颗原始卵泡可以最终发育成熟并排卵，其余的均会在发育途中退化、闭锁。由此可见，卵泡发育是一个低效又浪费的过程。

总结来说，在每个月经周期的黄体期末期，卵巢里有多颗 5 阶卵泡竞争发育，这些卵泡其实从出生时就以原始卵泡的形态待在卵巢里，它们按固有的规律被唤醒，然后历经 300 多天发育到直径 2 ~ 5mm，随后进入快速卵泡期。那颗能在卵泡发育选拔赛中取胜的就是优势卵泡，它的成熟和排卵造就了月经。

正因为有了优势卵泡的周期性发育，所以才有了雌激素和孕激素的周期性变化，进而才能促使子宫内膜有规律地增厚和脱落，最终产生规律的月经周期。月经周期是优势卵泡周期性发育的产物，没有优势卵泡就不会有月经。

接下来，请你对照下面的月经周期示意图（图 5）和本章第 2 节的卵泡生命历程图（图 4）来阅读，以便更好地理解快速卵泡期、排卵日、黄体期和月经期。

2.3.1　快速卵泡期

从上次月经周期的黄体期末期到本次月经周期的快速卵泡期早期，女性体内的雌激素和孕激素都处于较低水平。此时，下丘脑以慢频脉冲的方式分泌 GnRH 来刺激腺垂体分泌 FSH 和 LH。

在 FSH 的刺激下，卵巢里有多颗 5 阶卵泡开始竞争发育；与此同时，LH 刺激卵泡膜细胞分泌雄激素，FSH 刺激卵泡颗粒细胞分泌雌激素。经过激烈的角逐，哪颗卵泡发育得最好，分泌的雌激素最多，它就能脱颖而出成为优势卵泡。

在快速卵泡期中期，随着优势卵泡分泌大量的雌激素，你的皮肤会变得红润有光泽，痤疮会开始消退，子宫内膜会逐渐增厚。

优势卵泡分泌的雌激素会反过来抑制腺垂体分泌 FSH，低浓度的 FSH 限制了其余卵泡的发育，那些无法适应低 FSH 环境的卵泡将退化、闭锁。

到了快速卵泡期末期，由于优势卵泡对 FSH 尤其敏感，所以唯独它可以在最低浓度 FSH 的环境下快速发育并分泌越来越多的雌激素。最终，优势卵泡会发育成 8 阶卵泡（成熟卵泡），蓄势待发的它，正幻想着这次能和一颗浪漫的精子相遇。

2.3.2　排卵日

排卵前，你的身体会发出一些有趣而尴尬的信号，比方说白带可以拉成丝，它

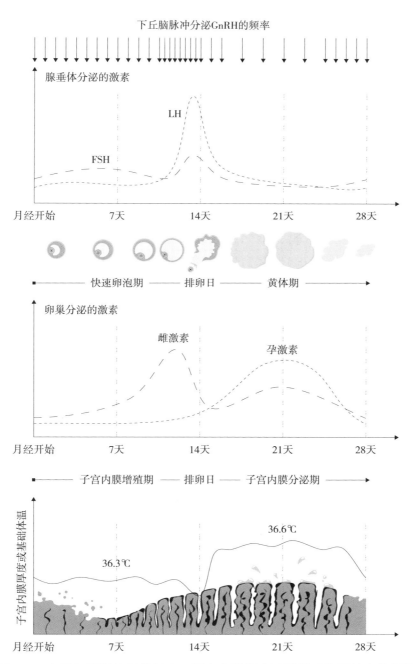

图 5 一个月经周期的相关激素、子宫内膜厚度以及基础体温的变化规律

就像蛋清那样透明又富有弹性。有的女性还特别想做爱。是的，不必害羞，这恰恰是女性的生理特点，毕竟此时的雌激素水平非常高。

临近排卵日，高浓度的雌激素可以刺激下丘脑以快频脉冲的方式分泌 GnRH，进而刺激腺垂体大量分泌 FSH 和 LH。FSH 可以促进卵泡成熟，LH 可以促使卵泡分泌孕激素和前列腺素。孕激素可以激活纤溶酶、胶原酶、蛋白水解酶和透明质酸酶，使卵泡壁溶解破裂。前列腺素可以促使卵泡壁肌上皮细胞收缩。在这一系列调节因子的协同作用下，卵泡最终破裂并释放出次级卵母细胞，次级卵母细胞可以与精子结合。因此，排卵日是最佳的"造人"时机。

2.3.3　黄体期

排卵后，破裂的卵泡会转变成黄体，黄体的寿命通常是 14 天。在此期间，黄体可以分泌雌激素和孕激素。

在黄体期早期，血液中的雌激素和孕激素浓度会上升，这会反过来抑制下丘脑，使其逐渐回到慢频脉冲的 GnRH 分泌模式，从而抑制腺垂体分泌 FSH 和 LH。此外，雌激素和孕激素本身也会抑制腺垂体分泌 FSH 和 LH。

在雌激素和孕激素的刺激下，子宫内膜会进一步增厚，孕激素还会使得子宫内膜呈分泌反应，即形态上表现为腺体极度弯曲以及腺腔膨胀富含糖原，还有就是间质水肿疏松和血管增生卷曲。形象点说，就是子宫内膜变柔软了。

在孕激素的作用下，女性的体温会比快速卵泡期升高至少 0.3℃并一直保持到孕激素水平下降。

根据快速卵泡期体温低而黄体期体温高的这种变化规律，你可以在清晨静卧状态下通过连续监测舌下体温来判断自己是否排卵以及排卵日在哪一天。

如果没有排卵，卵泡就不会转变成黄体，体温就不会升高。如果监测到体温下降后又迅速攀升，而且比快速卵泡期的体温高 0.3℃以上，那么升温的前一天或体温骤降的当天，通常就是排卵日。

到了黄体期末期，黄体会逐渐退化，其分泌的雌激素和孕激素会不断减少，有些女性还会因此而出现头痛、烦躁、痤疮、乳房胀痛和情绪剧烈波动等经前期综合征的表现。

其他方面，随着雌激素和孕激素浓度的下降，它们对下丘脑和腺垂体的抑制作用会逐渐减弱，此时下丘脑以慢频脉冲方式分泌的 GnRH 才得以刺激腺垂体分泌 FSH。在 FSH 的作用下，新一轮的 5 阶卵泡发育选拔赛又要开始了。

临近月经时，黄体完全萎缩，血液中的雌激素和孕激素浓度随即降至最低点。当子宫内膜因失去激素的支持而发生脱落时，月经就来了。

2.3.4　月经期

健康女性的月经期通常持续 3 ~ 7 天，出血量为 20 ~ 60mL。

经血的主要成分是血液、宫颈黏液、阴道分泌物和子宫内膜组织。

一般来说，优势卵泡的质量越好，它分泌的雌激素和孕激素就越多，子宫内膜增厚就越明显，脱落时的血量就越大。

踏入了月经期，就意味着开启了新的快速卵泡期。

2.3.5　月经周期

现在，我们来总结一下月经周期究竟是怎么产生的。

你已经知道，育龄女性的卵巢储存有大量的原始卵泡，正常情况下它们会排着队有序地发育。假如解剖健康女性的卵巢，你可以在显微镜下看到许许多多处于不同生命阶段的卵泡，有的是原始卵泡，有的是初级卵泡，还有的是次级 1 阶卵泡、2 阶卵泡、3 阶卵泡、4 阶卵泡、5 阶卵泡、6 阶卵泡……

卵巢每个月都会为 5 阶卵泡举办一场卵泡发育选拔赛，它们当中只有 1 颗能在竞争发育过程中脱颖而出成为优势卵泡。优势卵泡不仅可以分泌大量的雌激素刺激子宫内膜增厚，还会在成熟后发生破裂和排卵，卵泡自身则会转变成黄体，分泌雌激素和孕激素。黄体的寿命是有限的，黄体的萎缩会伴随着雌激素和孕激素浓度的下降，所以等到黄体"寿终正寝"，子宫内膜就会脱落出血，月经就来了。

通常来说，5 阶卵泡发育成熟需要 10 ~ 20 天，而黄体的寿命是 14 天，所以正常的月经周期是 1 个月左右。每次黄体一萎缩，卵巢都会重新举办一场卵泡发育选拔赛，以便为月经结束后的子宫内膜新生做准备。周而复始的卵泡发育和黄体退化，造就了连续不断的月经周期。

2.4　性激素的生产过程

卵巢本身并不分泌雌激素和孕激素，它只是性激素的生产场所，卵泡和黄体是生产性激素的主要功能单位。

那么，它们是怎么把性激素生产出来的呢？

2.4.1　性激素的合成与相互转化

性激素可以分为 3 类，分别是孕激素、雄激素和雌激素（见表 2）。其中孕酮是活性最强的孕激素，也被称为黄体酮，而最具代表性的雄激素和雌激素则是睾酮和雌二醇。

表 2　性激素的分类

孕激素	雄激素	雌激素
孕酮	睾酮	雌二醇
孕烯醇酮	双氢睾酮	雌三醇
17α - 羟孕酮	雄烯二酮	雌酮
17α - 羟孕烯醇酮	脱氢表雄酮	

卵泡不会魔法，它不能凭空变出性激素，但在基因的指挥下，卵泡能以氨基酸为原料合成一些酶，酶是高效的生物催化剂，它可以将胆固醇转变成性激素，不同种类的性激素在合成过程中需要用到不同的酶。

图 6 向我们展示了性激素的代谢路径，这些生化反应无时无刻不在进行，你的卵泡最终会分泌哪种性激素，取决于各种酶的活力孰高孰低。

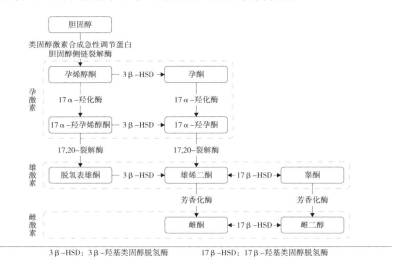

3β–HSD：3β–羟基类固醇脱氢酶　　　17β–HSD：17β–羟基类固醇脱氢酶

图 6　性激素的代谢路径

看完这张图，你心里是不是在嘀咕：这都是什么鬼？

我理解你的心情，放出这张图并不是要求你记住它，而是希望借助它能帮你理解性激素的合成与相互转化。只要把图中的专业名词都当成是 A、B、C、D，就很好懂啦。

首先，卵泡和黄体均能合成类固醇激素合成急性调节蛋白、胆固醇侧链裂解酶、17α- 羟化酶、17,20- 裂解酶、3β- 羟基类固醇脱氢酶（3β-HSD）、17β- 羟基类固醇脱氢酶（17β-HSD）和芳香化酶。

有了这些酶，卵泡和黄体就能以胆固醇为原料生产孕激素，然后以孕激素为原料生产雄激素，最后以雄激素为原料生产雌激素了。

比方说，胆固醇在类固醇激素合成急性调节蛋白和胆固醇侧链裂解酶的作用下可以转变成孕烯醇酮，随后在 3β-HSD 的作用下转变成孕酮，然后在 17α- 羟化酶和 17,20- 裂解酶的作用下转变成雄烯二酮，接着在 17β-HSD 的作用下转变成睾酮，最后在芳香化酶的作用下转变成雌二醇。

这下思路就清晰了，类固醇激素合成急性调节蛋白和胆固醇侧链裂解酶的作用是制造孕激素，17α- 羟化酶和 17,20- 裂解酶的作用是制造雄激素，3β-HSD 和 17β-HSD 可以转化同类型的激素，芳香化酶的作用是制造雌激素。

2.4.2　膜细胞和颗粒细胞的分工

你可能以为卵泡是一个细胞，但实际上它是由一个卵母细胞以及许许多多的卵泡膜细胞和卵泡颗粒细胞构成的（卵泡的结构见图 7）。

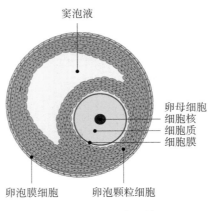

图 7　卵泡的结构

卵泡膜细胞擅长合成 17α- 羟化酶和 17,20- 裂解酶，它们主要负责生产雄激素。卵泡颗粒细胞擅长合成芳香化酶，它们负责以卵泡膜细胞制造的雄激素为原料生产雌激素。

如果 17α- 羟化酶和 17,20- 裂解酶的活力提升，雄激素的产量就会增加。如果芳香化酶的活力降低，雌激素的产量就会减少。

你现在是不是对酶感到特别好奇，它们的活力高低究竟是由谁来决定的呢？

2.4.3　基因和环境决定酶的活力

生物学告诉我们，酶的本质是蛋白质，酶由基因编码，细胞遵照基因里的信息转录出信使核糖核酸（mRNA），随后翻译 mRNA 里的信息，并调用特定的氨基酸来合成酶，这就是基因的表达。

例如：StAR 基因负责表达类固醇激素合成急性调节蛋白，*CYP11A1* 基因负责表达胆固醇侧链裂解酶，*CYP17A1* 基因负责表达 17α- 羟化酶和 17,20- 裂解酶，*CYP19A1* 基因负责表达芳香化酶（图 8），HSD3 基因和 HSD17 基因分别负责表达 3β-HSD 和 17β-HSD，等等。

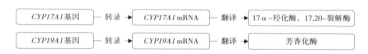

图 8　基因的表达过程示例

基因在表达的过程中会受到许多环境因子的调节，它们有的会促进基因表达，有的会抑制基因表达。尽管环境因子并不能改变基因，但它们可以通过激活或使基因沉默来增加或减少酶的合成数量，有些环境因子甚至能直接调节酶的活力。

负责调控雄激素合成的 *CYP17A1* 基因，以及负责调控雌激素合成的 *CYP19A1* 基因，均会受一系列环境因子的调节。

例如：LH 是 *CYP17A1* 基因的调节因子。LH 一旦与卵泡膜细胞上的受体结合，就能借助信号通路向 *CYP17A1* 基因传达"开启"信号，从而刺激 *CYP17A1* 基因表达 17α- 羟化酶和 17,20- 裂解酶，最终促进卵泡膜细胞分泌雄激素（图 9）。

又如：FSH 是 *CYP19A1* 基因的调节因子。FSH 一旦与卵泡颗粒细胞上的受体结合，就能借助信号通路向 *CYP19A1* 基因传达"开启"信号，从而刺激 *CYP19A1* 基因表达芳香化酶，最终促进卵泡颗粒细胞把雄激素代谢成雌激素（图 9）。

总结来说，酶的活力由基因决定，细胞通过读取基因里的信息来合成酶。LH 可以刺激卵泡膜细胞生产雄激素，FSH 可以刺激卵泡颗粒细胞生产雌激素。

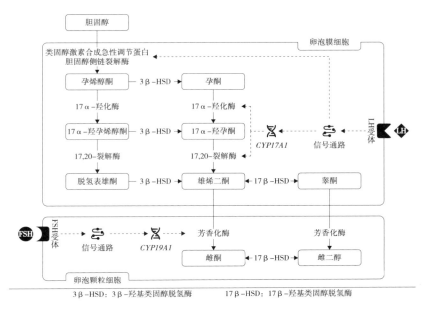

3β-HSD：3β-羟基类固醇脱氢酶   17β-HSD：17β-羟基类固醇脱氢酶

图 9 LH 对卵泡膜细胞、FSH 对卵泡颗粒细胞的激素生产调节作用

人体内有无穷无尽的环境调节因子，有的是内源性调节因子（比方说 LH），有的是外源性调节因子（比方说饮食和生活习惯）。外源性调节因子不仅会对基因的表达起到调节作用，还会影响到内源性调节因子。

所有环境调节因子相互交织在一起，形成一张庞大、复杂、联动的网，牵一发而动全身地调节着酶的活力，影响着性激素的合成与相互转化。

2.5 你读懂自己的身体了吗？

以上内容都是围绕健康女性的生理情况来讲解的。有了这些基础知识，我们终于可以开始讨论多囊卵巢综合征了。

为了检验你的学习成果，我们要来做一个小测试。

小测试：以下哪些是维持规律月经周期所必需的条件？

选项	是	否
卵巢里还有卵泡储备	☐	☐
基因能正常地表达各种与激素代谢相关的酶和蛋白质	☐	☐
基因能正常地表达各种与激素感知相关的酶和蛋白质	☐	☐

（续表）

选项	是	否
腺垂体能在下丘脑的调控下有规律地发出 FSH 和 LH 信号	☐	☐
卵泡能正常地接收 FSH 和 LH 信号	☐	☐
卵泡膜细胞能分泌正常量的雄激素	☐	☐
卵泡颗粒细胞能把雄激素代谢成雌激素	☐	☐
卵泡能在 FSH 的指挥下竞争发育并形成优势卵泡	☐	☐
下丘脑和腺垂体能正常地接收孕激素、雄激素和雌激素信号	☐	☐
成熟卵泡能够在激增的 FSH 和 LH 作用下排卵并转变成黄体	☐	☐
黄体能分泌正常量的雌激素和孕激素	☐	☐
子宫能正常地接收雌激素和孕激素信号	☐	☐

上述每项，"是"得 1 分，"否"得 0 分。满分为 12 分，即所有提及的选项均为维持规律月经周期所必需的。

　　不管你现在得了多少分，我们都要进入下一章了，你很快就会知道自己的卵巢和健康女性相比有什么不同，为什么你的卵泡难以自然发育，为什么你会有体毛生长旺盛以及脱发和痤疮的症状，为什么你会和糖尿病患者一样惹上胰岛素抵抗……

3 剖析多囊卵巢综合征

该来的月经没来，要长的头发不长，不想长的体毛和痤疮却越来越多，多囊卵巢综合征简直就是个"毁容病"，它甚至会导致性冷淡、皮肤特征男性化和黑棘皮症等。

绝对没有女性可以容忍这些无妄之灾，更何况还有生育问题。生个健康的宝宝原本是女人最基本的权利，但现在却被多囊卵巢综合征剥夺而成为奢望！

是的，多毛、脱发、痤疮、月经失调和无排卵性不孕，这些都是多囊卵巢综合征给女性造成的直接伤害。说得过分点，这个病就像是女性版的"化学阉割"，它使你失去了女人该有的大部分基本权利。

幸运的是，这些问题都还有解决方案。

你完全有希望在不吃任何激素或其他西药的情况下，仅通过饮食营养等生活方式管理就能消灭痤疮，长出乌黑浓密的秀发，找回离家出走的"姨妈"，做回性感、有魅力的女人，并最终自然怀孕当上幸福的妈妈！

当然，这是有前提条件的。

俗话说，知己知彼才能百战不殆。如果对多囊卵巢综合征的发病机制都云里雾里，又何谈战胜它呢！所以接下来，我会先带你认识什么是多囊卵巢综合征。

3.1 究竟什么是多囊卵巢综合征？

多囊卵巢综合征中的"囊"是指直径小于 10mm 的卵泡，它既不是肿瘤也不是异物，所有健康女性的卵巢里都会有囊。但"多囊"意味着直径小于 10mm 的卵泡异常增多，而且即便有非常多的卵泡，却很少有卵泡能发育成优势卵泡，这会衍生出一系列问题：

1. 雄激素不能很好地转变成雌激素，于是形成高雄激素血症。

2. 卵巢无法按先升后降的规律分泌雌激素和孕激素，结果导致子宫内膜难以维持先增厚再脱落的周期性变化。

3. 由于缺乏孕激素对下丘脑和腺垂体的抑制，LH 会升高。

所谓"综合征"，主要是指卵泡异常增多、卵泡发育停滞、雄激素和 LH 升高、雌激素和孕激素无周期性变化，还有就是月经紊乱和无排卵性不孕。

那么，是什么原因导致了多囊卵巢综合征呢？

3.2 多囊卵巢综合征的发病机制和调理方向

每次谈到这个话题，很多人都会说多囊卵巢综合征病因未明，所以没有任何特效药或根治方案。其实不然。

没有特效药能治愈多囊卵巢综合征不假，但我不认为我们无法知道多囊卵巢综合征的病因，更不认可多囊卵巢综合征只能通过吃药来控制。

和病毒感染不同，多囊卵巢综合征不存在所谓的单一病因。多囊卵巢综合征的病因从来都不是靠研究去发现的，它就存在于我们的生活当中，只是我们不愿意承认罢了，又或者说，大多数人都没有意识到那就是病因。

我说的病因究竟指的是什么呢？

答案是基因和环境。是不良的基因被错误的环境因子给"激怒"了，而且环境因子对健康的影响超乎你的想象，它的重要性往往大于基因。

下面我们来看一张图（图 10），希望你能记住它，因为这张图不仅从整体上诠释了多囊卵巢综合征的发病机制，还揭示了大多数慢性疾病的共同发病机制。

首先，基因可以在很大程度上决定体内环境。其次，体内环境可以反过来调节基因的表达。最后，生活环境可以改变体内环境，甚至影响基因的表达。

生活环境因子包括水、空气、光照、食物、营养、运动、睡眠、压力、情绪、辐射、病毒、细菌、烟酒、农药、甲醛、双酚 A、塑化剂、重金属、抗生素、肠道菌群等。体内环境因子包括体重、体脂、血压、炎症状态、免疫状态、血液生化状态（血糖、血脂、尿酸、胰岛素、雄激素、雌激素、FSH 和 LH 等）等。

所有疾病均是基因和环境因子相互作用的产物，不同疾病间的病因差异，就在于基因的异常点不同以及环境的紊乱情况不同。

基于现有的科研成果，我们已经知道患有多囊卵巢综合征的女性通常存在以下这些临床上可以观测到的体内环境因子改变。

1. 超重或肥胖　　　　　2. 雄激素升高　　　　　3. 胰岛素抵抗

4. 卵泡发育停滞　　　　5. 不成熟卵泡堆积　　　6. LH 升高

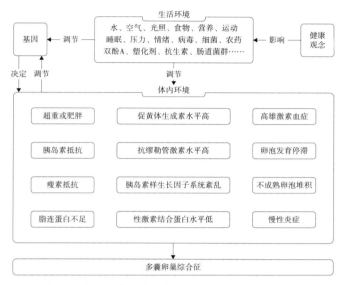

注释：这里的生活环境是广义概念，泛指一切可以调节人体内在环境、与人们日常生活密切相关的外部因素。

图 10　多囊卵巢综合征的发病机制

其他没有受到太多关注但同样重要的体内环境因子改变包括：GnRH 呈快频脉冲式分泌、促卵泡成熟激素作用弱、性激素结合蛋白浓度下降、抗缪勒管激素升高、神经系统功能紊乱、胰岛素样生长因子系统紊乱、雌激素和孕激素不协调、脂连蛋白不足、瘦素抵抗、慢性炎症等。

直白点儿说，体内环境是细胞的直接生活环境，异常的环境因子会相互纠缠，形成多个剪不断、理还乱的恶性循环，最终触发多囊卵巢综合征。

搞明白这一点后，接下来我们要摸清多囊卵巢综合征的正确调理方向。

请你时刻牢记，一个人对待健康的态度将决定他对生活环境的选择。

没有人可以改变基因，但是任何人都可以选择生活环境。生活环境可以通过改变体内环境或调节基因的表达对健康起到促进或损害作用。例如：西蓝花能唤醒与抗氧化相关的基因，压力会刺激肾上腺分泌雄激素，双酚 A 会干扰内分泌……

不良基因只是给手枪上膛，但扣下扳机的往往是异常的环境因子，而这一切是由你决定的。

人体具有极强的自我调节能力，以维护体内环境的相对稳定。例如：肝脏可以清除毒素，免疫系统可以清除病原体，消化系统可以清除食物变应原……

如果我们吃正确的食物，均衡营养，坚持体育锻炼，远离压力和毒素，那么这些美好的生活环境因子就能与基因和睦相处，它们不会打破身体原有的平衡，自然也就不会触发疾病。

相反地，如果我们的生活环境与基因不相适应，又或者有某些生活环境因子严重扰乱了体内环境的稳定，造成恶性循环，那最终就会触发疾病。

那么，多囊卵巢综合征的恶性循环是怎么产生的呢？如何才能跳出恶性循环，恢复内分泌系统的正常运作呢？

接下来，我将带你一探究竟。

在此之前，请你做好"心急吃不了热豆腐"的心理准备，因为多囊卵巢综合征的恶性循环多到只能用"诡异"来形容。要是你在学习的过程中遇到困难，请别气馁，我会把一些重点语句加粗，同时会在第 2 部分给出简单易懂的实操方案。

3.3　关于雄激素的必备硬核知识

有人说，人类已经发明了原子弹，甚至还探索了宇宙空间，但为什么连区区一个多囊卵巢综合征都攻克不了，难道我们真的拿高雄激素没辙了吗？

当然不是，你之所以对此一头雾水，是因为你还不够了解雄激素！

3.3.1　雄激素可导致多毛、脱发、长痤疮

依依曾是一名被脱发和痤疮困扰的多囊女性，她的化验结果显示睾酮偏高、餐后胰岛素偏高。询问了依依的饮食习惯后，我发现她不爱吃肉，但很喜欢吃面包、面条之类的高碳水化合物食品。在广告和其他媒体的极力推荐下，她认为牛奶对健康有好处，所以坚持每天至少喝 1 盒牛奶或酸奶。

看完了她的检查结果，我很担心，但听了她的主诉后我顿时放下了心头的大石，因为这下我更有把握了，毕竟脱发和长痤疮的原因找到了。

我花了好长时间对依依进行健康教育，给她分析为什么要把面包和面条换成黑米或荞麦等粗粮，为什么多囊女性要少喝牛奶，为什么要补充角豆提取物，等等。

不到 5 个月，她就写信给我报喜了。

多囊姐妹的故事

我是如何战胜脱发和痘痘的

Vincent 老师，我真的不知道该怎么表达我的感激之情，但我想最朴实无华的文字也许就是最真实的心声反馈吧。

我有一些话特别想说，我以前吃过生物素，用过生发液，还喝过中药，涂过祛痘霜，但是头发还是掉，痘痘还是长，只有医生开的避孕药效果特别好。

然而这药不敢一直吃啊，只要停药，我又得"毁容"了，有好一段时间我都不想外出、不想见人了。

但严格执行你的调理方案5个月后，即便不吃避孕药，痘痘也不长了，头上的毛发稀疏区域也渐渐长出了新发。

有件事我一直没和你说，其实调理后我发现痘痘消了不少，于是我又喝起了牛奶，因为身边总有营养师跟我说牛奶升糖指数很低，但我发现喝完没几天就会爆痘。真是醉了，实践出真知啊！

我现在再也不"作"了，好好吃黑米饭和角豆提取物，再也不碰乳制品了。

对了，还有月经，我现在基本每隔34天就会来一次，医生也没说有问题，她还好奇我是怎么调理的，这让我倍感欣慰。

最后祝Vincent老师的书早日出版，造福更多姐妹。

——依依，广东广州，2018-12-28

关于脱发，病因有很多。例如依依提到的以前吃过的生物素，这是维生素B_7，缺乏时确实可能会导致脱发。此外，铁储备不足、蛋白质摄入不足、精神压力大、甲状腺功能减退或亢进，都可能导致脱发。

至于痤疮，有的人是因为缺乏矿物质锌或硒，有的人是因为缺乏维生素A，有的人是因为脂肪酸摄入不平衡，有的人是因为毛囊皮脂腺口堵塞，还有的人是因为感染了痤疮丙酸杆菌……

但是，依依没有这些毛病。**多囊女性之所以容易脱发和长痤疮，主要和雄激素水平太高有关。**

以睾酮为例（睾酮是人体内最重要的雄激素），适宜浓度的睾酮可以促使女性产生健康的性欲和积极的情绪；如果睾酮水平过高，过量的睾酮则会被皮肤中的5α-还原酶代谢成双氢睾酮，进而导致脱发和痤疮。

多囊女性通常还有多毛症，少数人还会伴有阴蒂轻度肥大和声音低沉等症状。

多毛症：不用我啰嗦你也清楚多毛有多打击女性的自信心，不管是私处还是乳晕周围起毛，又或者是四肢、上唇、下腹部长毛，都会使你承受巨大的心理压力。

皮肤男性化：你的皮肤如果长期遭受雄激素的刺激而得不到雌激素的支持，就会变得很有"男人味"，主要表现为皮肤粗糙、毛孔扩大和皮脂分泌过多。

阴蒂轻度肥大和声音低沉：如果你有这些症状就要留心了，这提示雄激素水平可能在青春期就已经升高，而且发病越早症状越严重。

要想终结脱发、痤疮和多毛症，我们至少需要做到以下 3 点：①减少雄激素合成；②促进雄激素向雌激素转变；③阻止雄激素与受体结合。

3.3.2　睾酮正常不代表雄激素不高

如果睾酮检测结果正常，但仍有体毛增多或脱发、痤疮等高雄激素症状，这就要考虑一下是不是还有其他雄激素在"欺负"你。

血液中的雄激素有很多种，包括游离睾酮、性激素结合蛋白睾酮、白蛋白睾酮、雄烯二酮、双氢睾酮、脱氢表雄酮、硫酸脱氢表雄酮，等等。

图 11 向我们展示了雄激素的存在形式及代谢路径。

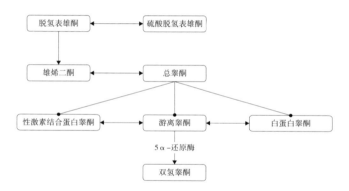

图 11　雄激素的存在形式及代谢路径

游离睾酮

真正起到"毁容"作用的，会导致多毛、脱发、痤疮的，是游离睾酮。其他雄激素被代谢成游离睾酮后同样具备雄激素效应，只有性激素结合蛋白睾酮和白蛋白睾酮是例外，它们没有活性。

性激素结合蛋白和白蛋白都是由肝脏合成的蛋白质，它们可以与血液中的游离睾酮结合，形成性激素结合蛋白睾酮和白蛋白睾酮。

性激素结合蛋白与游离睾酮的结合过程相当于把游离睾酮给"封印"了，使其不具备雄激素效应。

你平时去医院抽血检测的睾酮是总睾酮，它是白蛋白睾酮、性激素结合蛋白睾酮和游离睾酮的总和。

　　在总睾酮不变的情况下，性激素结合蛋白越多，性激素结合蛋白睾酮就越多，游离睾酮就越少。

　　在肥胖、胰岛素抵抗、库欣综合征和甲状腺功能减退等情况下，肝脏合成的性激素结合蛋白会减少，这可以导致一部分游离睾酮的"封印"被解除，从而引起血游离睾酮水平升高。

　　图 12 向我们形象地展示了健康女性与多囊女性的游离睾酮情况。

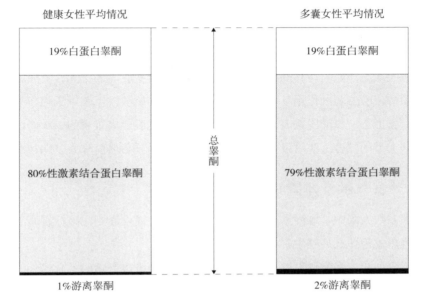

图 12　健康女性和多囊女性的游离睾酮水平对比

　　游离睾酮水平越高，多毛、脱发、痤疮等高雄激素症状就越明显，但总睾酮的检测结果却有可能显示为正常。

游离睾酮指数

　　虽然游离睾酮比总睾酮更能反映雄激素的"毁容"力量，但检测成本高昂使得许多实验室不提供游离睾酮检测服务。

　　取而代之的是总睾酮和性激素结合蛋白的检测，然后再借助游离睾酮指数计算公式来推算游离睾酮的水平。

　　游离睾酮指数 = 100 × 总睾酮 ÷ 性激素结合蛋白

　　其中，总睾酮和性激素结合蛋白的单位是 nmol/L。

　　性激素结合蛋白浓度越高，它能"封印"的游离睾酮数量就越多，游离睾酮指数就会较低。性激素结合蛋白浓度越低，它能"封印"的游离睾酮数量就越少，游离睾酮指数就会较高。

如果使用免疫法测定总睾酮，那么健康女性的游离睾酮指数通常在 0.6 ~ 4.4，多囊女性的游离睾酮指数通常在 1.1 ~ 16。如果使用色谱法测定总睾酮，那么健康女性的游离睾酮指数通常在 0.4 ~ 2.9，多囊女性的游离睾酮指数通常在 0.8 ~ 15。

需要注意的是，游离睾酮指数暂时没有统一的正常值范围，游离睾酮指数只能作为参考而不能用于诊断，一般认为游离睾酮指数大于 6.1 就算是游离睾酮过量。

脱氢表雄酮

脱氢表雄酮是一种雄激素原，它在体内可以被代谢成游离睾酮，进而发挥雄激素的"毁容"作用，导致多毛、脱发、长痤疮。

脱氢表雄酮在硫酸转移酶的作用下会被代谢成硫酸脱氢表雄酮，硫酸脱氢表雄酮在类固醇硫酸酯酶的作用下可以变回脱氢表雄酮。硫酸脱氢表雄酮相当于脱氢表雄酮的储备形态，硫酸脱氢表雄酮在血浆中的浓度是脱氢表雄酮的 100 倍以上。

一些大型的综合医院可以检测硫酸脱氢表雄酮，项目名简称为"DHEA-S"。

3.3.3 诱发雄激素升高的外部因素

在大多数人眼中，雄激素通常是男性所特有的，而女性则应该拥有雌激素。一般人很难想象为什么高雄激素会发生在女性身上。

正因为如此，多囊卵巢综合征总给患者带来一种难以言喻的羞耻感，即为什么一个正值花样年华的女性会莫名其妙地出现多毛症、脱发和痤疮。

但经过第 2 章的学习，我想你已经知道，卵巢分泌雄激素是天经地义的，它主要来源于卵泡膜细胞；而健康女性之所以不会有高雄激素表现，是因为每个月都有一颗卵泡发育成熟，期间卵泡颗粒细胞可以把雄激素代谢成雌激素。

然而多囊女性面临的最严重问题偏偏是卵泡发育停滞，没有优势卵泡，雄激素就无法转变成雌激素，日积月累就会使得雄激素越来越高。

说到这里，我们不禁要问：究竟是卵泡发育停滞导致高雄激素，还是高雄激素诱发卵泡发育停滞呢？

这是一个非常复杂但不得不深入探讨的话题。为了讲清楚是先有鸡还是先有蛋，咱们得先弄明白究竟有哪些外部因素会诱发雄激素升高。

搞清楚这一点至关重要。我们可以假设你现在已通过药物把雄激素降到了正常范围，但请问，为什么停药后雄激素会反弹甚至再创新高呢？

你有没有认真思考过这个问题：按理说，假如抗雄激素是正确的治疗方向，是能有效断根的，那么停药后，雄激素难道不应该维持正常吗？

但实际情况是，雄激素会一而再、再而三地升高。对此，唯一合理的解释，只能是有某些诱发雄激素升高的病因根本就没有移除。更糟糕的情况是，如果你停药后雄激素变得更高了，那说明药物使病情恶化了。

俗话说，擒贼先擒王。迎战多囊卵巢综合征也得采用这样的策略。

那么，究竟有哪些外部因素会诱发雄激素升高呢？

一个是肾上腺应激，另一个是胰岛素抵抗。表面上看，它们和多囊卵巢综合征没有关联，但任何精通内分泌系统的专家都会意识到这实际上是牵一发而动全身。

3.4　压力和不良情绪促使肾上腺分泌雄激素

早上匆匆忙忙地赶地铁，5 分钟不到就把面包和牛奶塞进胃里，对着电脑焦头烂额地赶稿子或跟进客户，带着忐忑的心情被领导请进办公室谈话，午餐时和闺蜜抱怨那谁谁谁真难相处，午休都没睡好就拿着手机刷朋友圈，带着疲劳、紧绷的神经应付下午的工作，下班回家了还得忍受婆婆催生娃的唠叨，好不容易有了私人时间领导又在微信群里布置工作……

我不知道你的生活是不是这么过的，但我敢肯定，当你的下丘脑感知到类似的压力时，它就会释放促肾上腺皮质激素释放激素（CRH），这个激素作为信号会传递到腺垂体，使其通过分泌促肾上腺皮质激素（ACTH）给肾上腺皮质下达指令，ACTH 这个压力信号最终会刺激肾上腺皮质分泌大量的盐皮质激素、糖皮质激素和脱氢表雄酮。

3.4.1　压力激活糖皮质激素

皮质醇又名"氢化可的松"，是活性最强的糖皮质激素。

压力或危机感可以刺激肾上腺皮质分泌皮质醇，皮质醇可以分解肝糖原和肌肉蛋白使血糖升高，以应对压力和危机。要是没有皮质醇，当老虎向你袭来时你只能吓得动弹不得，却没有足够的能量用来逃跑。此外，皮质醇还可以抑制炎症，使你忘却疼痛。

然而，千万别被披着羊皮的皮质醇给骗了，要是压力或危机持续不散，慢性积累起来的皮质醇就极度有害，它堪称激素界的"第一杀手"，是不折不扣的狼。

接下来，我们看看肾上腺过度释放皮质醇会造成哪些危害。

1. 抑制下丘脑分泌促性腺激素释放激素（GnRH），诱发功能性下丘脑性闭经。

2. 削弱细胞对胰岛素的敏感性，促进脂肪在腹部和脸部堆积。

3. 抑制免疫系统功能，增加感染的风险。

4. 分解蛋白质并抑制胶原蛋白合成，导致肌肉流失和皮肤松弛。

5. 抑制成骨细胞功能并促进尿钙排泄，增加骨质疏松和肾结石的患病风险。

这下你该知道为何压力是万病之源了吧？

3.4.2　压力激活脱氢表雄酮

脱氢表雄酮主要由肾上腺皮质分泌，血液中 90% 的脱氢表雄酮来自肾上腺皮质，其余 10% 来自卵巢。在压力的作用下，肾上腺皮质会分泌大量的脱氢表雄酮。

脱氢表雄酮合成增加有什么危害吗？告诉你，许多研究中就是通过向实验动物注射脱氢表雄酮来诱导它们发生多囊卵巢综合征的，可见压力对多囊女性的伤害有多大。

我想在此提醒各位多囊女性：国内存在一种非常可怕的现象，那就是有人向备孕女性推销野生山药提取物 DHEA，他们标榜这种成分可以提高卵子质量，提高受孕率和试管婴儿技术辅助怀孕的成功率。

要知道，野生山药提取物 DHEA 就是脱氢表雄酮，多囊女性千万别吃！

3.4.3　肾上腺萌动发起"战争"

第一次听到"肾上腺萌动"这个词的人都表示这个词特别晦涩难懂，但我相信下面这位多囊女性的经历足以替我诠释它是怎么一回事。

说出来有点难为情，不过我第一次读到迪娜的文字时确实哭了，虽然我对类似的遭遇早已司空见惯，但她却承受了所有的不幸，望你阅读时准备好纸巾。

多囊姐妹的故事

所有的不幸都在我身上发生过

我是迪娜，1993 年出生，今年 25 岁，已婚。

在人生最美好的年华，多毛、痘痘、肥胖、抑郁和焦虑使我陷入了自卑。

室友讽刺我说："你看你满脸痘痘，腿上的毛也不处理，跟'女汉子'有什么两样，哪个男的敢接近你！"这话虽然伤人，却是事实。那年我 18 岁，没有谈过恋爱。

为了遮掩满脸的痘痘，每次上课前我都得抹好几层BB霜。为了改善形象，我每周还得对脸上、胳膊和小腿上的毛做一次"大扫除"。即便如此，我仍然很自卑，我害怕出席同学聚会和其他社交活动。

那时我在南方上学，还没习惯那里的饮食和生活，我怀疑痘痘是不是食物过敏或者水土不服导致的，所以也没去皮肤科看，但我几乎用遍了各种护肤品，可痘痘就是不消。

南方的冬天没有暖气，宿舍很冷，我睡觉都要穿羽绒服，手握一个暖手宝，脚垫一个热水袋。即使这样，我还是得了手脚冰冷的毛病，而且腿老抽筋。因为学业忙，我还要保持全年级前三的成绩，所以每天只顾着学习，月经这事根本没放在心上。

20岁之前，我不觉得月经不来有多严重，如果是那样，反而不用担心经期疼痛，还能省去买卫生巾的费用。看见别的女生病快快地站在一旁不能参加体育课，我甚至暗自得意。

不过，有一次半年没来例假，突然一来就是连续两周出血，血是鲜红色的，更像是体内某个器官受伤后不断地滴血，我担心自己会不会得了绝症。

我去医院做检查，医生说我的激素水平正常，但是左侧卵巢有一个3cm大的囊肿，让我立马动手术。我冒了一身冷汗，我很怕啊，真的很怕，你知道吗，囊肿究竟是什么鬼，我今年才20岁啊！

第二天又去了别的医院，也许医生察觉了我的恐惧，她一边安慰我一边给我解读检查结果。她说这只是黄体囊肿，正常的生理现象，不必担心。我感激这番话，她把我从深渊里拉了出来，她救了我。之后的两年，我都在吃中药调理，虽然月经还是缺席、体毛和痘痘还在长。

2015年，我结婚了。虽然我俩谈好婚后先不着急生小孩，但我仍然无法平复内心的忐忑：没有成熟的卵泡，我能孕育新生命吗？

婚后，我开始预约专家调理身体。我都是瞒着老公偷偷去的，因为潜意识里不希望别人知道我的弱点。面对不孕，我没有勇气去相信他。

这次，我终于知道了这世上有种病叫"多囊卵巢综合征"。我问医生这是什么病，她含糊其词地没给我讲明白，我也不敢多问。不过我知道了，原来有妇科医生，原来可以吃黄体酮打催经针，不能怀孕还有促排卵和试管等着我。心想，原来解决闭经这么简单，要是早点知道就好了。

吃完第一盒避孕药，乳房偶尔刺痛，网上说正常，我很高兴，因为药物起作用了，原来我也没有想象中病得那么严重。

然而当我吃完3盒避孕药后，月经就再也没有来过了。我心急如焚地去医院复查，结果睾酮浓度比吃药前还要高、卵泡数量比吃药前还要多！

当时医生说要再吃3个月，我觉得可能是疗程还不够，那继续吃吧，于是又取了3盒避孕药。那3个月过得很快，只是停药后月经又没有来罢了。

我对这药没信心了，我妈看着我吃避孕药越吃越胖很是担心，叫我别吃了。

于是转战中药，可是中药调理6个月就停经6个月，连一点血丝都没有，把我闷得只好乖乖回去再看西医。医生说肝功能正常，继续吃药，吃避孕药。

可是这次避孕药给我带来的出血量变少了，身体状况还莫名其妙地恶化。

我变得非常爱哭，每次和老公吵完架都会伤心痛苦到自残。我的体重从49kg涨到63kg，情绪愈发暴躁，而且有严重的焦虑、抑郁，我的心理越来越脆弱，我每天都睡不好，出门搭车也作呕，衣服穿得再多也怕冷，就连做家务也会感到疲劳……

我渐渐意识到，身体并没有因为我的积极调理而转好，我看到的只是恶化，我只能眼睁睁地看着多囊卵巢综合征一天又一天地伤害自己，而我却无能为力，我觉得委屈又无助。婚后一年半，我的生活是无尽的黑暗和恐惧，病情上没有人可以指导我，心理上没有人可以安慰我。

2017年年初，我来到上海，再次去医院检查，医生下了死刑般的"判决书"，说我只能通过手术治疗，我当场就哭了。

这次真的非常感谢我爱人给了我巨大的支持与理解。我十分抗拒手术，我相信凡事有因才有果，既然没有人能回答我的问题，那我就自己去找。

我在网上看到一位病友分享了美国的多囊卵巢综合征最新研究成果，打那以后，我开始混迹于国外各大多囊论坛，查阅国际前沿的科研进展。我看到非常多的国外女士通过调整生活方式并服用补充剂来对抗多囊卵巢综合征，而且有许多成功的案例。

在这期间，我接触到了Vincent和他的公众号，还有他的免费多囊卵巢综合征调理课程，这让我受益匪浅。Vincent是我认识的营养师当中对多囊的病因病理和自然调理最精通的一个，他学识渊博还愿意无私付出。我知道这次的相识对我来说是多么幸运。

研究并自疗数个月后，我看到了希望。

我停了避孕药，自己制订了慢升糖饮食计划，并将锻炼融入生活。我吃富含镁的食物，补充各种有益于身体康复的营养素。我一有时间就查阅关于多囊卵巢综合征的文献，我开始倾听身体最真实的反馈。

你不知道我有多开心，因为6个月后手背上的毛毛差不多全掉了，大腿和小腿上的毛毛一碰就掉，脸颊毛和小胡须也淡化了不少。我能控制食欲不再暴饮暴食了，头发没有那么油腻了，腰也细了好几厘米。更开心的是，我排卵了，不用吃避孕药就能自然来月经的那种。

这一切都是通过改善饮食、补充营养和积极运动等方式实现的。我身边有不少备孕的小姐妹已经通过这样的方式成功怀孕。

现在回想起来，我的青春期过得并不美好，父母关系时好时坏，不良的成长环境直接影响了我的性格，让我变得内向而胆小，可能多囊卵巢综合征的种子就是在那时埋下的。

我记得 10 岁时我的胸就开始发育了，妈妈看见我有胸，担心我是不是病了，就拉着我去看医生。那时候的诊室没有私密性可言，我看病时还有好多阿姨坐在一旁排队，她们盯着我指指点点……

妈妈并未察觉我的羞怯，她一边和医生讲述我的病情，一边旁若无人地拉开我的衣服给医生看。当时医生看了一眼，只说现在的女生早熟是正常现象，不必担心，于是第一次看病就以这种尴尬和草率收尾了。

13 岁的我在一个非常寒冷的冬天迎来了自己的初潮，但我却因为害羞，因为上一次看病的阴影，没敢跟妈妈讲。后来还因为一些事情被妈妈大骂了一顿，就更不愿意同她讲自己身体的变化了。

不知道是不是受情绪的影响，初潮来了整整 8 天，而且量特别多，我非常害怕，不知所措，暗暗地希望它不要再来。你们是不是觉得我很无知，我也这样觉得。我相信现在还有很多女孩子像我当初一样没有得到及时和科学的引导。

一个月过去了，两个月过去了，月经真的没来，我很是高兴。作为一名"学霸"，我在初中拼尽全力地学习，常常熬夜到两点，精神一直紧张而焦虑。我也像许多同龄人一样，把大把的零花钱浪费在零食上。

可能正是这种种原因，使得我在整个初中阶段都是三四个月甚至半年才来一次月经，但每次的量都非常多，来完月经我就变得苍白无力。

13 ～ 15 岁我一直没长个儿，身高停留在 158cm，我爸爸 178cm，我妈妈 165cm，这基因肯定是有机会长高的。可能是我的能量都浪费在情绪上了，没有多余的来发育身体了。

这就是我的故事，这篇文章写给你，也写给我自己。

不要怕，我们在一起，我们一同改变，为自己的健康而努力！

——迪娜，上海虹口，2018-10-10

Vincent 补充：

2018 年 11 月 29 日，在本书完成将近 60% 之际，我从广州出发前往杭州和上海约见了 3 位多囊女性，迪娜就是其中之一。

迪娜的经历是典型的多囊发病剧本，但没有人倾听过她的心声或童年经历。大家也许根本不知道什么是"创伤后应激障碍"，这种心理障碍可以使女性的肾上腺在任何时刻都会分泌很多的脱氢表雄酮。

毫无疑问，迪娜的多囊卵巢综合征是拜青春期肾上腺萌动所赐，而使她病情恶化的正是她以为能治好自己的病的避孕药。避孕药使迪娜从身材苗条走向大腹便便，避孕药加剧了迪娜的胰岛素抵抗，避孕药的抗雄激素功效没能敌过高胰岛素血症使雄激素浓度飙升的威力。

值得庆幸的是，迪娜已经脱离苦海了，拯救她的不是别人，正是她自己。

在此，我祝福迪娜幸福快乐，我相信看完本书的多囊女性都会好起来的！

能分泌雄激素的器官除了卵巢就是肾上腺了。青春期之前，肾上腺是最主要的雄激素"产地"，肾上腺功能异常有可能是打响多囊卵巢综合征之战的第一枪。

现在有一种假说叫"肾上腺萌动"，该假说认为：一些女性的肾上腺在青春期之前就分泌了过量的脱氢表雄酮，脱氢表雄酮可以被代谢成睾酮和雌酮，它们破坏了尚未发育成熟的下丘脑，并扰乱了 GnRH 的分泌，结果导致腺垂体分泌 LH 增多，而增多的 LH 又不断地刺激卵泡膜细胞生产雄激素，于是形成了恶性循环。

虽然目前还不清楚肾上腺萌动是否和基因有关，但能肯定的是，如果你在月经初潮前就经历过大量的应激事件，那么你的肾上腺必定是兴奋的，它一定会分泌大量的脱氢表雄酮使你充满"青春活力"，当然我是指青春痘等高雄激素症状了。

诚然，不是所有女性在高雄激素的干扰下都会出现多囊卵巢综合征，但既然遗传因素和多囊卵巢综合征的发病密切相关，那我们绝对有理由相信，不良基因给你的手枪装上了子弹，压力应激导致的肾上腺萌动会在某一时刻扣下扳机。

那么，你知道有哪些应激事件会导致肾上腺萌动吗？

1. 初中生和高中生学业负担重。

2. 准备中考和高考会产生持久性焦虑。

3. 特殊的家庭环境会给孩子造成巨大的心理压力。

4. 遭遇特殊事件会遗留心灵创伤。

5. 爱吃精加工食品导致的高胰岛素血症会让雄激素飙升。

6. 不科学的减肥会导致功能性下丘脑性闭经，ACTH 会刺激肾上腺萌动，同时雄激素相对于雌激素处在优势地位。

这些绝对不是小事，它们分分钟就可以使你的肾上腺"激动"起来。

以创伤后应激障碍为例，这是指某人目睹或经历过一些非常糟糕的创伤事件，例如父母离婚或去世、自然灾害、交通事故、情感挫折、孤立虐待和性侵犯等，导致个体延迟出现和持续存在的一种情感障碍。

女性比男性更容易发展成为创伤后应激障碍。创伤后应激障碍可轻可重，这要看创伤事件的严重程度以及个人面对应激的心态。

有证据表明，患有创伤后应激障碍的女性与健康女性相比，她们的肾上腺在任何时刻都会分泌更多的脱氢表雄酮。

3.4.4　心理压力和生理压力

即便是一个没有多囊卵巢综合征的健康女性，万恶的压力也可能使她的月经推后甚至完全崩溃，这背后的机制主要是应激会导致下丘脑慢性缺氧，打乱原本和谐有序的 FSH 和 LH 分泌脉冲，最终阻碍卵泡的正常发育。

除了熬夜和加班这些众所周知的压力，任何可以影响内心情感活动的事件或扰乱体内环境稳定的因子都属于压力的范畴，它们都会触发压力信号而刺激肾上腺皮质分泌皮质醇和脱氢表雄酮。

生理压力包括感染、发热、脱水、毒素积累、慢性炎症、超敏反应、超重或肥胖、体重快速下降、血糖剧烈波动，等等。

心理压力包括熬夜和加班、吵架时的愤怒、受委屈时的伤心、上台演讲时的紧张、对工作前景的担忧、因家庭矛盾产生的焦虑、被异性骚扰衍生的恐惧、对容貌和身材不满引起的自卑、太过在意他人对自己的看法，等等。

在第 11 章节，我将教你压力和情绪的管理方案。

3.5 胰岛素抵抗导致雄激素升高

多囊姐妹的故事

我被胰岛素抵抗害惨了

我叫小彦子，今年 28 岁，是一名患有严重胰岛素抵抗的多囊女生，当然这个形容词是我认识 Vincent 老师后才加上去的。

在这之前，我根本不认为自己有胰岛素抵抗，我觉得这是肥胖或糖尿病患者才会出现的毛病，我完全无法把餐后犯困和胰岛素抵抗联系起来，也不知道原来胰岛素抵抗会使我的雄激素居高不下，更没想到我这么瘦也会有胰岛素抵抗。

认识 Vincent 老师前，我正在吃避孕药治疗多囊，但 2 个月不到我的好身材就被毁了，我急忙上网查找资料，结果幸运地认识了 Vincent 老师。

Vincent 老师语重心长地跟我说，你试着去挂个生殖内分泌科的专家号，让医生给你开个胰岛素释放试验，你吃避孕药会发胖，这表明你很可能存在胰岛素抵抗。

天啊，真被老师给说中了，我餐后 2 小时的胰岛素高达 300μU/mL，而且血糖已经到了 8.6mmol/L 的警戒范围，我真后悔吃了避孕药。

拿到报告后，医生给我开了二甲双胍，我知道这个药是给糖尿病患者吃的，我无奈地接受了这个治疗方案。但是问题又出现了，我吃二甲双胍一直拉肚子，无奈之下只能再次请教 Vincent 老师。

这次 Vincent 老师给我发来了十几篇英文文章，他让我有兴趣的话看一下文章的摘要部分。这下我终于弄明白一些事情，原来好多研究都提出过避孕药的危害，其中对多囊女性伤害最大的就是会使胰岛素抵抗恶化，有的文章说多囊患者停吃避孕药后雄激素浓度反而会更高，有一篇文章让我印象深刻，因为科学家说避孕药会使多囊女性糖耐量受损，有一些人甚至发展成了糖尿病。

最让我感到纳闷的是，美国食品药品监督管理局并没有批准过将某避孕药用于多囊的治疗，只批准了某避孕药可以用于治疗多毛和痤疮，但症状消退后应停止使用，长期使用是有危害的，比方说会增加患乳癌的概率，可多囊患者要是长期吃的话该怎么办呢，这避孕药保护了子宫内膜却伤害了乳房，我吃二甲双胍又拉肚子。

Vincent 老师建议我补充 N- 乙酰半胱氨酸和角豆提取物 DCI。我一开始还很抵触。Vincent 老师知道我能看懂英文，就又发了一大堆文章给我，让我看看现有的科研成果，我看完后决定相信老师。

这些营养素给我带来的最直观感受，就是吃完没几天餐后犯困的毛病就消失得无影无踪了，老师说这是高胰岛素血症得到缓解的表现，老师还要求我尽快把饮食也调整过来，这样才能减少伤害。

我其实挺馋的，对美食很难割舍，所以老师推荐我吃双倍剂量的 DCI。一开始我还担心不改变饮食会没效，但过了大概 2 个月吧，我的月经就自己来了，这是久违的血量正常的月经，不像避孕药伪造的那种出血。

渐渐地，我的脱发和多毛问题也减轻了。我真的看到了希望，于是开始严格执行老师的饮食方案。自那时起，我的月经周期就几乎维持在 32 天，当然饮食和作息不注意的时候，下个月的月经就可能会泡汤。现在我算是深刻体会到胰岛素抵抗对我的伤害有多大了。

现在回想起来，我算是很幸运的。我也不知道说些什么来结尾，那就只能向 Vincent 老师道谢了，感谢你引领我找到了一条自我管理多囊的道路。

Vincent 老师说这些感言会放到他的新书里让更多的多囊姐妹看到，我觉得这再好不过了，希望大家能从我的故事中吸取教训，少走弯路，祝大家好孕。

——小彦子，广东广州，2019-04-13

一谈到胰岛素抵抗，你可能会联想到糖尿病，但我必须郑重其事地宣布：多囊女性也有胰岛素抵抗，胖的几乎都有，身材苗条的也不能幸免，而且胰岛素抵抗是导致雄激素水平居高不下的主要原因之一。

已有基于"正常血糖—高胰岛素钳夹试验"检测胰岛素抵抗的科学研究报道，多囊女性的胰岛素抵抗发生率为85%，其中胖多囊为95%，瘦多囊为75%。

综合世界各地的研究来看，多囊女性的胰岛素抵抗发生率在44% ~ 70%，糖耐量异常发生率为23% ~ 35%，而高胰岛素血症的检出率要远远高于糖耐量异常的检出率。

更可怕的是，多囊女性的2型糖尿病患病率为4% ~ 10%，这个数据是同年龄段健康女性的2.87倍。

那么，什么是胰岛素抵抗呢？高胰岛素血症又是什么呢？它们是如何导致雄激素升高的呢？如何判断自己是否有胰岛素抵抗呢？有没有摆脱胰岛素抵抗的方法呢？

3.5.1　什么是胰岛素抵抗？

假如把番茄滑蛋和你分别比作血糖和胰岛素，然后你男朋友是细胞，那么胰岛素指挥细胞吞食血糖这件事，就好比你命令你男朋友吃掉番茄滑蛋。

倘若你男朋友二话不说就把番茄滑蛋全吃了，而且吃得津津有味，这相当于细胞没有胰岛素抵抗。要是你男朋友勉为其难地吃了几口，而且犹豫不决，那说明细胞是有胰岛素抵抗的。

换句话说，胰岛素抵抗就是你男朋友不听你的话了，也就是细胞不再灵敏地响应胰岛素信号，它开始拒绝"吃"血糖了。

我们都知道，人只要吃了含有碳水化合物的食物，血糖就会升高。当机体感知到血糖上升，胰岛B细胞会通过分泌胰岛素向靶细胞发出"吃糖"指令，细胞接收到信号后就会"吃"掉血液中的葡萄糖，于是血糖得以下降。

但是，如果细胞的胰岛素受体或胰岛素信号通路发生了故障，那么细胞将不能灵敏地响应"吃糖"指令，此时细胞便无法迅速地"吃"掉血糖，这种现象就叫胰岛素抵抗。

　　肝细胞可以发生胰岛素抵抗，脂肪细胞可以发生胰岛素抵抗，肌肉细胞也可以发生胰岛素抵抗。胰岛素抵抗不是胰岛 B 细胞分泌的胰岛素少了，也不是胰岛素本身的功能变弱了，而是细胞的胰岛素信号传输系统出故障了。

　　目前已有研究发现，多囊女性的卵泡颗粒细胞存在胰岛素抵抗。在卵巢，卵泡颗粒细胞是能量的主要生产场所，它会把能量奉献给卵母细胞，当卵泡颗粒细胞因胰岛素抵抗而不能自由"吃糖"制造能量时，就会影响卵泡的发育。

3.5.2　什么是高胰岛素血症？

　　在胰岛素抵抗的影响下，细胞的"吃糖"能力大幅度下降，为了防止葡萄糖在血液里堆积，胰岛 B 细胞只能被迫分泌更多的胰岛素，试图以多取胜。你男朋友不吃番茄滑蛋是吧，那你就多唠叨唠叨他呗，这就是高胰岛素血症。

　　在高浓度胰岛素的"催促"下，细胞还是可以"吃"掉血糖的，只不过胰岛 B 细胞却会因此忙碌起来。如果放任胰岛素抵抗不管，不去修复胰岛素信号传输系统的故障，那么胰岛 B 细胞终有一天会被累垮，而结局无非是 2 型糖尿病。

　　胰岛素抵抗是 2 型糖尿病的最早期表现，大部分人要经历 10 ～ 20 年才会发展成难以逆转的 2 型糖尿病。在这期间，高浓度的胰岛素可以压制住血糖，掩盖掉细胞不能快速"吃糖"的毛病，呈现出血糖"正常"的假象。

　　这意味着，你平时体检查空腹血糖根本不能及早发现 2 型糖尿病，2 型糖尿病前期升高的不是血糖而是胰岛素！

　　等你查出空腹血糖异常，胰岛 B 细胞已经累得只想退休而不想干活了。随着胰岛 B 细胞的功能耗竭，高胰岛素血症会渐渐消失，那就是 2 型糖尿病的晚期了。此时伴有胰岛素抵抗的细胞在没有高浓度胰岛素的作用下根本"吃"不下血糖，细胞为了生存下去只能转而去"吃"脂肪和蛋白质，结果造成糖尿病患者暴瘦。

　　2 型糖尿病的发病过程（图 13）。

　　说到这里，我们可以总结出，高胰岛素血症是胰岛 B 细胞在胰岛素抵抗的状态下为了促进细胞"吃"糖以降低血糖而作出的代偿性反应，只有解除胰岛素抵抗，恢复胰岛素信号传输系统的正常运作，才能减轻胰岛 B 细胞的工作负担，避免高胰岛素血症。

3.5.3　高胰岛素血症升高雄激素

　　注意啦：胰岛素是一种促衰老激素，它不仅会导致肥胖，还能"毁容"。

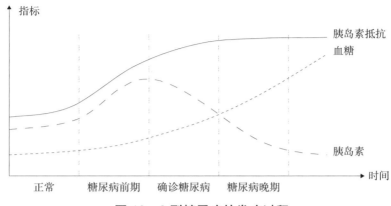

图 13　2 型糖尿病的发病过程

胰岛素是重要的体内环境因子，以下这些是高胰岛素血症的"犯罪"记录。

1. 通过某条信号通路启动卵泡膜细胞的 *CYP17A1* 基因，还可以促进腺垂体分泌 LH 来启动卵泡膜细胞的 *CYP17A1* 基因，从而刺激卵泡膜细胞合成 17α- 羟化酶和 17,20- 裂解酶来生产雄激素。

2. 增强 ACTH 的作用，刺激肾上腺皮质生产雄激素。

3. 抑制肝脏合成性激素结合蛋白，导致游离睾酮的"封印"被解除，雄激素利用度增加。

4. 促进脂肪细胞囤积脂肪并抑制脂肪分解导致肥胖，促进肝脏合成甘油三酯导致脂肪肝，促进肾脏潴留钠导致高血压，促进血小板凝集导致血液黏稠，促进血管平滑肌增生导致动脉硬化。

总之，高胰岛素血症是多囊女性的噩梦，是一切罪恶的根源！

3.5.4　如何判断是否有胰岛素抵抗？

我敢打赌，患有多囊的你极可能有高胰岛素血症，不信就去医院做一下口服葡萄糖耐量试验和胰岛素释放试验，它们的英文简称分别是 OGTT 和 IRT。

做口服葡萄糖耐量试验和胰岛素释放试验需要你空腹时先抽一次血，接着在 5 分钟内喝完一杯预先配好的糖水（75g 无水葡萄糖溶于 250mL 水中），随后分别抽取喝完糖水后（以下简称餐后）第 30 分钟、1 小时、2 小时和 3 小时的血液。

一些经验丰富的医生会让多囊女性进行这两项检测，它们可以反映出餐前与餐后的血糖和胰岛素浓度，从而方便医生判断你是否有胰岛素抵抗。

表 3 是小丁的 OGTT 和 IRT 检测结果。

表 3　小丁的 OGTT 和 IRT 检测结果

采血时间	口服葡萄糖耐量试验		胰岛素释放试验	
	血糖（mmol/L）	参考范围（mmol/L）	胰岛素（μU/mL）	参考范围（μU/mL）
空腹	4.7	3.9 ~ 6.1	5.1	3.0 ~ 25.0
餐后 30 分钟	11.2	< 11.1	133.0	15.0 ~ 70.0
餐后 1 小时	12.9	< 11.1	272.2	15.0 ~ 100.0
餐后 2 小时	12.2	< 7.8	277.5	10.0 ~ 60.0
餐后 3 小时	8.3	< 6.1	81.9	5.0 ~ 20.0

还记得当初第一眼看到她检测报告时的心情，我是既恐慌又庆幸。

恐慌，是因为小丁是一名身材苗条的多囊女性，她很年轻，一般人根本不会想到她有严重的高胰岛素血症。庆幸，是因为她做了这两项检测，否则如果只看空腹血糖和空腹胰岛素的数值，医生一定会把她判定为"健康人"。

健康人的胰岛素分泌与血糖基本平行，通常于餐后 30 ~ 60 分钟达到峰值，浓度为空腹时的 5 ~ 7 倍；达峰后胰岛素开始下降，在 120 分钟时比 60 分钟时低，至 180 分钟时降低到只比空腹时略高。

伴有高胰岛素血症的人，其空腹胰岛素浓度既可以正常也可以升高，而餐后胰岛素浓度有如下特征：①峰值是空腹时的 10 倍以上；②达峰时间延迟；③餐后 3 小时不能回落到只比空腹值略高的水平。

表 4　不同人群空腹和餐后胰岛素浓度情况

人群类型	空腹胰岛素浓度（μU/mL 或 mU/L）	餐后胰岛素峰值和达峰时间
健康人群	3.0 ~ 25.0（通常不超过 10.0）	空腹的 5 ~ 7 倍，30 ~ 60 分钟
高胰岛素血症者	正常或升高	空腹的 10 倍以上，延迟
2 型糖尿病患者	正常或升高	空腹的 10 倍以上，延迟
1 型糖尿病患者	< 3.0	没有明显的高峰

小丁是一名典型的伴有高胰岛素血症的多囊女性，她的餐后胰岛素峰值是 277.5μU/mL，是空腹胰岛素浓度（5.1μU/mL）的 54 倍，并且达峰时间延迟到餐后 2 小时。小丁每吃错一顿饭，胰岛素就要飙升一次，雄激素也跟着飙升一次。

血糖方面，根据 2020 年美国糖尿病协会制订的标准，健康人的空腹血糖理想值应小于 5.6mmol/L，餐后 2 小时血糖应小于 7.8mmol/L。若空腹血糖介于 5.6 ~ 6.9mmol/L 或餐后 2 小时血糖介于 7.8 ~ 11.0mmol/L，则为糖尿病前期。若空腹血糖 ≥7.0mmol/L 或餐后 2 小时血糖 ≥11.1mmol/L，就可以诊断为糖尿病。

表 5　2020 年美国糖尿病协会的糖尿病诊断标准

人群类型	空腹血糖（mmol/L）	餐后 2 小时血糖（mmol/L）
健康人群	< 5.6	< 7.8
糖尿病前期者	5.6 ~ 6.9	7.8 ~ 11.0
糖尿病患者	≥ 7.0	≥ 11.1

对比小丁的口服葡萄糖耐量试验结果，严格意义上来说，她已经是一名糖尿病患者了。唯一值得庆幸的是，小丁的空腹血糖正常且胰岛素分泌充足，这表明她的胰岛 B 细胞生命力旺盛不肯认输，小丁暂时处于糖尿病早期。

了解完这些知识，你觉得自己需不需要做一个 OGTT 和 IRT 呢？

顺便提一下，对于那些没有时间在医院折腾一个上午的朋友来说，你可以考虑只查空腹血糖和空腹胰岛素，然后借助胰岛素抵抗指数（HOMA-IR）的计算公式来计算你是否有胰岛素抵抗。

通常来说，血糖的单位是 mmol/L，胰岛素的单位是 mU/L 或 μU/mL，此时 HOMA-IR ＝空腹血糖 × 空腹胰岛素 ÷22.5；如果胰岛素的单位是 pmol/L，那么 HOMA-IR ＝空腹血糖 × 空腹胰岛素 ÷22.5÷6.945。

健康人的 HOMA-IR 理想值为 1，但不同的人群差异很大，1 ~ 2 都可以算作正常。如果 HOMA-IR 大于 2.14，则提示胰岛素抵抗明显。

需要注意的是，HOMA-IR 不如胰岛素释放试验准确，它经常会把一些高胰岛素血症的人误判为正常，特别是对于消瘦型的多囊女性。

小丁就是很好的例子，把小丁的空腹血糖浓度和空腹胰岛素浓度代入公式，可以算出小丁的 HOMA-IR 只有 1.06。难道她正常吗？其实小丁有严重的胰岛素抵抗。

这下你该明白了，假如 HOMA-IR 大于 2.14，则提示有胰岛素抵抗；而 HOMA-IR 正常时也不能掉以轻心，只有结合胰岛素释放试验才是靠谱的。

3.5.5　从微观视角理解胰岛素抵抗

之前我曾提到过，细胞之所以会发生胰岛素抵抗，是因为细胞的胰岛素受体或胰岛素信号通路发生故障了。

顾名思义，"信号通路"就是细胞与外界沟通的桥梁。

血液中的激素、毒素、药物、营养素、植化素、神经递质和细胞因子等物质都可以与细胞的特定受体或蛋白质相结合，然后借助信号通路来传递信息，进而指使细胞做出各种各样的反应，也就是调节细胞的生命活动。

例如：胰岛素可以促进肝细胞"吃"掉血液中的葡萄糖，FSH 可以刺激卵泡颗粒细胞的 *CYP19A1* 基因表达芳香化酶，雄激素可以刺激皮脂腺分泌油脂导致痤疮。

由受体和信号通路所组成的信号传输系统就相当于人的眼睛和耳朵，一个又瞎又聋的人无法对周围环境做出反应。显而易见，一旦受体或信号通路发生故障，那么后果是不堪设想的，此时细胞就无法响应血液中的调节因子，甚至会产生错误的应答。图 14 向我们展示的就是细胞的胰岛素信号通路，这里的细胞指的是一切可能发生胰岛素抵抗的细胞，例如肝细胞、骨骼肌细胞、脂肪细胞和卵泡颗粒细胞等。

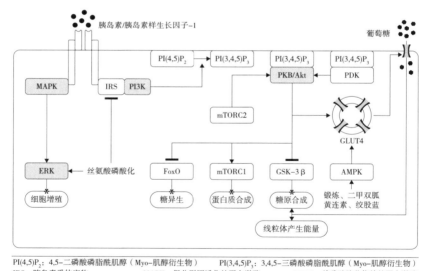

PI(4,5)P₂：4,5-二磷酸磷脂酰肌醇（Myo-肌醇衍生物）　　PI(3,4,5)P₃：3,4,5-三磷酸磷脂酰肌醇（Myo-肌醇衍生物）
IRS：胰岛素受体底物　　　　　　　　MAPK：促分裂原活化的蛋白激酶　　　　AMPK：单磷酸腺苷依赖的蛋白激酶
PI3K：磷脂酰肌醇3-激酶　　　　　　　ERK：细胞外信号调节激酶　　　　　　　mTORC1：雷帕霉素靶蛋白复合物1
PKB/Akt：蛋白激酶B　　　　　　　　 PDK：丙酮酸脱氢酶激酶　　　　　　　　mTORC2：雷帕霉素靶蛋白复合物2
GLUT4：4型葡萄糖转运蛋白　　　　　 GSK-3β：糖原合成酶激酶-3β　　　　　 FoxO：叉头框蛋白
⟶ 激活或促进　　　　　　　　　⊣ 抑制　　　　　　　　　⟶✱ 参与调节的细胞活动

图 14　细胞的胰岛素信号通路

面对如此复杂的细胞生物学知识，你可能感觉头晕脑涨。别担心，我已经为你总结出了 9 条结论，你不需要去深究其背后的原理，只需对照示意图来理解即可。

1. 激素又叫"第一信使"，它是细胞间交流的工具，激素激活细胞受体后就需要第二信使（cAMP、PIP$_3$、IP$_3$、Ca^{2+}和DAG等）来继续"传话"，而细胞内的"传话"依赖于给蛋白质添加或去掉磷酸，使其激活或失活。

2. 对于健康的细胞而言，胰岛素一旦与受体相结合，就能立马激活PI3K/Akt信号通路，从而促进细胞内囊泡中的葡萄糖转运蛋白迅速转移到细胞膜上，并将血液中的葡萄糖运输进细胞内。

3. 胰岛素一旦激活PI3K/Akt信号通路，除了可以促进细胞"吃"血糖，还能促进细胞合成糖原和蛋白质，同时抑制糖异生。

4. 任何与PI3K/Akt信号通路相关的基因或蛋白质异常都会阻碍信号传输，根据信号中断的位置不同，细胞可能表现出各种病态，最典型的就是无法"吃"血糖。

5. 为了防止血糖上升，胰岛B细胞会被迫分泌大量的胰岛素，这样便可以增强对胰岛素受体的刺激力度。若胰岛B细胞功能尚好，高胰岛素血症可以令PI3K/Akt信号通路更加活跃，从而让细胞"吃掉"血糖。当胰岛B细胞功能衰退时，低浓度的胰岛素再也无法激活PI3K/Akt信号通路，最终导致细胞无法"吃掉"血糖。

6. 除了PI3K/Akt信号通路，胰岛素还可以激活MAPK信号通路，这条信号通路与血糖无关，但与癌症密切相关。不受控的疯狂增殖是癌细胞的基本特征，而胰岛素可以促进细胞增殖，因此可以认为高浓度的胰岛素是一种促癌因子。

7. 和2型糖尿病患者类似，多囊女性的PI3K/Akt信号通路是受损的，但MAPK信号通路却异常活跃。高胰岛素血症只能勉强维持细胞的"吃"血糖能力，但细胞的增殖能力却会呈指数级增强。

8. 对于卵泡膜细胞或肾上腺皮质细胞，被激活的MAPK/ERK信号通路还会通过促进 *CYP17A1* 基因表达17α-羟化酶和17,20-裂解酶来生产雄激素。

9. 信号通路是畅行无阻还是此路不通，由基因所表达的蛋白质（包括酶）来决定，但不同信号通路之间可以交叉影响。这意味着即便你携带了某些不良基因，也可以借助环境因子的力量来激活一些健康的信号通路，从而调节那些异常的信号通路，最终给细胞发出正确的指令。例如：补充肌醇可以更好地支持PI3K/Akt信号通路，勤于锻炼可以通过激活AMPK信号通路来增强细胞的"吃"血糖能力。

综上所述，胰岛素抵抗的本质是细胞的胰岛素受体或信号通路受损。

3.5.6　如何减轻胰岛素抵抗？

尽管基因编辑技术已经比较成熟，但在基因功能被研究透彻之前，人类还无法彻底治愈胰岛素抵抗。当然，这并不意味着你无药可救了。

假如你的基因原本就有缺陷，它只能发挥出 70% 的"功力"，那么你更应该好好地珍惜这 70%。

管理好饮食营养等生活方式可以令基因维持在最佳的工作状态，而错误的饮食和糟糕的生活方式则会使基因发挥失常。

我没有能力使你的基因"功力"恢复到 100%，但我有信心让它维持在 70% 左右，甚至再稍微高一点点，前提是你愿意配合。

以下这些环境因子是我们要重点干预的对象，它们每天都在荼毒细胞，它们可以悄无声息地使那些带有特定基因的人发生胰岛素抵抗。

1. 超重、肥胖、脂肪肝、内脏肥胖和高甘油三酯血症；

2. 高糖、高脂、高升糖指数、高胰岛素指数和高糖化终产物饮食；

3. 缺乏肌醇和维生素 D，缺乏天然的抗氧化剂；

4. 肠道菌群失衡；

5. 熬夜、工作压力大、精神压力大或情感障碍；

6. 反式脂肪酸蓄积、ω-3 脂肪不足、ω-6 脂肪过多；

7. 农药、重金属、抗生素、双酚 A 和塑化剂等环境毒素蓄积；

8. 久坐不动或缺乏体育锻炼导致的肌肉功能减退；

9. 慢性炎症和氧化应激（通常由 1 ~ 8 诱发）。

捋清思路后，如何减轻胰岛素抵抗的整体框架就有了，具体的饮食和营养治疗方案将在第 2 部分中详细分享。

3.6　瘦素和脂连蛋白失衡扰乱代谢

传统观念认为脂肪细胞是人体用于储存脂肪的仓库，没有其他特殊功能，但是最新的科学研究却发现脂肪细胞可以合成瘦素和脂连蛋白，它们不仅与肥胖相关，还与多囊卵巢综合征有着千丝万缕的联系。

3.6.1　瘦素抵抗导致体重失控

现在我们来认识一下瘦素。

科学家之所以把"leptin"翻译成"瘦素"，是因为它确实有减肥瘦身的功效。

瘦素有 3 个主要功能，分别是加速新陈代谢、抑制进食冲动、抑制脂肪细胞储存脂肪，这 3 个功能可以协助机体调节能量平衡。

如果你吃多了脂肪，细胞会通过增加瘦素的合成来提高能量消耗并抑制食欲；如果你吃少了脂肪，细胞会通过减少瘦素的合成来降低能量消耗并解放食欲。简而言之，瘦素在维持体重稳定方面有重要作用。

和胰岛素抵抗类似，细胞也会对瘦素产生抵抗。越胖的人细胞越抵抗瘦素，他们的血清瘦素浓度越高，食欲控制能力越差。由此可见，影响瘦素发挥功效的关键因素不在于瘦素的多少，而在于细胞对瘦素的敏感性强弱。

3.6.2　脂连蛋白不足促使代谢紊乱

相比起瘦素抵抗，脂连蛋白不足对多囊女性的危害更大。

以下这些是脂连蛋白对健康的有益作用：

1. 提高细胞对胰岛素的敏感性，促进肝脏和肌肉消耗血糖。

2. 减少肝脏糖异生，促进细胞氧化脂肪。

3. 抗炎，抗动脉粥样硬化。

现在，我有一个坏消息和一个好消息，我决定先讲坏消息。

坏消息是，不管是"胖多囊"还是"瘦多囊"，她们的血清和卵泡液的脂连蛋白水平都显著低于正常，而且"胖多囊"更为严重。脂连蛋白不足会加剧糖代谢和脂代谢紊乱。

好消息是，多囊小鼠采用脂连蛋白治疗后竟然成功地逆转了多囊卵巢综合征，在多囊女性中采用脂连蛋白疗法也已被发现可以抑制 17α- 羟化酶和 17,20- 裂解酶，进而抑制卵巢分泌雄激素，最终恢复部分女性的月经和生育能力。

3.7　卵泡发育停滞导致月经紊乱

小卵泡太多且卵泡发育停滞是多囊女性的通病，没有优势卵泡是多囊女性"姨妈"离家出走的直接原因。

有基于活检的科学研究指出，无排卵的多囊女性其卵巢内窦前卵泡数量是健康女性的 6 倍，而 1 ~ 5 阶卵泡的数量是健康女性的 2 ~ 3 倍。

你平时去医院做妇科超声波检查时，医生给你数的是 5 阶卵泡和 6 阶卵泡，它们的直径为 2 ~ 9mm，比较容易看清。

然而，小卵泡数量再多，也比不上一颗优势卵泡。

还记得吗？健康女性在每个月经周期的黄体期末期，卵巢里都会有多颗 5 阶卵泡在 FSH 的作用下同时开始发育，它们当中必定有 1 颗能在快速卵泡期发育成熟并分泌大量的雌激素，然后排卵，接着转变成黄体分泌雌激素和孕激素。

多囊女性可不是这样的，尽管你的卵巢里有许多小卵泡，但它们发育到 6 阶就会停滞而无法完全成熟，所以多囊女性很难有正常的月经周期。

那么，为什么卵泡长不大呢？是什么阻碍了优势卵泡的形成呢？

现有的研究告诉我们，多囊女性的卵泡仅仅是发育停滞而非闭锁，FSH 太低或是某些环境因子削弱了 FSH 对卵泡的促成熟作用，这都将导致卵泡发育停滞。

比方说，小卵泡太多就会分流 FSH 的力量，结果导致单个卵泡芳香化酶活力不足，在激素层面上会表现为雄激素不能很好地转变成雌激素，即雄激素慢性蓄积。

当然，直接肌注从绝经女性尿液中提纯的 FSH 就可以促排卵，但这种治疗方案没有铲除卵泡发育停滞的病因根源，而且很容易诱发卵巢过激综合征，所以尿促性腺激素只能作为助孕方案而不能用于常规治疗。

那如果想彻底扭转卵泡发育停滞的局面，该怎么办呢？

回到慢速卵泡期找原因，也就是关注卵泡小时候的经历，童年的悲惨境遇会为青春期的叛逆和不成熟埋下恶果，这涉及一系列激素和生长调节因子。

接下来我们便会讨论雄激素、胰岛素、抗缪勒管激素、生长分化因子 -9 和胰岛素样生长因子系统等体内环境因子对卵泡发育的影响。

3.7.1　雄激素水平升高使卵泡发育停滞

雄激素对卵泡的发育是必不可少的，雄激素既可以促进卵泡发育，又可以起相反的作用，这取决于雄激素的浓度。

已有研究发现，不论是有排卵还是无排卵的多囊卵巢，其原始卵泡数量占总卵泡数量的百分比都要少于健康卵巢，这提示原始卵泡可能被"透支"了。

由于雄激素具有加速原始卵泡自主发育和刺激窦前卵泡生长的作用，这相当于怂恿原始卵泡"抢跑"，所以高雄激素血症就顺理成章地成了多囊卵巢综合征的病因。

长期生活在高雄激素环境下的原始卵泡，它们开启发育的频率更密集，而且发育的速度也更快，这会导致大量的小卵泡堆积在卵巢里。就像吹肥皂泡似的，加大吹气力度或加快吹气频率就可以产生更多的泡泡。

这里已经陷入一个恶性循环，那就是卵巢里堆积的小卵泡越多，卵泡膜细胞分泌的雄激素就越多，而高雄激素又会进一步加剧卵泡堆积，使卵巢越来越拥挤。

更不幸的是，这些卵泡在发育过程中并不会一帆风顺，因为高雄激素还会残忍地降低窦状卵泡内的生长分化因子-9，使得卵泡发育停滞。

基于现有的研究，我们知道多囊女性的卵泡不论在任何阶段，其表达的生长分化因子-9都要少于健康卵泡。在小鼠中开展的研究还发现，如果敲除负责表达生长分化因子-9的基因，则会使卵泡停止发育，可见高雄激素血症对卵泡"深怀恨意"。

其实这里又陷入另一个恶性循环，那就是在缺少优势卵泡的情况下，雄激素是难以转变成雌激素的，而雄激素的蓄积又会进一步阻碍卵泡发育。

不仅如此，高雄激素还可以导致环环相扣的内分泌系统全线崩盘，例如增加抗缪勒管激素的生成、增加胰岛素的生成、增加促黄体生成素的生成，等等。

由此可见，高雄激素不仅是多毛、脱发、痤疮的罪魁祸首，还是制造出多个恶性循环致使卵泡发育停滞的始作俑者，没有哪个多囊女性不讨厌它。

3.7.2　胰岛素成了最大的帮凶

多囊女性的胰岛B细胞为了克服胰岛素抵抗制造了高胰岛素血症，高浓度的胰岛素通过多条途径加重高雄激素血症，间接地破坏了卵泡的发育进程，这些途径包括直接刺激卵泡膜细胞、抑制性激素结合蛋白解除游离睾酮的"封印"、增强ACTH对肾上腺皮质的刺激、增强LH对卵泡膜细胞的刺激，等等。

3.7.3　胰岛素样生长因子系统紊乱

作为一名营养师，我对于自己过去生搬硬套地夸奖牛奶无法释怀，无非就是因为它是蛋白质和钙的良好来源。

对于正处在生长发育阶段的婴幼儿以及儿童和青少年而言，我不否认牛奶是难能可贵的营养宝物，毕竟它确实含有丰富的蛋白质以及有利于骨骼发育的钙，甚至还含有可以促进生长发育的胰岛素样生长因子-1。

然而对于多囊女性而言，什么"一杯牛奶强壮一个民族"，我现在是无论如何都不敢讲也不会讲的，因为胰岛素样生长因子-1对多囊女性不太友好。

胰岛B细胞分泌的胰岛素以及腺垂体分泌的生长激素均可以刺激肝脏合成胰岛素样生长因子-1。一部分胰岛素样生长因子-1会被胰岛素样生长因子结合蛋白"封印"而不具备活性，其余的则以游离的形式发挥作用。

过量的游离胰岛素样生长因子-1有着与高胰岛素血症相似的危害。它可以单独刺激卵泡膜细胞生产雄激素，也可以与胰岛素、LH协同发挥上述作用；它可以增加肾上腺对 ACTH 的敏感性，使肾上腺分泌更多的雄激素；它以剂量依赖的方式增加 5α - 还原酶的活性，促进睾酮向双氢睾酮转化。

如果参考现有的研究，你会发现一个事实，那就是多囊女性的血清游离胰岛素样生长因子 -1 水平是非多囊女性的 2 倍，痤疮患者的血清胰岛素样生长因子 -1 水平是无痤疮者的 1.3 倍，而且血清胰岛素样生长因子 -1 水平越高痤疮往往越严重。

这种现象在青春期多囊女性中表现得更为明显。青春期是腺垂体分泌生长激素的高峰期，而生长激素具有刺激肝脏合成胰岛素样生长因子 -1 的作用。因此，年轻女性通常比年长女性拥有更高水平的胰岛素样生长因子 -1，痤疮也更频发。

下面，让我们把胰岛素样生长因子系统与卵泡发育停滞联系起来。

胰岛素样生长因子系统包括胰岛素样生长因子 -1、胰岛素样生长因子 -2 以及它们的结合蛋白（共有 7 个）、受体和相关的水解酶。

在人类的正常卵巢中，卵泡膜细胞可以生产胰岛素样生长因子 -1，卵泡颗粒细胞可以生产胰岛素样生长因子 -2。在卵泡液中，胰岛素样生长因子 -2 浓度是胰岛素样生长因子 -1 浓度的 3 ~ 6 倍（该倍数在优势卵泡的卵泡液中是 10 倍）。胰岛素样生长因子系统的正常运作与优势卵泡的规律形成密切相关。

FSH 有刺激卵泡颗粒细胞生产胰岛素样生长因子 -2 的作用，作为回报，胰岛素样生长因子 -2 可以增强 FSH 对卵泡颗粒细胞的促增殖作用，协同激活芳香化酶，促进雄激素向雌激素转化。但是胰岛素样生长因子 -2 结合蛋白有相反的作用，它是阻碍 FSH 发挥作用的物质。

对于多囊女性，卵泡液的胰岛素样生长因子 -1 浓度正常，但胰岛素样生长因子 -2 浓度低，这与非多囊女性的闭锁卵泡情况相似。另外，能 "封印" 胰岛素样生长因子 -1 的结合蛋白浓度低，但能 "封印" 胰岛素样生长因子 -2 的结合蛋白浓度高。紊乱的胰岛素样生长因子系统是引起卵泡发育停滞的原因之一，这使得多囊女性的卵泡处于发育停滞而不闭锁的状态。

在母乳这种食物中，胰岛素样生长因子 -2 的浓度通常大于胰岛素样生长因子 -1 的浓度（初乳除外），但牛奶的该比例常常是相反的。因此，牛奶有可能干扰人类的胰岛素样生长因子系统的正常运作。

关于牛奶如何食用的话题，我会在第 2 部分中详细分享。

3.7.4   抗缪勒管激素与卵泡发育

抗缪勒管激素是一种卵泡发育抑制素，它通常被简称为 AMH。

从初级卵泡起，卵泡颗粒细胞就开始生产 AMH，卵泡发育到 5 阶时，AMH 的产量会达到最高水平，随后逐渐减产，当卵泡发育到 7 阶时，就几乎不生产 AMH 了。

从生理需求的角度来看，适量的 AMH 是有益的，AMH 可以调控原始卵泡开启发育的频率以防止原始卵泡"抢跑"。基于小鼠的研究已经发现，如果敲除负责表达 AMH 的基因，那么原始卵泡很快就会被消耗殆尽。

从卵泡发育的角度来看，过量的 AMH 是有害的，AMH 会削弱芳香化酶的活力，抵消 FSH 对卵泡的促成熟作用，导致 5 阶卵泡发育停滞而无法形成优势卵泡。

有研究指出，多囊女性的血清 AMH 浓度是健康女性的 2 ~ 3 倍，而且单个卵泡颗粒细胞的 AMH 产量是健康女性的 75 倍，其中无排卵者是有排卵者的 18 倍。

血清 AMH 浓度越高，闭经的发生率就越高。

那么，哪些原因会导致 AMH 浓度升高呢？

1. 有关于卵泡颗粒细胞的研究发现，多囊女性和健康女性相比，其 AMH 基因的甲基化率要低得多，这意味着 AMH 基因即便没有多态性也可以高表达 AMH。

2. 雄激素和胰岛素可能具有直接刺激卵泡颗粒细胞生产 AMH 的作用。

3. 高雄激素会加快原始卵泡开启发育的频率而使得小卵泡在卵巢里堆积，小卵泡数量越多，血清 AMH 浓度就越高。

4. 促卵泡成熟激素可以刺激卵泡颗粒细胞生产雌激素和 AMH，它们二者间保持着动态平衡。雌激素可以抑制卵泡颗粒细胞生产 AMH，雌激素浓度越高，AMH 的产量就越低；雌激素浓度越低，AMH 的产量就越高。

其他方面，基于 AMH 的生物学意义，科学家常用血清 AMH 浓度来评估健康女性的卵巢功能，AMH 在正常范围内的浓度越高表示卵泡储备越多。

但对于多囊女性而言，考虑到卵泡颗粒细胞固有的高 AMH 产量特性，再结合高雄激素对原始卵泡开启发育的提速作用，有科学家认为此时的 AMH 升高不仅不能准确地反映卵巢功能，反而可能是原始卵泡被提前透支的表现。

值得庆幸的是，目前还没有证据表明多囊女性比健康女性更早绝经，多囊女性的卵泡可能在早期发育提速，但在后期却发育停滞，两者相互抵消。

3.7.5 卵泡的发育节奏被打乱

如果要形容多囊女性的卵泡，我想用"操之过急"来比喻，意思是还没有学会走路就想着去跑步，而且是抢跑的那种。

对于健康女性而言，卵泡从原始卵泡发育到 4 阶卵泡的过程是慢速卵泡期，这需要将近 1 年的时间。在这期间，卵泡的发育受雄激素调控，雄激素可以刺激卵泡颗粒细胞表达促卵泡成熟激素受体。有了促卵泡成熟激素受体，卵泡颗粒细胞才能"感知"到腺垂体分泌的 FSH。

随着卵泡的发育，卵泡颗粒细胞的促卵泡成熟激素受体会越来越多。待卵泡发育到 5 阶时，拥有较多促卵泡成熟激素受体的 5 阶卵泡开始变得对 FSH 敏感，这预示着卵泡进入快速卵泡期。在 FSH 的作用下，5 阶卵泡开始竞争发育并从中诞生出优势卵泡。

与此同时，FSH 还可以刺激卵泡颗粒细胞表达促黄体生成素受体，并进一步刺激卵泡颗粒细胞表达促卵泡成熟激素受体。其他方面，雄激素和 LH 会协同刺激卵泡颗粒细胞进一步表达促黄体生成素受体。

随着时间的推移，卵泡颗粒细胞的促卵泡成熟激素受体和促黄体生成素受体逐渐增多，优势卵泡对 FSH 和 LH 变得越来越敏感，因此优势卵泡发育加速。优势卵泡诱导的雌激素浓度高峰会刺激下丘脑以快频脉冲的方式分泌 GnRH 并促使腺垂体爆发性地分泌 FSH 和 LH，结果就是卵泡成熟，然后破裂排卵。

以上的讲解是想让你明白，雄激素可以刺激卵泡颗粒细胞表达促卵泡成熟激素受体和促黄体生成素受体来"感知"腺垂体分泌的 FSH 和 LH。

现在麻烦来了，多囊女性的问题就在于雄激素浓度太高了。

高雄激素会刺激卵泡颗粒细胞过早、过多地表达促卵泡成熟激素受体和促黄体生成素受体，进而使得卵泡在慢速卵泡期即能强烈地"感知"FSH 和 LH，这种生存环境不仅会导致卵泡颗粒细胞生产过多的雌激素，而且会对卵泡的发育和成熟起到拔苗助长的作用。

已有研究发现，如果使用尿源性 FSH 促排卵，那么多囊女性的卵泡在相近 FSH 用量下会产生比健康女性更多的雌激素。也就是说，一旦 FSH 浓度超过一定的值并突破 AMH 的阻挠，那么 FSH 就可以顺利地刺激卵泡，使其过度生长，从而诱发卵巢过激综合征。

不仅如此，过早、过多地表达促卵泡成熟激素受体还会使得卵泡之间的竞争更加激烈，而加强促黄体生成素受体的表达又容易使得 5 阶卵泡因提前黄素化而发育停滞。

现在你知道了，雄激素虽然可以导致小卵泡发育提速，但小卵泡被拔苗助长后却再也难以形成优势卵泡，是雄激素的"自作聪明"误了大事。

结合实际情况，假如今天卵巢里恰好就有一批 4 阶卵泡发育成 5 阶卵泡，那么健康女性的下丘脑会及时调配 FSH 来举行卵泡发育选拔赛，但多囊女性却因为卵泡被拔苗助长以及较高的 LH/FSH 而错过这批新的卵泡。

由于身体无法促使比 5 阶卵泡更小或更大的卵泡发育成熟，所以一旦错过了就只能等待下一批卵泡。只有恰逢一批健康的 4 阶卵泡发育成 5 阶卵泡，同时 LH/FSH 也处于适宜浓度，才能形成优势卵泡，这就是多囊女性的月经不规律且间隔长的原因。

下面两张示意图（图 15、图 16）向我们展示了多囊女性和健康女性的卵泡发育过程。

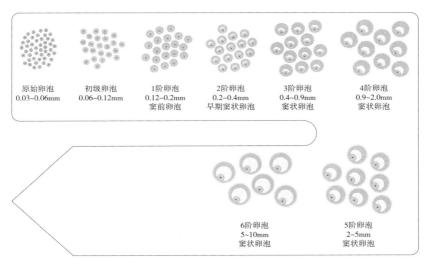

图 15　多囊女性的卵泡发育过程

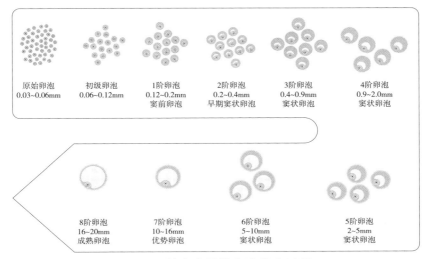

图 16　健康女性的卵泡发育过程

3.7.6 雌激素和孕激素不协调

对于健康女性而言，在快速卵泡期，优势卵泡可以分泌大量的雌激素以刺激子宫内膜增厚。一旦卵泡发育成熟，排卵后它就能转变成黄体，然后分泌雌激素和孕激素以继续为子宫内膜提供"营养"。等到黄体退化，雌激素和孕激素的浓度会骤降，子宫内膜失去激素的支持后就会脱落而迎来月经。

雌激素是在卵泡颗粒细胞中产生的，卵泡颗粒细胞数量越多，雌激素的产量就越大。在单个卵泡颗粒细胞中，雌激素的产量受 FSH 调控，FSH 可以促进卵泡颗粒细胞合成芳香化酶，进而把雄激素代谢成雌激素。

对于多囊女性而言，尽管没有优势卵泡为她们分泌雌激素，但各种小小的卵泡里也有卵泡颗粒细胞，特别是 5 阶卵泡和 6 阶卵泡这种大而不熟的卵泡更是贡献了大量的卵泡颗粒细胞来生产雌激素。

这里有 4 张对比多囊女性和健康女性激素水平的示意图（图 17 ~ 图 19）。

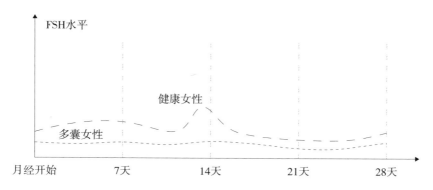

图 17　多囊女性和健康女性一个月经周期中的血 FSH 浓度变化对比

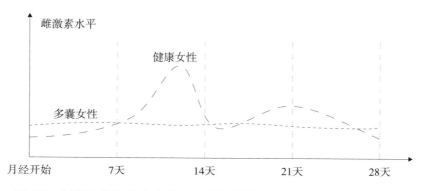

图 18　多囊女性和健康女性一个月经周期中的血雌激素浓度变化对比

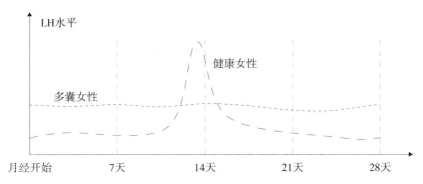

图 19　多囊女性和健康女性一个月经周期中的血 LH 浓度变化对比

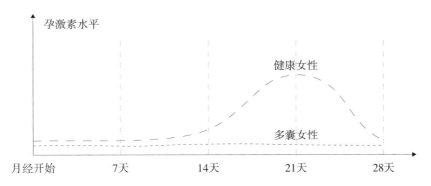

图 20　多囊女性和健康女性一个月经周期中的血孕激素浓度变化对比

对于一些卵泡堆积较多的多囊女性，在快速卵泡期的早期阶段，她们的血雌激素浓度通常比健康女性要高，这里的雌激素主要指雌酮。过多的雌激素会向腺垂体反馈信息，进而抑制腺垂体分泌 FSH，最终阻碍卵泡的发育和成熟。

对于一些卵泡堆积较少的多囊女性，在快速卵泡期的早期阶段，她们的血雌激素浓度与健康女性相差不多。她们的 AMH 低一些，FSH 高一些，所以月经周期相对规律，病情也相对轻微。

对于一些肥胖的多囊女性，她们的血雌激素浓度往往较高，大量的雄烯二酮和睾酮会在脂肪等外周组织中被芳香化酶改造成雌酮和雌二醇，其中雌酮还会被进一步代谢成有益的 2- 羟基雌酮或有害的 4- 羟基雌酮和 16α- 羟基雌酮。

对于大多数多囊女性，尤其是伴有高胰岛素血症或甲状腺功能减退者，性激素结合蛋白浓度的下降不仅会解除游离睾酮的"封印"，还增加了游离雌激素的浓度。

当然，不管是哪种类型的多囊女性，只要没有形成优势卵泡，那么血液里的雌激素浓度就会长期维持在低水平，而不像健康女性那样呈周期性变化。

至于孕激素，没有优势卵泡就没有黄体，没有黄体就没有大量的孕激素，孕激素是多囊女性最缺乏的一种性激素。缺乏孕激素，腺垂体就会持续分泌 LH。

总结来说，**雌激素优势在多囊女性中很常见，没有优势卵泡是导致雌激素和孕激素不协调的直接原因，不协调的雌激素和孕激素会进一步阻碍卵泡发育。多囊女性体内的雌激素和孕激素就像一潭死水，不像健康女性那样呈有规律的变化。没有了雌激素和孕激素浓度的先升后降，就没有了子宫内膜的先增厚再脱落，最终也就失去了月经，这使得多囊女性比健康女性更容易发生子宫内膜增生或癌变。**

3.8 促黄体生成素水平升高的成因

我们在第 2 章中讲过，下丘脑用 GnRH 调节腺垂体的活动，腺垂体用 FSH 和 LH 调节卵泡的发育和排卵，优势卵泡分泌的雌激素可以对下丘脑进行正反馈调节，而黄体分泌的雌激素和孕激素可以对下丘脑进行负反馈调节，这便是神经内分泌网络，它为优势卵泡的周期性发育以及性激素的周期性变化奠定了基础，医学上称之为 HPO 轴。HPO 轴的任何一个环节出错，激素间的制衡关系都会被打破。

3.8.1 神经系统功能紊乱

一直以来，科学家们都认为多囊卵巢综合征是一种卵巢疾病，但许多新的研究已经指出多囊卵巢综合征的发病不能没有大脑的参与。

研究发现，即便敲除小鼠卵巢的雄激素受体使其无法感知雄激素，但只要用高雄激素处理，还是可以制造出多囊卵巢综合征的小鼠模型。相反地，如果敲除小鼠大脑的雄激素受体，则可以使其免受该病的折磨。

换个角度来看，不管你的雄激素有多高，只要给你打一针 FSH，那么你的卵泡还是可以发育的。也就是说，下丘脑分泌 GnRH 的脉冲节律紊乱导致 LH 和 FSH 分泌紊乱可能是诱发无排卵的最直接原因。

而且有一些案例表明，多囊女性在月经紊乱或表现出高雄激素之前，其促黄体生成素就已经升高，所以高雄激素可能只是多囊卵巢综合征发病的其中一条导火索。

基于这些分析，有科学家提出了"多囊卵巢综合征发病源自中枢异常"的假说，即负责调控神经内分泌的相关基因"作恶"了，而且这些基因还会受到环境激素的干扰，被童年成长环境或成年后的精神压力造就的心境影响，还有肠道菌群紊乱和慢性炎症，以及胰岛素抵抗和瘦素抵抗，它们共同介导了促黄体生成素的升高（图 21）。

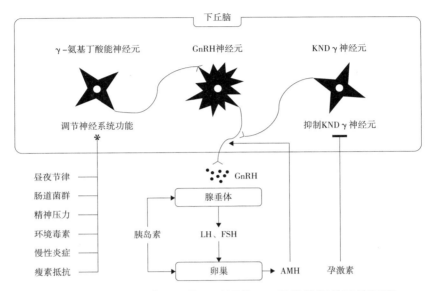

图 21　与神经系统相互作用以调节 LH 释放的相关环境因子

　　以 AMH 为例，有研究发现，AMH 可以直接激活 GnRH 神经元，使其以快频脉冲的方式来分泌 GnRH，进而刺激腺垂体分泌 LH。

　　高 LH 不利于 FSH 发挥作用，而且高浓度的 AMH 会削弱芳香化酶的活力，这两者会共同阻碍优势卵泡的形成。卵泡发育停滞的多囊女性一方面会蓄积雄激素，另一方面会由于无排卵而缺乏孕激素。失去了孕激素对 KNDγ 神经元的抑制作用，GnRH 神经元便敢肆无忌惮地以快频脉冲的方式分泌 GnRH，进而刺激腺垂体分泌 LH。

　　这里要特别说明的是，KNDγ 神经元可以通过分泌亲吻素、神经激肽 B 和强啡肽来激活 GnRH 神经元，从而使腺垂体分泌的 LH 增加。目前已有许多研究证实多囊女性的亲吻素水平要显著高于健康女性，尤其是 BMI 小于 25 的人。

　　消瘦或体重正常的多囊女性，其 AMH 和 LH 浓度往往更高，其 LH 浓度常常是 FSH 浓度的 2 倍或以上。长期居高不下的 LH 会持续"威胁"卵泡膜细胞的 *CYP17A1* 基因，使其表达大量的 17α- 羟化酶和 17,20- 裂解酶来生产雄激素，高雄激素会干扰孕激素对 KNDγ 神经元的抑制作用，使得多囊女性即便补充孕激素也未必能够降低 GnRH 和 LH。

γ - 氨基丁酸能神经元也可以激活 GnRH 神经元。已有研究发现，体重正常的多囊女性，其脑脊液中的 γ - 氨基丁酸水平偏高，这也许和高雄激素相关。

另外，多囊女性往往存在低多巴胺和低血清素的情况，但去甲肾上腺素水平却是偏高的。这些神经递质的紊乱不仅会影响 GnRH 神经元，而且会使多囊女性产生抑郁和焦虑等不良情绪。

最后一点，请你千万不要忘记"万恶"的胰岛素。由胰岛素抵抗而诱发的高胰岛素血症不仅会促进腺垂体分泌 LH，而且会刺激卵泡膜细胞分泌雄激素。

随着这些恶性循环被日渐重视，越来越多的科学家开始认可多囊卵巢综合征不是单纯的卵巢疾病这一观点。高 AMH 和高雄激素固然主导了多囊卵巢综合征的发生，但任何可以影响神经系统的环境因子都可以成为多囊卵巢综合征的导火索，例如肠道菌群紊乱、昼夜节律紊乱、心理压力大、环境毒素蓄积、慢性炎症、瘦素抵抗等。

综合以上所有分析，结论就是：下丘脑以快频脉冲的方式分泌 GnRH 是导致 LH 水平升高的直接原因，而一些环境因子的异常则可以左右下丘脑分泌 GnRH 的脉冲频率。

3.8.2   环境毒素蓄积

环境毒素对健康的影响是近几十年来最突出的公共卫生问题，尤其是那些会干扰神经内分泌系统的环境激素，例如双酚 A 和邻苯二甲酸酯，它们实际上模拟了生物的内源性激素，改变了基因原有的表达程序，破坏了神经和生殖细胞的稳态。

环境激素的跨代遗传效应使得许多婴儿天生就不健康，而且环境激素并不遵循毒性剂量反应关系，意思是即便只是非常微量地存在也是有害的，这使得它们所产生的影响非常持久难以消退。特别是排卵这种生理现象，它强烈地依赖于原始卵泡经长时间连续发育才能实现，但我们很难把控卵泡的发育全程。

以双酚 A 为例，研究证实多囊女性的卵泡液中含有高浓度的双酚 A，它能通过下调芳香化酶的活性来降低卵泡颗粒细胞的雌二醇产量，阻碍卵母细胞成熟。

而对于主要合成雄激素的卵泡膜细胞来说，双酚 A 上调了 *CYP17A1* 基因，促进了 17α - 羟化酶和 17,20- 裂解酶的表达，增加了睾酮的水平。另外，双酚 A 能削弱性激素结合蛋白的"封印"能力，增加游离睾酮的浓度。

除此之外，双酚 A 还是一种致肥胖毒素。双酚 A 可以通过减少脂连蛋白的分泌来促进炎症和胰岛素抵抗的发生，甚至能直接影响葡萄糖代谢。

如果考虑上神经系统，那么双酚 A 还会扰乱下丘脑的 GnRH 分泌模式。具有类似负面影响的环境毒素还包括多氯联苯和有机氯农药，或者还有更多未知的。

一句话概括，环境毒素暴露是多囊卵巢综合征发病的可疑因素，而形形色色的毒素其实来自于工业化的现代生活方式。幸运的是，有些毒素我们是可以避免的。

有关环境毒素和多囊卵巢综合征的关系，以及如何通过排除毒素来治疗多囊卵巢综合征方面的内容，我将在第 2 部分第 12 章进行详细分享。

3.8.3　肠道菌群紊乱

每个人的肠道里都藏着一片"热带雨林"，里面居住着各式各样的微生物，它们有时和平共处，有时相互"开撕"。超乎你想象的是，菌群除了能维护消化系统的健康，还能调节免疫、代谢、神经和内分泌系统的功能。

现有的研究已经发现，多囊女性的肠道菌群多样性减少，其中 ML615J-28（软壁菌门）和 S24-7（拟杆菌门）的丰度降低，而拥有这些细菌的女性则表现出较低的雄激素和 AMH 水平。

除此以外，多囊女性血清中的血清素和酪酪肽水平显著下降，这与较高的睾酮水平和较粗的腰围相关，研究者推测这可能是由于肠道菌群发生了改变所致，例如志贺菌属和链球菌属增加但是 AKK 菌属减少。

有关肠道菌群的干预试验给我们带来了希望。有动物研究表明，如果向多囊大鼠移植健康大鼠的粪便或接种乳酸菌，则可以逆转部分多囊大鼠的高雄激素血症和卵巢多囊样改变，并使其动情周期接近正常。有人类研究指出，给多囊女性补充乳双歧杆菌 V9 可以使 64% 的多囊女性 LH 水平显著下降。

有关肠道菌群紊乱和多囊卵巢综合征的关系，以及如何通过调理肠道来治疗多囊卵巢综合征方面的内容，我将在第 2 部分第 13 章进行详细分享。

3.9　多囊卵巢综合征是遗传病吗？

有学者研究过多囊女性的家庭情况，结果发现多囊女性的母亲以及姐妹发生多毛或月经过少的概率比常人高，男性亲属则会通过秃头的症状来表现其基因的异常。

统计数据还表明，多囊患者的母亲和姐妹分别有 24% 和 32% 的多囊卵巢综合征患病率，这远高于一般人群的 5% ~ 10%。

　　为了揭示哪些基因是多囊卵巢综合征的"幕后操盘手"，科学家根据多囊卵巢综合征的发病机制对特定功能的基因开展了排查，例如与性激素生产及其功能相关的基因、与促性腺激素调节及其功能相关的基因、与胰岛素分泌及其功能相关的基因、与慢性炎症相关的基因、与脂肪组织相关的基因，等等。

　　我不知道你对此怎么看，但我有好消息要告诉你，那就是你的基因并没有你想象的那样不堪一击。大多数基因的碱基序列其实没有发生改变，改变的只是基因的表达条件和表达速度。科学家把这种非基因多态性的遗传称为"表观遗传"。

　　表观遗传受到环境因子的强烈影响，而且起始于宫内期。我们都知道，子宫是胎儿最早接触的环境，宫内环境可以影响胎儿基因的表达。

　　一篇刊登在《自然医学》杂志上的研究报告指出，向怀孕母鼠注射 AMH 可以使其雌性子代显现出无排卵和高雄激素血症等多囊样表现，这被认为是 AMH 能与大脑神经元相互作用产生级联效应的结果。AMH 一方面可以削弱芳香化酶的活力，另一方面能通过激活 GnRH 神经元来促进腺垂体释放 LH，进而刺激卵泡膜细胞分泌雄激素。

　　高 AMH 在多囊女性中普遍存在，这可能和基因多态性有关，也可能和表观遗传层面的甲基化率有关，高甲基化会限制基因表达，而低甲基化则允许基因表达。

　　参考最新的研究结果，你会惊讶地发现，多囊女性卵泡颗粒细胞的 AMH 基因甲基化率要比健康女性低 43%，这意味着多囊女性的卵泡颗粒细胞会合成更多的 AMH。

　　另有研究发现，多囊女性卵巢组织中的 CYP19A1 基因甲基化率升高，这会使得该基因表达受限而无法合成足够的芳香化酶。

　　与雄激素合成相关的 CYP17A 基因受 LH 的调节，而促黄体生成素受体基因的甲基化率下降也已被证实，这使得促黄体生成素受体高表达，进而更灵敏地响应 LH 信号。

　　基于脐带血全基因组的分析还发现，和健康女性相比，多囊女性至少存在 323 个高甲基化基因和 595 个低甲基化基因，其他组织细胞的研究则存在差异化。

　　下面我再列举一些表观遗传的典型例子：

　　1. 羊水中睾酮浓度较高的女性，其后代会出现多毛和卵泡膜细胞增生，而且女儿在学龄前的行为更具男性特征。

　　2. 孕期接受睾酮处理的绵羊，其雌性子代的卵巢原始卵泡比例降低但窦前卵泡和窦状卵泡比例升高，并且出现了卵巢多囊样改变和 AMH 浓度升高。

3. 孕期接受睾酮处理的猕猴，其雌性子代芳香化酶活力下降，这可能导致卵泡发育停滞。

4. 给孕期绵羊注射睾酮，不仅会导致其出现高胰岛素血症，还会导致其子代出生体重偏低，增加其成年后患胰岛素抵抗的风险。

5. 宫内高雄激素环境可以影响胎儿下丘脑的发育，导致下丘脑对孕酮敏感性下降以及腺垂体对 GnRH 敏感性增加，最终使得 LH 分泌增多。

对于上述例子，你可能会质疑，现实中根本不会有孕妇会去注射睾酮啊。这话没错，但是很多孕妇会有压力和情绪方面的问题，那么肾上腺就会分泌雄激素。更何况不良的宫内环境还有很多，例如孕期注射胰岛素形成高胰岛素血症、叶酸和甜菜碱等能提供甲基的营养素摄入不足或过量、接触到双酚 A 等环境激素等，这些环境因子相互交织在一起，错综复杂地调节着胎儿基因的表达。

因此，如果你是发自内心地想与多囊卵巢综合征"握手言和"，如果你不希望将来你的女儿继承多囊卵巢综合征，你就应该从现在起着手改变不良的饮食和生活习惯。

我们无法改变基因的多态性，但我们能通过后天的努力来修正表观遗传。任何可以影响内分泌或体内环境的环境因子，都能修饰基因并影响其表达。

记住，千万不能抱有靠神奇药丸治愈疾病的天真想法，这世上没有神药！

以避孕药为例，我不否认它是有效的雄激素拮抗剂，但避孕药会降低基因组的整体甲基化水平，用非专业术语来说，就是避孕药可能会促进 AMH 基因和促黄体生成素受体基因等基因的表达，这两种情况都是对你有害的，会引起高雄激素血症。

从长远来看，基因组的整体甲基化水平降低是彻头彻尾的坏事，这也难怪为什么总有多囊女性反馈停吃避孕药后状态更差、雄激素和 LH 浓度更高、排卵更加不规律。

我们不得不承认，多囊卵巢综合征是个体差异极大的疾病，这种表型上的不同源于基因多态性和表观遗传的千变万化，传统的单一药物疗法很难奏效。

要彻底攻克多囊卵巢综合征，就要顺应而不是对抗基因，我们亟需系统地认识饮食营养等环境因子与基因相互作用后会发生什么事情，这将是医学发展的趋势。

在第 2 部分，我会给你一些已被验证有效的干预方法，我将站在饮食营养等生活方式的角度来教你如何自我管理多囊卵巢综合征。

3.10 一张图总结多囊卵巢综合征

　　我们聊了这么多，基本上把多囊卵巢综合征的发病机制讲清楚了。参透这些知识，就相当于成功绘制了多囊卵巢综合征这座迷宫的地图。你现在能把这张地图画出来吗？

　　即便不行也没关系，我深知这些知识不是一时半刻就能掌握的，所以我早就为你准备好了地图，这样便不会耽误你接下来的学习和调理了。

　　下面我们就用一张图来总结什么是多囊卵巢综合征（图 22）。

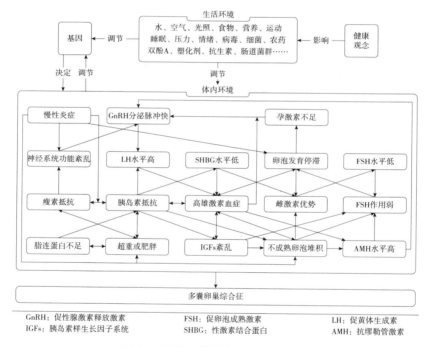

GnRH：促性腺激素释放激素　　　　FSH：促卵泡成熟激素　　　　LH：促黄体生成素
IGFs：胰岛素样生长因子系统　　　　SHBG：性激素结合蛋白　　　AMH：抗缪勒管激素

图 22　多囊卵巢综合征的发病机制

　　多囊卵巢综合征这个病，说得简单点，就是卵巢里堆积了很多的小卵泡，但卵泡的发育最终都停滞于直径 2 ~ 9mm 大小而不能成熟，也不能排卵和转变成黄体。

　　从激素层面来看，就是雄激素难以被芳香化成雌激素，这会导致高雄激素血症和无规律可循的雌激素水平波动，还有就是长期缺乏孕激素。

　　从症状表现来看，一是受高雄激素影响而导致的多毛、脱发、痤疮，二是因雌激素和孕激素失衡导致的闭经或异常子宫出血，三是和卵泡发育停滞相关的无排卵性不孕。

最后再来看看病因，多囊卵巢综合征不像细菌感染那样有确切的单一病因，它是多个环境因子失衡后交织形成的恶性循环，"综合征"即意味着这是一组病态的综合表现。

基因在多囊卵巢综合征的发病中占有重要地位。我们无法改变基因，但我们能选择生活环境，我们需要借助生活方式的力量尤其是改善饮食营养来纠正体内失衡的环境。

从现有的研究来看，高 AMH、高雄激素、慢性炎症、环境毒素蓄积、胰岛素抵抗、肠道菌群紊乱和神经系统功能紊乱都可能会触发多囊卵巢综合征，而上述因素恰恰可以被不健康的饮食和生活方式所影响，这正是我们调理多囊卵巢综合征的发力点。

结合实践经验我们还发现，虽然高雄激素在多囊卵巢综合征的发病机制中举足轻重，但是抗雄激素疗法由于没有瞄准病因，并未解决诱发雄激素浓度升高的恶性循环，所以只能缓解表面症状而无法根治卵泡发育停滞，一旦停止"抗雄"，雄激素就会死灰复燃。

反而是针对慢性炎症、环境毒素蓄积、胰岛素抵抗和肠道菌群紊乱的饮食营养疗法可以在不抗雄激素的情况下还原卵泡生命力，恢复自主排卵的月经。

更令人感到不可思议的是，凡是恢复自主排卵的多囊女性，她们的雄激素和促黄体生成素会自然而然地跌至正常水平，有些连卵巢形态也会恢复正常。

这表明多囊卵巢综合征的"死结"在于卵泡发育停滞，要想跳出恶性循环，最佳的方法不是抗雄激素治疗，而是解除诱发高雄激素血症的压力和胰岛素抵抗等病因，同时通过调节肠道菌群来重新平衡神经递质，还要减轻慢性炎症和排除环境毒素。

这里我们得出了最终结论，移除伤害卵泡的环境因子，强化支持卵泡自然发育和排卵的环境因子，是战胜多囊卵巢综合征的唯一正确方向。

具体要怎么走出迷宫，请参考第 2 部分的内容。

4 如何判别多囊卵巢综合征?

月经不来怎么办？雄激素高怎么办？脱发、痤疮怎么办？"造人"失败怎么办？我猜你已经迫不及待地想知道这一系列问题的解决方案了，难道不是吗？

请你放心，第 2 部分我一定会分享这些内容的，但现在你需要先确定自己是不是真的患有多囊卵巢综合征，或者说，是不是只患有多囊卵巢综合征。

你知道吗？月经不来有很多原因，雄激素高也有很多原因，"造人"失败更有数都数不清的原因，除了多囊卵巢综合征，以下这些情况同样会造成类似的症状，例如甲状腺疾病、库欣综合征、高泌乳素血症、功能性下丘脑性闭经、卵泡膜细胞增生症、先天性肾上腺皮质增生症、促进卵巢或肾上腺分泌雄激素的肿瘤，等等。

只有正确地判别多囊卵巢综合征和其他疾病，我们才能有的放矢。如果你不希望努力付诸东流，那么请认真地学习本章的内容。

当然，要是你已经遇上一位优秀的医生，她能肯定地说你患的就是多囊卵巢综合征而没有其他疾病，那么你大可以跳过本章的内容。

4.1 诊断多囊卵巢综合征的依据

之前我分析过，多囊女性的常见表现包括超重或肥胖、多毛、痤疮、雄激素水平升高、胰岛素抵抗、卵泡发育停滞、不成熟卵泡堆积，等等。

多囊卵巢综合征的诊断依据，正是从这些异常的体内环境因子总结而来。

2018 年 1 月，中华医学会妇产科学分会内分泌学组及指南专家组修订了《多囊卵巢综合征中国诊疗指南》，接下来我会参考这份最新的指南来讲解如何诊断多囊卵巢综合征。

首先，月经稀发或闭经或异常子宫出血是诊断多囊卵巢综合征的必要条件，满足该条件者即意味着卵巢无法规律地形成优势卵泡。

其次，只要再符合以下 2 项中的 1 项就可以诊断为"疑似多囊卵巢综合征"。

1. 高雄激素血症或高雄激素临床表现；

2. 妇科超声显示多囊卵巢。

最后，只要能排除其他能引起高雄激素血症和卵泡发育异常的疾病，就能确诊为多囊卵巢综合征。这些疾病包括甲状腺疾病、库欣综合征、高泌乳素血症、功能性下丘脑性闭经、糖皮质激素抵抗、卵泡膜细胞增生症、先天性肾上腺皮质增生症、促进卵巢或肾上腺分泌雄激素的肿瘤等。

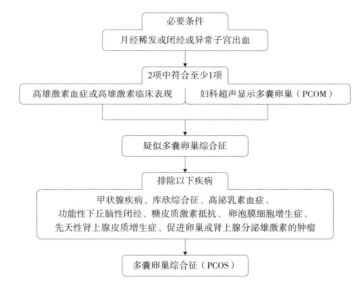

图 23　多囊卵巢综合征的诊断流程

对于青春期女性，需要再满足"初潮后闭经或月经稀发持续至少 2 年"这一条件才能诊断为多囊卵巢综合征。

4.1.1　体格和症状检查

完整的体格和症状检查包括的项目有身高、体重、腰围、臀围、血压、阴蒂大小、乳房发育状况、有无挤压溢乳、体毛数量与分布、痤疮数量与分布以及有没有黑棘皮症。可以用于诊断多囊卵巢综合征的主要症状是高雄激素的临床表现，即多毛和痤疮。

4.1.2　妇科超声检查

妇科超声检查是必查的项目。

有月经的女性，妇科超声检查应在月经第 3 ～ 5 天或月经干净后进行。没有月经的女性，可以在任意时间做妇科超声检查，但前提是需要停用避孕药至少 1 个月，因为避孕药会掩盖卵巢多囊样改变的表现。

对于已有性生活的女性，推荐经阴道的超声检查。对于没有性生活的女性，推荐经直肠的超声检查。若都不能接受，可以采用腹部超声，但缺点是容易漏诊。

超声影像下如果看到一侧或两侧卵巢内直径 2 ~ 9mm 的卵泡数量 ≥12 个，又或者卵巢体积 ≥10mL，则可以诊断为多囊卵巢（PCOM）。

注意：多囊卵巢（PCOM）和多囊卵巢综合征（PCOS）是两个概念，PCOM指的是一种在超声影像下看到的卵巢形态改变，卵巢体积增大以及不成熟卵泡堆积是其最典型的表现，这种改变又称作"卵巢多囊样改变"。

单纯的 PCOM 不等同于 PCOS，只要月经规律且没有高雄激素血症或高雄激素引起的相关症状，那么健康女性当中也有少部分人伴有 PCOM，这是无害的。

4.1.3 "性激素六项"检查

"性激素六项"也是必查的项目。

"性激素六项"包括总睾酮、雌二醇、孕酮、泌乳素、促卵泡成熟激素（FSH）和促黄体生成素（LH）。

对于有月经的女性，应在月经第 3 ~ 5 天的空腹状态下抽血检查。对于没有月经的女性，可以在任意一天的空腹状态下抽血检查（在无优势卵泡形成的情况下，多囊女性的激素水平长期处于卵泡期早期，此时的检测结果有参考价值）。

如果总睾酮检测结果超过 0.55ng/mL，即可诊断为高雄激素血症。

多囊女性的总睾酮既可以偏高也可以正常，即便偏高也不会超出正常范围上限的 2 倍（1.5ng/mL）。此外，有 20% ~ 35% 的多囊女性伴有轻度的泌乳素升高，非肥胖的多囊女性通常 LH/FSH≥2。需要注意的是，除了睾酮，其他激素均会随着卵泡的发育而发生变化，所以化验单上通常会标注不同时期的参考范围。

通常情况下，雌二醇和孕酮以及 FSH 和 LH 应处于卵泡期的参考范围内。如果检测结果明显不符合卵泡期的规律，特别是雌二醇或孕酮明显升高时，通常代表你在抽血的当天卵巢里已有优势卵泡，甚至卵泡已经排卵进入了黄体期。

4.1.4 重要的辅助检查

以下所列的检查项目，虽然不能用于诊断多囊卵巢综合征，但却可以让医生深入了解你的身体状况，从而制订出更有针对性的调理方案。

1. 抗缪勒管激素（AMH）

2. 口服葡萄糖耐量试验（OGTT）

3. 胰岛素释放试验（IRT）

4. 性激素结合蛋白（SHBG）

5. 硫酸脱氢表雄酮（DHEA-S）

6. 甲状腺功能检测（TSH、FT_4、FT_3、TPOAb、TgAb）

7. 促肾上腺皮质激素（ACTH）（一般不需要查）

8. 血皮质醇或 24 小时尿游离皮质醇（一般不需要查）

9. 17α-羟孕酮（17-OHP）（总睾酮较高时应筛查）

4.2　诱发高雄激素血症的 5 个 "嫌疑人"

把 PCOS 的标签贴在你身上之前，我们需要再审问 5 个可能诱发高雄激素血症的 "嫌疑人"，尽管它们作案的可能性不大，但万一真的是它们在捣鬼，那问题就复杂了。

4.2.1　先天性肾上腺皮质增生症

要搞懂先天性肾上腺皮质增生症，你要对照下图（图 24）来理解。

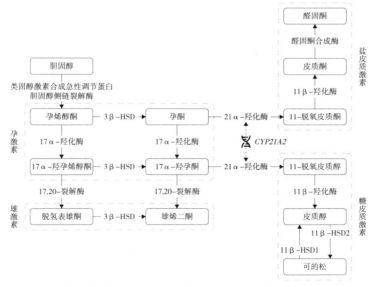

CYP21A2：调控21α-羟化酶的基因　　　　　　11β-HSD1：11β-羟基类固醇脱氢酶1型
3β-HSD：3β-羟基类固醇脱氢酶　　　　　　　11β-HSD2：11β-羟基类固醇脱氢酶2型

图 24　肾上腺相关激素的代谢路径

先天性肾上腺皮质增生症是一种遗传病，90% 的患者是由于 *CYP21A2* 基因发生突变而无法转录翻译出正常活力的 21α- 羟化酶。缺乏 21α- 羟化酶，肾上腺皮质便无法生产出足够的醛固酮和皮质醇。

当下丘脑感知到醛固酮和皮质醇不足的信号后，便会给腺垂体下达指令，促使其分泌更多的 ACTH 以刺激肾上腺皮质增生。在 ACTH 的刺激下，肾上腺皮质生产的雄激素和 17α- 羟孕酮就增多了（即"滞留效应"）。

简而言之，**缺乏 21α- 羟化酶将导致肾上腺皮质生产出过多的雄激素，病因是 *CYP21A2* 基因发生了突变。**

对于严重缺乏 21α- 羟化酶的女性，由于肾上腺皮质分泌的雄激素过量，我们无法辨识刚出生的婴儿究竟是男还是女，即生殖器官异常。

除了高雄激素引起的男性化特征外，严重缺乏 21α- 羟化酶的女性有的还有低钠血症的表现，病因是 21α- 羟化酶"罢工"使得肾上腺皮质无法生产醛固酮来保住钠离子，最终导致身体失盐脱水并引发食欲差、低血压、乏力、呕吐和嗜睡等症状，有些人还会伴有低血糖。

除此以外，还有 5% ~ 8% 的先天性肾上腺皮质增生症是由于 *CYP11B1* 基因突变引起的，相对应的酶是 11β- 羟化酶。这类先天性肾上腺皮质增生症会表现为雄激素、11- 脱氧皮质酮和 11- 脱氧皮质醇同时升高，而且血压也会升高。

也有个别患者的先天性肾上腺皮质增生症是由于 3β-HSD、17α- 羟化酶、胆固醇侧链裂解酶或生成类固醇的急性调节蛋白的缺陷造成的，其中 3β-HSD 的缺乏会导致脱氢表雄酮升高，但睾酮可高可低可正常，其余类型的特点反而是雄激素整体偏低。

先天性肾上腺皮质增生症相关信息见表 6。

表 6　先天性肾上腺皮质增生症相关信息汇总

比例	异常基因	异常的酶	雄激素水平
90%	*CYP21A2*	21α- 羟化酶	睾酮高 雄烯二酮高 脱氢表雄酮高或正常
5% ~ 8%	*CYP11B1*	11β- 羟化酶	睾酮高 雄烯二酮高 脱氢表雄酮高或正常
很少	HSD3	3β-HSD	睾酮高或低或正常 雄烯二酮高或正常 脱氢表雄酮高
极少	*CYP17A1*	17α- 羟化酶	全部低
极少	*CYP11A1*	胆固醇侧链裂解酶	全部低
极少	StAR	生成类固醇的急性调节蛋白	全部低

先别急着对号入座，因为经典的先天性肾上腺皮质增生症很容易被诊断，反而是轻症的迟发型先天性肾上腺皮质增生症会持续分泌少量的雄激素而使你被误诊为多囊卵巢综合征。事实上，每 100 个伴有高雄激素血症的女性中就有 1 ~ 9 个患有缺乏 21α - 羟化酶的迟发型先天性肾上腺皮质增生症。

迟发型先天性肾上腺皮质增生症患者往往要到青春期后才表现出异常，症状通常为阴蒂轻度肥大、阴毛提早出现、皮肤毛发增多、脂溢性皮炎、严重痤疮和脱发以及月经紊乱等。

如果要确认你是否患有先天性肾上腺皮质增生症，需要到医院做一些检查，如 17α - 羟孕酮和 ACTH 刺激试验。

17α - 羟孕酮在 21α - 羟化酶的作用下会转变成 11- 脱氧皮质醇。先天性肾上腺皮质增生症患者由于 21α - 羟化酶"罢工"而使得相应代谢环节受阻，所以 17α - 羟孕酮会在血液中积累，抽血检测 17α - 羟孕酮的浓度有助于判断你是否患有该病。

如果月经第 3 ~ 5 天的检测结果显示 17α - 羟孕酮超过 10ng/mL（1000ng/dL 或 30nmol/L），这就说明你真的患有先天性肾上腺皮质增生症。当然对于一些轻症的患者，她们的 17α - 羟孕酮检测结果也可能显示为正常，如果要准确地作出判断，则应该和医生协商，酌情考虑做 ACTH 刺激试验。

ACTH 刺激试验就是在快速卵泡期给女性静脉注射 ACTH，这相当于向血液中注入压力信号，然后观察肾上腺皮质的反应。这个试验需要在 ACTH 注射前、注射后 30 分钟和注射后 60 分钟时分别抽血检测 17α - 羟孕酮的浓度，然后根据实验室提供的参考范围来判断你是否患有先天性肾上腺皮质增生症。

要是你不幸被确诊为先天性肾上腺皮质增生症，医生通常会要求你口服糖皮质激素来抑制腺垂体分泌 ACTH，以减少肾上腺皮质被刺激而生产的雄激素。但我想提醒你，即便你被确诊患有先天性肾上腺皮质增生症，仍然可能同时伴有胰岛素抵抗或多囊卵巢综合征。

4.2.2 库欣综合征

脸蛋特别圆、肚子像怀孕、肌肉少得可怜、多血质或长紫纹、血压和血糖高，这些症状很可能是由于皮质醇分泌过多引起的，是库欣综合征的典型表现。

还记得之前提到过的压力和肾上腺皮质的关系吗？如果大脑感知到压力，下丘脑就会释放出信号来刺激腺垂体，然后腺垂体就会分泌 ACTH 来刺激肾上腺皮质，最终迫使肾上腺皮质分泌大量的皮质醇和脱氢表雄酮来应对压力。

库欣综合征的发病机制和这有点类似，不过更为严重和极端。

库欣综合征的特点是肾上腺皮质分泌的皮质醇和脱氢表雄酮过量，皮质醇可以抑制下丘脑分泌 GnRH 导致下丘脑性闭经，脱氢表雄酮可以被代谢成睾酮导致脱发和痤疮等高雄激素症状。

库欣综合征的病因有很多，例如腺垂体长了能够分泌 ACTH 的肿瘤、肾上腺皮质长了能够分泌皮质醇和雄激素的肿瘤等。

要辨别自己是多囊卵巢综合征还是库欣综合征，最好还是到医院，让医生根据你的情况判断是否有必要检测皮质醇和 ACTH，或者酌情考虑地塞米松抑制试验。

正常人的肾上腺皮质分泌皮质醇有典型的昼夜节律，常表现为清晨浓度最高（以应对工作和压力），中午开始下降，到夜晚则降到最低水平（以进入休息状态）。库欣综合征患者的皮质醇水平不仅升高，而且早高晚低的昼夜节律消失。

地塞米松是一种人工合成的糖皮质激素，在很小剂量下就可以产生与人体皮质醇相似的作用。健康人口服地塞米松后，腺垂体会受到抑制，ACTH 分泌减少，从而导致肾上腺皮质分泌皮质醇减少，这叫地塞米松试验阴性。如果是库欣综合征患者，那么口服地塞米松后则无法抑制腺垂体分泌 ACTH，也无法降低皮质醇的分泌量，这叫地塞米松试验阳性。

如果你的地塞米松试验结果为阳性，说明你的肾上腺或腺垂体可能长了肿瘤，那接下来需要配合医生完成更多的检查，通常需要做头部 MRI 或肾上腺 CT 来查明肿瘤的位置，定位后可以通过手术切除。

了解完库欣综合征，如果你还没有做过以上检测，我希望你先别急着根据症状对号入座，因为压力大的人也会表现出皮质醇和脱氢表雄酮增多的症状，例如脱发、痤疮、满月脸、水桶腰和水牛背等。

说得形象点，压力导致的肾上腺应激就是一种轻度的库欣综合征。任何会对身体造成伤害的事件都能成为应激源而刺激肾上腺分泌皮质醇，例如急性或慢性病症、低碳水化合物饮食、不良情绪、运动过量等。

4.2.3　糖皮质激素抵抗

糖皮质激素抵抗是一种罕见的家族性疾病。和胰岛素抵抗类似，糖皮质激素抵抗由于细胞对皮质醇不敏感而导致腺垂体分泌了过多的 ACTH，进而刺激肾上腺皮质分泌皮质醇和脱氢表雄酮。该病患者的肾上腺皮质分泌的皮质醇增多但有昼夜节律，ACTH 水平正常或升高，地塞米松抑制试验后皮质醇水平可下降。

4.2.4 卵泡膜细胞增生症

与典型的多囊卵巢综合征相比，卵泡膜细胞增生症有如下特点：

1. 患者有明显的家族史，发病年龄多在 40 岁以后；

2. 睾酮升高更明显，男性化特征更严重；

3. 促黄体生成素（LH）和促卵泡成熟激素（FSH）的比值正常；

4. 硫酸脱氢表雄酮水平正常，雄激素基本来自卵巢；

5. 常见某侧卵巢较重，另一侧卵巢正常；

6. 间质增生明显，卵巢偏实性；

7. 促排卵治疗效果差，容易发生克罗米芬抵抗。

虽然有了这些特征，但如果不对卵巢进行活检的话，一般还是无法准确地将卵泡膜细胞增生症和典型的多囊卵巢综合征区别开来。

4.2.5 分泌雄激素的肿瘤

如果卵巢或肾上腺皮质长了能够分泌雄激素的肿瘤，那么患者就会表现出闭经、多毛、脱发和痤疮等类似多囊卵巢综合征的症状。这种情况下的雄激素水平通常会超出正常范围上限的 2 倍以上，我们一般只需分析"性激素六项"里的"睾酮"就可以排除。

4.3 阻碍卵泡发育的 3 个"嫌疑人"

给你贴上多囊卵巢综合征的标签前，我们需要再审问 3 个会阻碍卵泡发育的"嫌疑人"，这 3 个"嫌疑人"比诱发高雄激素血症的 5 个"嫌疑人"更可疑。

4.3.1 甲状腺疾病

你有脱发、怕冷、眼肿、腿肿、心率慢、情绪低落、健忘嗜睡、排便困难、皮肤干燥和指甲增厚变脆等症状吗？这可能是甲状腺功能减退在作怪。

你有脱发、怕热、突眼、手抖、心率快、烦躁易怒、疲劳失眠、排便增多、手心潮湿和指甲生长加快等症状吗？这可能是甲状腺功能亢进的表现。

不管是甲状腺功能减退还是甲状腺功能亢进，它们都可以导致月经紊乱。

甲状腺素由甲状腺分泌，下丘脑可以分泌促甲状腺激素释放激素（TRH）来刺激腺垂体分泌促甲状腺激素（TSH），TSH 可以刺激甲状腺分泌甲状腺素。

细分来看，甲状腺素可以分为 4 种。

1. 四碘甲状腺原氨酸（T_4），又叫甲状腺素；

2. 三碘甲状腺原氨酸（T_3）；

3. 游离四碘甲状腺原氨酸（FT_4），又叫游离甲状腺素；

4. 游离三碘甲状腺原氨酸（FT_3）。

下面便是一张关于"下丘脑 - 腺垂体 - 甲状腺轴"的示意图（图 25），通过类比"下丘脑 - 腺垂体 - 肾上腺轴"和"下丘脑 - 腺垂体 - 卵巢轴"，我们可以了解到不同激素对维持人体功能的意义及其调节机制。

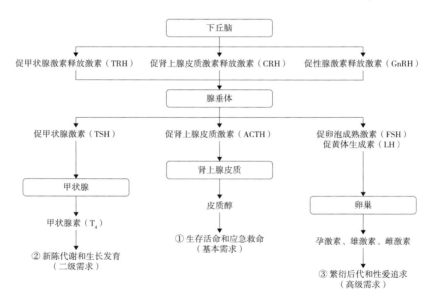

图 25　下丘脑—腺垂体—肾上腺 / 甲状腺 / 卵巢轴

通过上图我们了解到，皮质醇是用于生存活命和应急救命的，甲状腺素具有促进新陈代谢和生长发育的作用，而性激素则是繁衍后代和性爱追求所必需的。

当生存受到威胁或新陈代谢和生长发育受到干扰时，身体会选择牺牲高级需求来满足低级需求，所以在压力应激和甲状腺疾病的状态下月经通常都会紊乱。

对于疑似多囊卵巢综合征的女性，我会建议她检查一下甲状腺功能，即之前提到过的 5 个指标（TSH、FT_4、FT_3、TPOAb、TgAb），简称"甲功五项"。这个检测项目空腹抽血就能做，你可以对照表 7 初步分析检测结果。

表 7　不同类型甲状腺疾病的相关信息

甲状腺疾病类型	TSH	FT_4	抗体
桥本甲状腺炎	不适用	不适用	TPOAb 或 TgAb 高
甲状腺功能亢进	低	高	不适用
中枢性甲状腺功能减退	低	低	不适用
亚临床甲状腺功能减退	高	正常	不适用
甲状腺功能减退	高	低	不适用

甲状腺过氧化物酶抗体（TPOAb）和甲状腺球蛋白抗体（TgAb）是免疫系统制造出来的，它们可以识别甲状腺过氧化物酶和甲状腺球蛋白并向它们发动攻击，进而阻碍甲状腺合成甲状腺素。TPOAb 或 TgAb 升高是桥本甲状腺炎的典型表现，桥本甲状腺炎可以诱发甲状腺功能减退或甲状腺功能亢进。

若 FT_4 高但 TSH 低，此为甲状腺功能亢进。这很好理解，当甲状腺合成甲状腺素的功能发生亢进时，过多的甲状腺素会抑制腺垂体分泌 TSH。

若 FT_4 低但 TSH 高，此为甲状腺功能减退。同样的道理，当甲状腺合成甲状腺素的功能受到抑制时，腺垂体会被迫分泌更多的 TSH 试图刺激甲状腺。

现有的科学研究告诉我们，以下的环境因子可以诱发甲状腺疾病：

1. 辐射或微生物感染；

2. 缺乏矿物质碘、铁、锌、硒，缺乏维生素 A 和维生素 D；

3. 矿物质碘过量，或重金属铅、汞、镉、镍、砷等蓄积；

4. 食物敏感，例如对小麦中的麸质敏感；

5. 接触到过量的比碘活性更强的卤族元素（如氟、氯、溴）的化合物（如氟化钠、多氯联苯、溴酸钾）；

6. 伴有肠黏膜通透性增加以及肠道菌群紊乱。

事实上，甲状腺疾病也是基因和环境因子相互作用的结果，那些带有易感基因的人的甲状腺对生活环境中的异物更敏感，更容易发生甲状腺疾病。

4.3.2　高泌乳素血症

高泌乳素血症是独立于多囊卵巢综合征的一个症候群，高泌乳素、低雌激素、月经紊乱和无排卵性不孕是其主要表现，部分女性还可能出现溢乳或乳房疼痛。

在下丘脑和腺垂体，高浓度的泌乳素会抑制下丘脑分泌 GnRH，进而抑制腺垂体分泌 FSH 和 LH，最终阻碍卵泡的正常发育。

在卵巢，高浓度的泌乳素会抑制卵泡和黄体分泌雌激素和孕激素，进而导致女性严重缺乏雌激素，并发生子宫萎缩和闭经。

在肾上腺，高浓度的泌乳素会刺激肾上腺皮质分泌脱氢表雄酮，进而诱发高雄激素血症和多毛、脱发、痤疮。

泌乳素由腺垂体分泌，以下这些是高泌乳素血症的常见成因：

1. 生理性因素：性交、运动、怀孕、哺乳、乳房刺激、睡眠障碍、压力应激等。

2. 药物性因素：避孕药、抗高血压药、抗胃溃疡药、阿片类药物、抗精神病类药物等。

3. 病理性因素：一旦下丘脑或腺垂体发生病变，泌乳素水平就可能升高，最常见的是垂体微腺瘤。

4. 继发性因素：大约有 30% 的多囊女性伴有轻度的泌乳素升高，有证据表明这是低多巴胺能引起的。对于甲状腺功能减退患者而言，促甲状腺激素释放激素的升高可以刺激腺垂体分泌过多的泌乳素。

需要区别开来的是，生理性因素只会引起泌乳素轻度升高，药物性因素通常会导致泌乳素升高到正常范围上限的 2 ~ 4 倍，而病理性因素则可以使泌乳素升高至正常范围上限的 5 倍以上。

由于泌乳素可以被多巴胺所抑制，所以对于泌乳素水平特别高的患者，临床上常以溴隐亭或卡麦角林这类多巴胺受体激动剂作为首选治疗药物。在欧洲，有些医生会开具圣洁莓这种自然处方，它是天然的多巴胺受体激动剂。

4.3.3　功能性下丘脑性闭经

健康女性，下丘脑会按照固有的节律来分泌 GnRH，进而刺激腺垂体分泌 FSH 和 LH，最终促使卵泡有规律地发育和排卵。

多囊女性，下丘脑常以快频脉冲的方式分泌 GnRH，进而导致腺垂体分泌的 LH 增多，最终促使卵泡膜细胞生产过多的雄激素。

功能性下丘脑性闭经的女性，下丘脑往往无法分泌足够的 GnRH，又或者 GnRH 分泌紊乱，进而导致腺垂体分泌 FSH 和 LH 减少或紊乱，最终无法促使卵泡正常发育和排卵。

厌食、节食减肥、营养不良、运动过量、精神压力和心理障碍是诱发功能性下丘脑性闭经的重要原因。

表 8 可以让你一目了然地区分多囊卵巢综合征和功能性下丘脑性闭经。

表 8 多囊卵巢综合征与功能性下丘脑性闭经的相关信息对比

项目	多囊卵巢综合征	功能性下丘脑性闭经
促性腺激素释放激素（GnRH）	脉冲快或正常	无脉冲或脉冲慢或脉冲紊乱
促卵泡成熟激素（FSH）	低或正常	低或正常
促黄体生成素（LH）	高或正常	低或正常
快速卵泡期的雌激素	高或低或正常	低或正常
雄激素	高或正常	低或正常
促肾上腺皮质激素释放激素	不适用	高或正常
促肾上腺皮质激素（ACTH）	不适用	高或正常
皮质醇	不适用	高或正常
促甲状腺激素释放激素	不适用	低或正常
促甲状腺激素（TSH）	不适用	低或正常
甲状腺素	不适用	低或正常
胃饥饿素	不适用	低或正常
瘦素	高或正常	低或正常
胰岛素	高或正常	低或正常
胰岛素样生长因子 -1	高或正常	低或正常
抗缪勒管激素（AMH）	高或正常	高或低或正常
性激素结合蛋白	低或正常	高或低或正常
多囊卵巢（PCOM）	有或没有	有或没有
优势卵泡	经常没有	没有

5 多囊卵巢综合征有痊愈的可能吗？

即便你看遍全中国乃至全球的生殖内分泌科或妇科专家，也绝对不会有医生拍胸脯承诺能治愈多囊卵巢综合征，不承诺是负责任的回答。

别误会，我的意思是说目前还没有任何药物可以治愈多囊卵巢综合征，这意味着治愈多囊卵巢综合征的方向目前不在于药物。

多囊姐妹的故事

我终于找到了出路

我是十几年的"老多囊"了，虽然很瘦，但雄激素高，而且月经很"任性"，高兴时 3 个月来一次，不高兴时就半年或一年才来一次。在学习营养学之前，在认识梁老师之前，我走过的都是弯路。

西药只是掩盖了多囊的症状，却没有从根本上治疗这个病。

我从 16 岁起开始接受西医治疗，多年来跑医院的经历让我明白，医生无非是开雌激素或孕激素来模拟子宫出血，但我的卵巢呢？这不是多囊卵巢综合征吗？

我每个月都在来月经和不来月经的焦虑中度过。参加工作后，每个月都要请假配合医生治疗，来回奔波却得不到单位领导的理解，实在是苦不堪言。

2014 年，我学习了营养学，还报考了营养师，慢慢地从饮食上改变。虽然没有抓到调理多囊的要点，但至少身体有了一点点好转，从一年半载来一次月经，渐渐地变成每隔 3 ~ 5 个月来一次。

当时我掌握的知识有限，很长一段时间，我仍以西药治疗为主。

一位妇科医生曾断言：你这个多囊是不可能治好的，以后还会诱发糖尿病！

你应该能感同身受，除了沮丧和绝望，我想不到别的词了。

我已经尽了全力去改变自己，但却没有效果，更看不到方向。

2016 年年底，一个偶然的机会，我认识了梁老师。梁老师是一个有情怀的人，他帮我分析了病因，指导我如何饮食，教我如何补充营养素。

这次的调理卓有成效，经期渐渐缩短成 65 天，后来变成 45 天，现在基本上在 35 天左右。我的"性激素六项"已经监控了一整年，它们都在正常范围内。

现在生活恢复了规律，我不再频繁地奔波于医院，更不用花费高昂的治疗费用。

感恩遇见梁老师。今后依然跟随梁老师，把身体调好，准备"好孕"。

——燕，广东深圳，2018-12-23

Vincent 补充：

如果每个月能自然来月经，没有多毛、脱发、痤疮，而且"性激素六项"指标正常，还能自然怀孕生宝宝，你觉得这算不算是痊愈了呢？

很显然，这已经不能被诊断为多囊卵巢综合征了。

我经常收到一些多囊女性的感谢信，因为她们去复查"性激素六项"和卵巢超声后，医生都说不像多囊，把她们给乐坏了。

我说不出"肯定能治愈"这种大话，所以我没有资格当"神棍"。但同时我也必须坦承，多囊卵巢综合征有时是可以被逆转的，大量活生生的案例就是最好的见证。

你看看燕，她 16 岁就被诊断为多囊卵巢综合征，到 2016 年已经病了整整 18 年，这位"老多囊"从来就没有胖过，她的腰围只有 69cm，却伴有多毛和高雄激素血症，而且月经也是半年或一年才来一次。

如果不是亲身经历过失败，我想她也不会下定决心改变。

为了治好自己的病，她特意去学习营养学，考取了营养师证。在学习营养学的路上，燕通过我发表在公众号上的文章加了我的微信，她还专程从深圳跑来广州向我咨询，我跟她聊了好几个小时才掌握她的基本状况，我很难想象她平时去医院是如何跟医生交代病情的，那短短几分钟够用吗？

我知道燕曾严格地遵医嘱服用避孕药，但停药后月经没有回来；我知道燕曾努力地学习营养学并吃过许多保健品，但病情没有实质性的改善；我知道燕为了这个病已经付出了大量的时间和金钱，但换来的只是失望。

幸好燕没有放弃。在我们的交流过程中，我发现她有严重的毒素接触史，这些毒素主要是环境激素，于是我给她的调理方案中除了核心的 Myo- 肌醇，还搭配了吲哚 -3- 甲醇等有助于平衡雌激素的营养素，当然也少不了镁以及大剂量的维生素 D_3。

由于燕在最近几年吃过大量的基础营养素，良好的营养状况使得她的调理进度比一般的多囊女性快，她只花了一个多月的时间就迎来了第一次自然月经，随后又规律地来了 3 次，后来复查"性激素六项"指标全部正常，直到 2019 年年初，她的月经周期都维持在 35 天左右。

不过，在此之后她的月经就没有再来了，不是病情反复，而是因为她怀孕了。燕在 2019 年中秋节顺产女宝，真是可喜可贺。

我特别想说，像燕这样的康复病例绝对不是个案。我相信将来会有越来越多的医生用全科医学的思维来分析疾病，倾听患者的故事，并梳理她们的发病时间线，最后开具饮食营养等生活方式的处方。

多囊卵巢综合征能不能痊愈，不在于医生，也不在于我，而在于你的选择。

我经常和别人说，这世上任何疾病都没法治愈。你今年得过感冒，如果明年又有病毒来袭，你仍然可能得感冒。即便现在有药物能治愈多囊卵巢综合征，但我相信如果不改变生活方式，再过 10 年你仍然会再得多囊卵巢综合征甚至合并糖尿病。这不能叫旧病复发，只能叫重蹈覆辙或"重操旧业"，这是因为你没有从生病的道路切换到健康的道路。这就好比你星期一执行了健康饮食计划，那么星期一就向健康迈进了一步，但要是星期二没忍住喝了杯奶茶，那就会倒退一步走向多囊卵巢综合征。

你每天都要做出选择，更靠近健康还是生病取决于你，我能做的只是告诉你往哪边走能通往健康之城。没有人可以逃脱身体的法则，只有管理好饮食营养等生活方式才是维护健康的根基，千万不要天堂有路你不走、地狱无门自来投。

说好了，我不希望你把多囊卵巢综合征当作疾病而寻求短期的治疗方案，妄图通过药物治愈生活方式病无异于秦始皇贪心妄想长生不老药，横批只能是"白日做梦"。

生活方式病只能用生活方式来治，我写这本书的初衷，就是希望引导你去关注健康的饮食和生活习惯，我会在接下来的内容中传授你这些方法。

有了这些方法，你就能消灭脱发和痤疮等高雄激素的症状，还能感受到月经失而复得以及自然怀孕的喜悦，你说这和健康女性还有什么两样呢？

第2部分
与多囊卵巢综合征和睦相处

没有什么比开始执行一项新的制度更难。很多人会质疑其是否能获得成功，因为改革者向来是那些墨守成规的人眼中的敌人，只有那些真正获益的人才会成为真理的捍卫者。

——尼可罗·马基雅维利

6 自然疗愈多囊卵巢综合征的秘诀

自然疗愈多囊卵巢综合征的秘诀就是学会吃饭、学会生活。

2018 年 1 月，中华医学会妇产科学分会内分泌学组及指南专家组修订的《多囊卵巢综合征中国诊疗指南》中明确指出：生活方式干预是多囊卵巢综合征患者的首选基础治疗，生活方式干预可以有效提升多囊卵巢综合征患者的生命质量[1]。

2018 年 6 月，《美国妇产科医师学会实践公报》提到：控制饮食和增加运动的生活方式干预可以比药物更有效降低多囊女性患糖尿病的风险[2]。

我知道你不是不愿意改变，而是没有人教你怎么改变。

那么，这个任务就交给我吧！

从现在起，我来教你吃饭、教你生活。

多囊姐妹的故事

疗愈多囊的是人心

Hello Vincent，还是叫你"V 酱"比较亲切，哈哈。

首先恭喜你马上就要出书啦，恭喜恭喜，真的替你开心。记得第一次找到你的时候应该是 2015 年或 2016 年，那时候的你还没有现在这么火，患者也没有现在这么多，至少还可以单独"接客"，哈哈！

我暂且将我的多囊求医之路划分为遇到你之前和遇到你之后吧，这样能更好地说明身体的变化以及这些身体变化背后心理和认知的转变。

既然提到了对比，那我就先回顾一下遇到你之前的那段可以称之为被耽误的求医经历吧。

从月经初潮到确诊有多囊卵巢综合征，我的月经一直不太准，但是家长说是年纪还小的原因，等长大了就好了，所以我也没太在意这件事情。伴随着月经不准的还有强烈的痛经，以至于大学期间每次来月经我都得靠吃止疼片才能勉强去上课。

　　第一次意识到月经不准是个问题并且发现它开始困扰我是 2012 年大学毕业后。我通过各种努力得到了一份大家羡慕不已的银行工作，但个中的苦乐只有自己知道。初入职场的彷徨以及各种复杂的人际关系弄得我焦头烂额，委屈难过的时候每天回家都会以泪洗面，现在想起来真的是幼稚至极。

　　我想，正是因为这样强烈的情绪波动才诱发了我的多囊卵巢综合征吧。

　　最开始的表现并没有体现在月经上，而是爱美的我有一天照镜子时忽然发现鬓角的毛发明显重了许多。紧跟而来的才是极其不规律的月经，一个月两次甚至两个月都不来一次，还有就是月经从鲜红色变成了褐色，那时候我才意识到"姨妈"生病了。

　　经历了半年多的检查，各种抽血化验，各种超声，辗转了各大医院之后才确诊我得了多囊卵巢综合征。那时候的指标真是糟糕到今天看来都心有余悸，"性激素六项"里睾酮多的时候会高出正常范围上限的 1 倍，还有一项很奇怪的指标脱氢表雄酮的数值更是高得惊人，高出正常范围上限的 2 倍。

　　正因为如此，医生让我做了一次加强型 CT 以排除肾上腺肿瘤的可能。但是所有检查过后，每一个指标都指向了多囊卵巢综合征，而且相较于"胖多囊"来说，我的情况可能更糟糕，因为我是"瘦多囊"，这意味着我不能通过减重来使"姨妈"恢复正常。

　　从确诊的那天起我就开始了漫漫的求医路，其中的艰辛只有我和家人知道。2014 年的时候，我的病情曾一度好转，那时候我在接受中医治疗，每 2 周就要跑一趟医院进行复诊调整药方，妈妈每 2 周就要彻夜为我排队去挂一个专家号，就是这样的坚持使我的月经逐渐恢复了规律。

　　但是好景不长，停药 3 个月后，"姨妈"又任性地"出走"了。不就破罐子破摔嘛，我想不来也好，省事又省钱，还没有痛经的烦恼。

　　那个时候，我胖了许多——当然是和我之前的体重比，但在"V 酱"眼中我根本就不胖。哈哈，女孩子肯定是希望越瘦越好。

　　打那起，我开始健身。在健身的过程中我了解到了一种饮食，叫做"低碳生酮饮食"。在执行低碳生酮饮食后，我发现"姨妈"竟然奇迹般地来了。好奇心驱使我开始在国内外的各大网站和公众号上了解这种新奇的饮食方式。后来，我便关注到了"Vincent 的健康 Idea"，当然，"V 酱"并不主张体重正常的多囊女性采用低碳生酮饮食方案。

　　"V 酱"的公众号真的是为数不多的发表过关于多囊卵巢综合征干货文章并且在文章下面附上咨询链接的公众号（必须要为"V 酱"的先见之明点个赞，哈哈哈哈）。我也顺理成章地单独咨询了"V 酱"，至今我都觉得这是有史以来我做过的最超值的咨询。

不得不说，"多囊"已经气得我只能抱着佛系态度去陪它玩了："姨妈"能来当然最好，我谢天谢地；你不来我也无怨无悔。绝对佛系心态，真够佩服自己的，哈哈。

加了"V酱"的私人微信后，我们先是进行了简单的沟通，然后"V酱"发给我一份多达200道题的调查问卷，我很认真地把能告知的都说了，一天之后，"V酱"回传了一份精致的报告，我真的要给你点一万个赞！

就这样，我开始了没有药的"多囊"治疗之路。为什么说没有药呢？认识"V酱"的人都知道他是营养师，他不会给患者开西药，而是通过开饮食和营养处方让你的身体从根本上恢复到健康状态。

"V酱"给了我一份最不像处方的处方，但按照处方要求调理3个月后，"姨妈"居然顺利地来了，而且颜色和量都很正常，当时我的第一反应并不是高兴而是担心，担心是不是偶然，担心下个月还会不会如期而至。

没想到，打那之后直到现在，时间已经证明，自然排卵月经并不是偶然的。这简直打破了我的认知界限，甚至颠覆了我对多囊卵巢综合征的理解。

随着时间的推移，在跟"V酱"的多次沟通中我了解到，不借助药物而让月经恢复正常是真的可以做到的。在治疗期间我还养成了一个习惯，那就是每次来"姨妈"我都会向"V酱"汇报情况。另外就是，我的甲状腺问题在"V酱"的帮助下也得到了改善。我相信甲状腺疾病也是多囊姐妹们的共同困惑。

一路走来，从迷茫和不知所措，到后来的置之不理甚至破罐子破摔，再到遇见"V酱"，我觉得最重要的一味药就是"人心"。不管是优秀的医生，还是一群相互鼓励的小伙伴，都是和我们密不可分的"人心"。再好的医生，再万灵的药，再多的鼓励，如果你不去相信、不去了解，不去正视、不去面对，所有这些加在一起也没有用。

写了这么多，我也不知道该用什么样的方式来结尾，也还有很多很多的心里话没有说出来。"V酱"让我了解到一个治疗多囊卵巢综合征的全新领域，也让更多的多囊姐妹有机会去了解自己的身体状况，做自己的医生。

我觉得这比医治好1个或100个甚至1000个患者都要有意义，"V酱"让我看到了疾病治疗上的更多可能，让我能够跳出传统的思维，打开一扇不一样的门。尽管这条路上还有许多困难和不确定性，但是相信你"V酱"，你会越来越好，加油！

——Venezia，悉尼，2019-01-08

Vincent 补充：

尽管 Venezia 去了澳洲，但她仍然会在微信上与我联系。我最欣慰的一件事，就是她 2018 年来了足足 10 次月经。虽然她的经期不像健康女性那样是 28 天，但起码每一次月经都是有排卵的，平均周期在 39 天左右。

令我感到吃惊的是，她去澳洲后饮食就不太注意了，连肌醇也断了，但 2019 年 6 月 27 日她跟我说今年的月经仍然会自然来，真的替她高兴。

7 树立正确的饮食观念

你的早餐是不是即食燕麦片配牛奶？你的午餐是不是在快餐店将就？你的晚餐是不是白米饭配土豆牛肉？太可怕了，全吃错了，难怪多囊卵巢综合征会缠着你不放。

如果这样吃，餐后你的胰岛 B 细胞就会分泌大量胰岛素，紧随其后的就是卵泡膜细胞的 *CYP17A1* 基因被"威胁"启动，然后生产大量的雄激素。

一起来数数吧，看看咱们究竟发明了多少种致肥、促炎、升糖和升胰岛素的食物：米饭、稀饭、馒头、花卷、肠粉、蛋糕、年糕、发糕、烧饼、烙饼、泡馍、油馍、烩面、粽子、汤圆、月饼、萝卜糕、马蹄糕、糯米鸡、肉夹馍、小笼包、叉烧包、豆沙包、流沙包、炸酱面、臊子面、刀削面、阳春面、车仔面、担担面、热干面、酸辣粉、过桥米线、桂林米粉……

小时候还以为自己吃得有多丰盛呢，学了营养学后才知道我们只不过是吃了水稻和小麦罢了。哦，不对，还有林林总总的食品添加剂。真是不得不佩服我们的智慧，竟然可以把水稻和小麦利用得如此淋漓尽致。

然而，这些食物的制作原料全都是最容易让人发胖、最容易升高血糖和胰岛素的碳水化合物，而且大多数是精制的，它们是名副其实的空有热量但缺乏营养的食物。

记住：传统观念中所谓的低脂饮食并不能和健康画等号，粥、粉、面、饭、包、饼、糕这些看似毫不油腻的清淡饮食实则是多囊女性的大忌！

接下来，我要毁掉你的"三观"，让一切都重新开始！

7.1 克利夫 20 年法则

早在 20 世纪下半叶，英国就有一名高瞻远瞩的医生告诫过民众：糖和精制面粉是健康的拦路虎。

　　这位医生叫托马斯·克利夫。虽然克利夫是一名外科医生，但他的兴趣爱好是研究预防医学。克利夫观察到糖和精制面粉会导致便秘、肥胖、糖尿病和静脉血栓等诸多疾病流行率上升，而从不吃这类食品的部落居民和野生动物则很少得这些疾病。

　　克利夫把这些疾病统称为精糖病（The Saccharine Disease），并于 1974 年出版了一本不被当时的人们所重视的书籍——《精糖病》。

　　克利夫在《精糖病》中提出：一旦糖和精制面粉进入一个国家 20 年，肥胖、糖尿病和心脑血管疾病就会如期而至[1,2]。许多人把这当笑话来听，但笑着笑着就胖了，连糖尿病也找上门了。

　　对，克利夫的预言应验了。这就是著名的"克利夫 20 年法则"。

7.2 　惨痛的历史教训

　　美国作为食品工业最发达的国家，首当其冲成为肥胖和糖尿病的重灾区。

　　自 1960 年起，美国疾病控制与预防中心就开始跟踪记录美国人的常量营养素消费情况以及超重肥胖率和糖尿病患病率。

　　早期的《美国国家健康与营养调查》数据显示：1980 年前，美国人的超重肥胖率为 45.8%，其中肥胖率为 14.3%，糖尿病患病率仅有 2.54%。当时美国人的饮食中碳水化合物提供的热量占膳食总热量的 39%，脂肪的占比则高达 44.7%[3-5]。

　　为了帮助美国人减轻体重并预防慢性疾病，美国卫生与公众服务部和美国农业部于 1980 年联合发布了第一版膳食指南。膳食指南里最经典的建议就是提倡用碳水化合物代替脂肪，翻译成大白话就是用淀粉代替肉和油[6]。

　　美国人能做到吗？膳食指南的建议会奏效吗？

　　我们一起来看看《美国食品供应趋势和饮食评估（1970—2014）》，该报告由美国农业部官方发布[7]，我把一些关键数据摘录成下列表格（表 9）。

表 9 　美国在 1970 年和 2014 年的部分食物人均年消费量及其变化

食物	1970 年消费量（磅 / 人·年）	2014 年消费量（磅 / 人·年）	变化
人造黄油	8.2	2.8	-66%
全脂牛奶	25.3	5.3	-79%
猪油	4.5	1.5	-65%

（续表）

食物	1970 年消费量（磅/人·年）	2014 年消费量（磅/人·年）	变化
牛肉	79.6	51.5	-35%
精制蔗糖	101.8	68.3	-33%
鸡蛋	39.5	34.3	-13%
猪肉	48.1	43.1	-11%
黄油	4.3	3.9	-8%
加工水果	136.7	125.5	-8%
加工蔬菜	173.5	197.9	+14%
新鲜蔬菜	154.4	185.7	+20%
鱼类	11.8	14.5	+23%
谷物	136.7	174.4	+28%
新鲜水果	100.9	135.9	+35%
坚果	7.4	11.2	+51%
植物油	38.5	71.9	+87%
低脂或脱脂牛奶	5.8	13.1	+127%
酸奶	0.1	1.7	+1700%
高果糖玉米糖浆	0.5	45.5	+8212%

美国人乖乖地听从了膳食指南的建议，他们少吃肉多吃鱼，他们用植物油替换掉动物油，他们喝低脂牛奶而不是全脂牛奶，他们还多吃蔬菜、水果和坚果。唯独有一点他们做得很糟糕，那就是他们消费了大量的高果糖玉米糖浆。

最新的《美国国家健康与营养调查》数据显示：美国人的脂肪供能比已经从44.7%减少到了33.6%，碳水化合物供能比从39%增加到了50.5%[5]。

本以为美国人能因此瘦下来，但令人大跌眼镜的是，美国人的超重肥胖率却从原来的45.8%暴增到78.2%，其中肥胖率更是从14.3%飙升至46.3%[3]。这还没完呢，美国人的糖尿病患病率竟然从原来的2.5%暴增到12.2%，糖尿病前期的患病率则高达33.9%[8]。这项以全美国人为研究对象的巨大规模"人体试验"证实了膳食指南的失败。

这是一出悲剧，自从推出了膳食指南，肥胖和糖尿病等与营养相关的慢性疾病就如洪水猛兽般袭向美国人，而且一发不可收拾。

7.3 膳食指南有错吗？

经济上胜利，健康上大错！

美国人之所以会发胖，实际上拜两大因素所赐：一是膳食指南的避重就轻，二是食品工业的推波助澜。

1977 年，哈佛大学营养学教授马克·赫格斯特德领导的科学家小组制订了美国的第一个膳食目标，这是第一版膳食指南的重要参考依据[9]。1980 年，第一版膳食指南《美国膳食指南》向公众发布，噩梦就此拉开序幕！

知道这份指南里说了些什么吗？

1. 如果你的血胆固醇水平升高，你将有更大概率患上冠心病。和低脂低胆固醇饮食的人相比，食用饱和脂肪和胆固醇较多的人，更容易患上冠心病[6]。

2. 如果要维持体重，那么减少脂肪摄入量的同时要增加碳水化合物摄入量，碳水化合物比糖营养更丰富。如果要减肥，吃碳水化合物比吃脂肪好，因为同等重量下碳水化合物的热量只有脂肪的一半都不到[6]。

3. 美国人平均每人每年消费 130 磅糖（相当于每人每天 162g），糖的主要危害是增加蛀牙风险，少吃糖可以帮你预防蛀牙。糖尿病的最主要原因是肥胖，过量的糖似乎不会导致糖尿病，如果不减轻体重，不吃糖也不能解决问题，而且没有有力的证据表明糖会导致冠心病或其他血管疾病[6]。

我不知道美国人是不是都不刷牙就睡觉，所以才那么关注龋齿问题，但我能肯定的是 1980 年的膳食指南把舆论矛头都指向了脂肪，而把糖的罪名给豁免了！

这份指南给美国人留下的印象是：脂肪会导致冠心病，是"大坏蛋"；用碳水化合物代替脂肪好处多；糖虽然没有碳水化合物好，但吃糖除蛀牙外没有更多害处，更何况吃 100g 糖都还没超过人均消费量呢！（1000ml 可乐约含 110g 糖）

这份膳食指南太成功了！别误会，我指的是在商业推广方面，它极大地促进了食品工业的发展。从那时起，低脂食品便一下子风靡全球，人们早已遗忘糖的危害。

这份膳食指南太失败了！没错，我指的是在健康方面，它主导了美国人乃至全世界人民对健康饮食的看法，脂肪有害健康而糖无关紧要的思想已然根深蒂固。

7.4 健康被资本愚弄

马克思曾经说过："如果有 50% 的利润，资本就会铤而走险；如果有 100% 的利润，资本就敢践踏人间一切法律；如果有 300% 的利润，资本就敢犯任何罪行，甚至冒绞首的危险。"

一些了解内情的科学家其实从一开始就反对膳食指南里的观点，因为指南在制订之初根本就不科学，所谓脂肪有害健康的言论是制糖业背地里策划好的。

2016 年，一篇刊登在《美国医学会杂志》上的文章揭露了当年制糖业干涉科学公正性的丑闻[10]。

事情的来龙去脉大致是这样的：

1954 年，制糖业耗资 60 万美元（相当于 2016 年的 530 万美元）教授那些从未学过生物化学课程的人，告诉他们糖是每个人活着所必需的能量。但事实上这个说法不成立，生物化学里只有必需氨基酸和必需脂肪酸，从未有必需糖的说法。

1965 年，制糖业花了 6500 美元（相当于 2016 年的 48900 美元）资助赫格斯特德（那位负责起草美国第一个膳食目标的哈佛大学营养学教授）及其团队开展了一项关于冠心病的回顾性研究。他们的研究不仅最大限度地撇清了糖与冠心病的关系，而且把导致冠心病的罪名嫁祸于脂肪。

1967 年，赫格斯特德的研究报告刊登在著名的《新英格兰医学杂志》上，然而文章并没有坦承其研究资金来自制糖业。

毫不夸张地说，赫格斯特德的观点左右了 1980 年第一版膳食指南的制订，以至于将心血管疾病防治的膳食建议带偏了数十年。直至今日，仍然有大量医生和老百姓不敢相信糖比脂肪更可怕的事实。真是悲剧！

天网恢恢，疏而不漏。2015 年发表在《英国医学期刊》上的一篇系统评价和荟萃分析指出：1980 年制订膳食指南前的所有随机对照试验均不支持脂肪有害心脏健康的言论[11]。

不仅如此，2017 年发表在《柳叶刀》杂志上的一篇纳入 18 个国家的共 135335 人的前瞻性队列研究还指出：脂肪与心肌梗死或心血管疾病死亡风险无关，高脂肪摄入量反而与总死亡风险降低有关[12]。

在糖有损健康的证据方面，一项纳入了 173753 人的荟萃分析表明：每天喝 330mL 含糖饮料，冠心病的发生风险会增加 16%[13]。其他随机对照试验还指出：健康志愿者喝完 600mL 含糖饮料后（含 72g 糖），他们的微血管功能和大血管内皮功能明显受损，内在机制可能与血糖升高引起的氧化应激有关 [14]。

记住：糖真的比脂肪更有害，糖是法律明文规定允许销售的"毒品"。

故事还没完！

1992 年，美国农业部发布了臭名昭著的"食物指南金字塔"。该"金字塔"给人的直观冲击力很强，碳水化合物醒目地占据了"金字塔"的底部，脂肪则被孤立在"金字塔"的顶端。美国人被告知每天应该吃 6 ~ 11 份谷物，包括米饭、面包和面条 [15]。

这份指南进一步巩固了碳水化合物的地位并妖魔化脂肪，为食品企业开发越来越多的低脂食品提供了充分的"科学支持"。

当然，这份"食物指南金字塔"提出了要限制糖的摄入量，这是值得肯定的。然而无法挽回的事实是，在社会舆论中，脂肪早已是大众公敌，根本就没有人会怀疑低脂食品原来笑里藏"糖"，比刀还狠。更何况，又有多少美国人愿意舍弃美味的高糖低脂食品呢？

你说，在糖和精制碳水化合物的双倍暴击下，美国人岂有不发胖之理？

自从有了"食物指南金字塔"，其他国家也陆陆续续地模仿美国的版本来制订自己国家的"发胖指南"。现在只要不是吃不起饭的国家，都一一应验了"克利夫20 年法则"。

《全国营养调查（1982）》和《中国居民营养与慢性病状况报告（2015）》的数据显示：我国成年人超重率从 1982 年的 9.8%（城市）和 6.9%（农村）暴增到 2015 年的 30.1%（平均），肥胖率从 2002 年的 7.1% 飙升至 2015 年的 11.9%[16,17]。

7.5　食物的升糖指数

科学界曾天真地以为人体消化吸收碳水化合物的快慢是由碳水化合物的分子量大小决定的，即葡萄糖和蔗糖这类简单的糖才有害，而淀粉等碳水化合物则很健康。但这种愚昧的观念早在 1981 年的时候就被大卫·詹金斯博士提出的升糖指数（Glycemic Index，GI）这一概念给"打脸"了。

詹金斯博士是加拿大多伦多大学营养科学系的教授，当时他正致力于寻找最适合糖尿病患者的饮食。他发现，不同的食物即便含有等量的碳水化合物，它们对血糖的影响却是不一样的。为了描述这一现象并找出其背后的客观规律，詹金斯博士提出了升糖指数的概念，并根据食物引起血糖升高的快慢将它们划分成低升糖食物和高升糖食物[18]。这种非主流观点震惊了当时的整个医学界，争论喋喋不休，讥讽詹金斯博士的声音更是不绝于耳。推翻传统观念不是一件容易的事。

所幸，经一批又一批科学家的研究验证，低升糖最终被公认为普遍适用的健康饮食原则，受世人瞩目。这对多囊女性来说也不例外，甚至是至关重要的，因为发表在《美国临床营养学杂志》的干预试验报告指出，在同样的饮食结构下，遵循低升糖原则的多囊女性拥有规律月经周期的人数比例是不控制升糖指数组的151%。

因此，每当有人问我该怎么吃饭才健康时，我都会建议她采用低升糖饮食。

好了，那究竟什么是升糖指数呢？接下来就让我带你认识一下它。

最初，詹金斯博士招募了一批没有糖尿病且体重正常的健康志愿者，这些志愿者被要求在空腹时吃下由随机分配得来的食物，食物都预先经过研究人员的计算和称量，以确保每个志愿者进食的食物都含有 50g 碳水化合物。

例如：志愿者 A 被分配到进食小米，小米的碳水化合物含量为 75.1g/100g，所以志愿者 A 需要进食 50÷75.1%≈66.6g 小米以获得 50g 碳水化合物；志愿者 B 被分配到进食馒头，馒头的碳水化合物含量为 49.8g/100g，所以志愿者 B 需要进食 50÷49.8%≈100.4g 馒头以获得 50g 碳水化合物。

与此同时，志愿者还需要配合检测空腹血糖以及餐后第 15 分钟、第 30 分钟、第 45 分钟、第 60 分钟、第 90 分钟和第 120 分钟的血糖。

得到志愿者的血糖数据后，詹金斯博士对数据进行了统计分析。

为了便于比较不同食物对血糖的影响，詹金斯博士将进食葡萄糖时引起的血糖变化曲线下面积定义为升糖指数 100，即葡萄糖的 GI 等于 100，将其他食物引起的血糖变化曲线下面积与葡萄糖的相比较。图 26 向我们展示了进食葡萄糖、白米饭、黑米饭后的血糖变化情况。

如果 GI 小于 55 则为低 GI 食物，如果 GI 介于 55～70 为中 GI 食物，如果 GI 大于 70 则为高 GI 食物。

在 1981 年的首次实验中，詹金斯博士一共测定了 62 种常见食物。令他震惊不已的是，某些食物的升糖速度竟然比蔗糖还要快，而且食物 GI 的高低与膳食纤维含量之间并没有必然的相关性。例如：白米饭的 GI 高达 72，即食土豆的 GI 高达 80，玉米片早餐的 GI 高达 80，就连用全麦粉做的面包，其 GI 也高达 72，而蔗糖不过是 59 而已。别误会，我不是说蔗糖比谷物更健康，我想表达的是，某些类型的谷物实际上比蔗糖的升糖速度更快、危害更大。

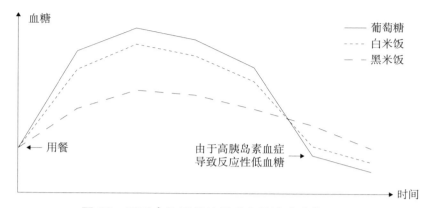

图 26   不同食物引起的餐后血糖浓度变化

食物的 GI 高低取决于许多因素，例如淀粉的类型和晶体结构的差异、淀粉颗粒的形状和大小、天然存在的 α - 淀粉酶抑制剂的量、脂肪和蛋白质的含量、膳食纤维的含量以及食物的加工与烹调方式，等等。

其中，直链淀粉、支链淀粉和抗性淀粉的比例是影响 GI 的关键。直链淀粉和抗性淀粉占比较大的食物 GI 比较低，而支链淀粉占比较大的食物 GI 比较高。例如：豆类和老玉米含有较为丰富的直链淀粉，回生的白米饭和土豆含有一些抗性淀粉，而糯米和糯玉米等糯性食品则几乎全是支链淀粉。

另外，淀粉颗粒大的食物比淀粉颗粒小的食物 GI 低，将富含蛋白质、脂肪和膳食纤维的食物与富含碳水化合物的粮食搭配食用，可以起到降低 GI 的作用。

表 10 是中国疾病预防控制中心营养与食品安全所提供的部分食物 GI 数据[19]。

表 10   部分糖类或食物的升糖指数

糖类或食物	GI	糖类或食物	GI
葡萄糖	100	大米饭（粳米，糙米）	78
大米饭（粳米，白米）	90	甘薯（红，煮）	77
馒头（富强粉）	88	南瓜	75
白面包	88	油条	75
糯米饭	87	蜂蜜	73
马铃薯（烧烤，无油脂）	85	胡萝卜	71
燕麦片（即食）	83	大米饭（籼米，糙米）	71
馒头（全麦粉）	82	小米（整粒，煮）	71
大米饭（籼米，白米）	82	马铃薯（煮）	66
烙饼	80	蔗糖	65

（续表）

糖类或食物	GI	糖类或食物	GI
小米粥	60	燕麦（整粒，煮）	42
玉米（甜，煮）	55	小麦（整粒，煮）	41
燕麦麸	55	可乐饮料	40
黑米饭（籼米）	55	黑麦（整粒，煮）	34
荞麦（黄）	54	鹰嘴豆	33
山药	51	牛奶	28
芋头	48	绿豆	27
酸奶（加糖）	48	果糖	23
乳糖	46	豆奶	19
黑米粥	42	黄豆	18

需要注意的是，2015 年一篇发表在《细胞》杂志上的研究报告指出，GI 还受肠道菌群的调节 [20]，这意味着确实有人即便吃糖或是精米精面也不会发胖或导致血糖快速升高，只是你很可能不是幸运的那位。

总结来说，升糖指数是反映食物引起血糖升高快慢的指标，它的诞生是人们认识碳水化合物的革命性进步，GI 表是非常值得参考的工具。

遗憾的是，GI 是有缺陷的。GI 只能预测而不能真实反映食物对胰岛素水平的影响（尤其是鱼、肉、蛋等几乎不含碳水化合物的食物，要测定 GI 非常困难），而且有些不健康的糖以及精加工食品也可以表现为低 GI。

鉴于 GI 的不完美，有人提出了血糖负荷（Glycemic Load，GL）的概念，GL=GI × 食物的碳水化合物含量 ÷100。很抱歉，我不认可这个概念，因为你每餐吃的食物一般是定量的，而且任何饮食模式都会限制碳水化合物的总摄入量，所以 GI 几乎决定了 GL，GL 的存在只会使你对某些高 GI 食物产生更大的容忍度。

7.6 食物的胰岛素指数

食物胰岛素指数（Insulin Index，II）比升糖指数更值得参考，它由苏珊娜·霍尔特等人于 1997 年首次提出，是反映食物引起胰岛 B 细胞分泌胰岛素多少的指标 [21]。

II 和 GI 的测定方法相似，区别在于 II 在测定时需要志愿者进食含 240kcal[①]热量

---

① 1kcal ≈ 4.186kJ。

的食物而不是含 50g 碳水化合物的食物，同时志愿者被要求检测胰岛素而不是血糖。

在 GI 的概念中，由葡萄糖引起的血糖变化曲线下面积定义为 GI = 100；在 II 的概念中，由白面包引起的胰岛素变化曲线下面积定义为 II = 100。

如图 27 所示，不同的食物会引起不同的胰岛素变化。能刺激胰岛 B 细胞分泌大量胰岛素的食物是高 II 食物，反之是低 II 食物。

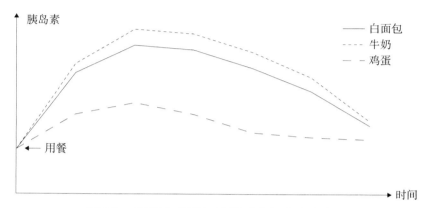

图 27　不同食物引起的餐后胰岛素浓度变化

下面，我们来看看用 II 评价食物会得出什么结论：

1. 精加工食品虽然只有中等水平的 GI，但它们大多数是高 II 食品。

2. 鱼、肉、蛋、奶、豆等高蛋白或高脂肪食物的升糖作用不明显，但它们仍然会刺激胰岛 B 细胞分泌胰岛素。幸运的是，鱼、肉、蛋、豆的 II 都不高。

3. 乳制品的 GI 非常低，但它的 II 高得离奇。苏珊娜等人的研究发现，酸奶的 GI 只有 62，但 II 高达 115[21]。奥斯曼等人的研究发现，牛奶和酸奶的 GI 分别是 30 和 15，但 II 高达 90 和 98[22]。加勒特等人的研究发现，全脂牛奶和脱脂牛奶的 GI 分别是 41 和 37，但 II 高达 148 和 140[23]。我国某品牌全脂奶粉的 GI 是 40，但 II 高达 88[24]。我国某品牌水解乳糖牛奶的 GI 是 19，但 II 高达 116[25]。也就是说，食物的 GI 和 II 并不总呈正相关，牛奶就是例外。

高 II 食物对多囊女性来说简直就是噩梦。挑选低 II 的食物是至关重要的，因为高水平的胰岛素不仅会"威胁"卵泡膜细胞的 *CYP17A1* 基因表达雄激素合成酶（17α- 羟化酶和 17,20- 裂解酶）来生产雄激素，还能促进卵泡膜细胞增殖。

卵泡膜细胞的数量越多，它生产的雄激素就越多，卵母细胞的质量就越差。

想想卵巢里那些又多又小的窦状卵泡吧，这都是睾酮和胰岛素干的好事，睾酮虽然加快了原始卵泡开启发育的频率，却未能像 FSH 那样促进卵泡成熟，而胰岛素的促增殖能力又使得不成熟的窦泡难以自然闭锁，于是卵巢持续呈现多囊样改变。

请牢记：乳制品引发的胰岛素分泌量与其引发的血糖升高不成比例，它会刺激胰岛 B 细胞分泌大量的胰岛素，这种低 GI 高 II 食品多囊女性少吃为妙。

我引用一篇发表在《美国临床营养学杂志》上的文章所整理的食物 GI 和 II 表供你参考，这里我仅列出部分在国内能吃到的食物（表 11）[26]。

表 11 部分食物的升糖指数和胰岛素指数

食物	GI	II	食物	GI	II
葡萄糖	100	100	红苹果	36	43
甜瓜	62	93	冷冻玉米	47	39
夹心巧克力	62	89	全麦粉意大利面	42	29
土豆（水煮）	78	88	意大利面（螺旋）	46	29
低脂草莓酸奶	31	84	牛奶	31	24
玉米片	81	82	全麦麸	30	23
白面包	70	73	鸡蛋（水煮）	0	23
全麦面包	74	70	对虾	0	21
低脂香草冰激凌	43	69	豆腐	15	21
脱脂牛奶	29	60	凉拌卷心菜	39	20
黑葡萄	50	60	烤鸡（去皮）	0	17
香蕉	52	59	油浸金枪鱼	0	16
白米饭	72	58	烤花生	14	15
薯条	70	57	核桃	0	5
低脂白软干酪	10	52	鳄梨	0	4
糙米饭	72	45	橄榄油	0	3
橙子	42	44	黄油	0	2

需要注意的是，食物胰岛素指数的提出者苏珊娜是以白面包为比较基准检测的食物 II 值，而该研究是以葡萄糖为比较基准的，所以上表 II 值是整体偏低的。如果以白面包为比较基准进行换算，那么 II 值要在上表数据基础上乘 1.37。

此外，上表显示牛奶的胰岛素指数只有 24，但这和大多数研究的结论相矛盾。一种可能的解释是：该研究选取的牛奶样品是澳大利亚的品牌，澳大利亚是全球少有的不允许使用重组牛生长激素催奶的地区（其他地区包括中国、欧盟、日本和新西兰等）。当然，目前还没有研究证实乳制品的胰岛素指数高和重组牛生长激素的使用相关。

具体到如何挑选低 II 食物，你需要参照以下 4 条原则：

1. 不论有无胰岛素抵抗，适当控制胰岛素是健康饮食的基本要求；

2. 伴有胰岛素抵抗的，尽量少吃乳制品，选择粗粮而不是细粮；

3. 没有胰岛素抵抗的，偶尔食用乳制品，粗粮和细粮搭配；

4. 尽最大的努力，克制地食用加工食品，它们多数是高 II 的。

7.7　食品不等于食物

把糖和油以及盐和食品添加剂混在一起究竟有什么了不起？

答案是，它们可以像毒品一样让人上瘾。

在食品工业最发达的美国，食品属于最低档的生存物资，政府甚至会免费向贫民发放各种加工食品，这就是最贫穷的密西西比州是肥胖人口的聚集地的原因。在美国想买不会使人发胖的食品很难，而越有钱的人身材越苗条。

中国是什么情况呢？

祖国未来的花朵是食品企业的大客户，但他们的基因从小就被辣条、薯片、雪饼、蛋卷、泡芙、虾条、果冻、棒棒糖、棉花糖、橡皮糖、方便面、火腿肠、小馒头、沙琪玛、手指饼、苏打饼干和巧克力豆等零食给"误导"了。

零食的售价比新鲜的食材还要便宜，但它们竟然可以撑起一家企业，这些企业甚至还能斥资数十万元来投放电视广告，这足以说明你吃下去的只是可以食用的产品而不是食物。

自从有了食品工业，人们开始五谷不分。

小孩子可以在超市里一眼认出加工食品那响当当的品牌，却无法在菜市场里辨识小白菜和大白菜。很多人只认得汉堡却没见过小麦，至于制作一个汉堡究竟用了什么食材和食品添加剂，恐怕就更鲜为人知了。

英国《独立报》的分析显示，英国最大的汉堡公司在其 578 款产品中总共用了78 种人造添加剂，平均每款含 7.4 种，某款明星产品竟含有 18 种[27]。

越来越多的人选择方便快捷又美味的食品而不是食物，可是你遗忘了一件事，那就是**食物是大地和海洋孕育的生命，而食品是工业化的产品**。

站在循证医学的角度来看，食品添加剂很少在人类身上做过长时间的大规模随机对照试验。所谓"添加剂无害"一说大部分是在动物实验中得来的，如此荒诞不经的草率决定，使我们深受其害。

以三氯蔗糖为例，这种甜味剂由于甜味纯正又没有热量，所以早已被广泛地应用于各种加工食品和调味料。你可以在代餐粉、沙拉酱、豆瓣酱、酱油、酸奶、面包和饼干等食品中找到它的身影。

然而，三氯蔗糖真的一点儿危害也没有吗？

我们错了。2018 年 9 月，一篇刊登在《美国临床营养学杂志》上的随机对照试验研究报告指出，即便按可接受量食用三氯蔗糖，健康人的糖代谢也会受到损害，细胞对胰岛素的敏感性会下降 18%[28]。

更重要的是，你不可能像实验设想的那样只吃一种食品添加剂，而是每天都会从不同加工食品中摄入多达 10 ~ 20 种。我们已经在不知不觉中成了食品的牺牲品，这 50 多年来各种慢性疾病的井喷式爆发就是最好的证明。

7.8 食物的糖化终产物

现做现吃的中式快餐虽然没有加工食品那么"十恶不赦"，但烹调方式不当也会使原本健康的食物变得不健康。

炸、煎、熏、烤不仅会破坏维生素，还会产生苯并芘、杂环胺、丙烯酰胺和糖化终产物等有害甚至致癌的物质。

所谓糖化终产物，是指糖与蛋白质或脂肪经化学反应而形成的一系列有害化合物，这个过程又被称为"糖化"。

糖尿病患者平时监测的糖化血红蛋白其实就是一种糖化终产物。它是非常危险的，特别容易伤害身体里的微小血管，尤其是肾脏和眼睛里面的血管，抗糖不力的人就会出现肾脏和眼部的并发症。

不仅如此，糖化反应还是衰老的加速器，它会使胶原蛋白破裂，令皮肤失去弹性。

对于多囊女性，即便是血糖正常的人，她们的血清糖化终产物浓度也要比健康女性高 92%，而且糖化终产物的浓度越高，睾酮的水平就越高[29]。

更糟糕的是，糖化终产物还会增加氧化应激，诱发慢性炎症，阻碍卵母细胞的发育、成熟和排卵。

《生育与不孕》杂志于 2016 年报道了糖化终产物的慢性积累会损害生殖功能并扰乱激素的稳定，使得细胞对胰岛素的敏感性下降[30]。

出自雅典大学医学院的研究还指出，糖化终产物会破坏卵泡颗粒细胞的胰岛素以及 LH 和 FSH 的信号通路，介导雄激素升高和排卵障碍[31,32]。

那么问题来了，如何才能抗糖化呢？

糖化终产物可以在人体内自然形成，产生量与糖的摄入量呈正相关，与抗氧化剂的摄入量呈负相关。当血糖升高时，糖化反应会更剧烈。

换句话说，高糖（包括高淀粉）、高升糖指数和高炎症指数饮食都会促进糖化反应，加快糖化终产物的形成。

另一方面，我们也会从食物中直接摄入糖化终产物，它们主要来自熟食和加工食品，例如裹上淀粉的炸鸡块和掺满蜜糖的叉烧，还有褐色的面包以及香喷喷的曲奇等烘焙食品。记住了，越是高温烹调的食物，越含有高水平的糖化终产物，尤其是干烧和干烤，这类缺少水分的加热方式最容易促进糖化终产物的形成。

想过这些美食为什么会带有诱人的香气和颜色吗？其实就是糖化反应的杰作，食品工业美其名曰"美拉德反应"，它是所有食品研发人员必须掌握的技能。

然而，对于热爱健康的你来说，就不应该再迷恋糖化终产物了。

动物实验表明低糖化终产物饮食可以避免肾功能衰退，而且与较好的胰岛素敏感性以及较长的寿命相关[33]。在人类研究方面，发表在《美国临床营养学杂志》和《糖尿病学杂志》上的随机对照试验研究报告指出，低糖化终产物饮食可以在不减肥的情况下减轻胰岛素抵抗[34,35]，这对促进健康有着重大意义。

要实现低糖化终产物饮食并不难，要领不外乎抵制烧鸡、烧鸭、烤肉、烤鱼和烤羊的诱惑，忘掉炸鸡腿、炸鸡翅、炸薯条、炸油条和炸春卷的味道，不吃熏腊肉、熏火腿、熏培根、熏豆干和熏三文鱼。

当然，没有人可以不食人间烟火，不可避免或嘴馋的时候，你可以加点醋或柠檬汁来烹调美食，有研究测试过，这种方法可以将糖化终产物减少一半[33]。

7.9　炎症和氧化应激

红、肿、热、痛是炎症的典型表现。炎症可以在任何一个器官出现，比如甲状腺、关节、气管、肝脏、肾脏，等等。

炎症所到之处必然会带来"战争"：甲状腺发炎会干扰甲状腺素的合成，关节发炎会造成关节疼痛，气管发炎会导致咳嗽，肝脏发炎会影响营养物质和毒素的代谢……

卵巢也会发炎。被"烈火"团团包围的卵泡别说是发育，它们能侥幸活下来就堪称奇迹。

说到这里，你可能还是有疑惑，那究竟什么是炎症呢？

在医学上，炎症指的是免疫系统对抗感染和损伤的一种防御反应。急性炎症反应是非常有益的，它有助于机体清除异物和坏死细胞，并促进组织修复。但这里我们不讨论由病原微生物或物理损伤引起的炎症，我们要关注的是由不健康的饮食所诱发的氧化应激，氧化应激造成的细胞损伤会使你的身体处于慢性炎症状态，糟糕的是，慢性炎症危害无穷，它参与了几乎所有慢性疾病的发生发展过程。

我们的细胞需要靠能量来驱动，线粒体是细胞的能量工厂，它负责燃烧食物中的糖和脂肪来生产三磷酸腺苷（一种能量载体，俗称ATP）为细胞提供动力。

卵泡和精子含有大量的线粒体，线粒体需要维生素B_2和维生素B_3作为辅酶来代谢食物中的糖和脂肪，也需要左旋肉碱充当脂肪的运输机。

线粒体在燃烧糖和脂肪的过程中，会不可避免地产生一些活性氧自由基，大部分自由基都是"恐怖分子"，它们专门向线粒体和细胞发动自杀式攻击。

在氧化应激下，线粒体的老化会加速，细胞的信号传输系统也会受损，结果是卵泡根本得不到充足的能量，也无法灵敏地响应FSH发出的促卵泡成熟信号。

为了镇压这群恐怖分子，我们的基因建立了一支军队来保护细胞，它们就是内源性的抗氧化剂——每个人的细胞都能合成的谷胱甘肽、硫辛酸和辅酶Q_{10}。

有了抗氧化剂的保护，自由基就会被"逮捕"，伤害就会终止，线粒体才能安心地向卵泡输送能量，卵泡才得以在FSH的指挥下顺利发育。

然而不幸的是，有些人的抗氧化基因天生就有缺陷，它们无法生产出完美的抗氧化剂来保护线粒体和细胞。

没关系，我们还能请"雇佣兵"，那就是食物中的植物抗氧化剂。

一个橙子含有约20g糖，同时还附赠约60mg维生素C和各种黄酮类化合物（抗氧化剂），橙子中的糖被线粒体燃烧时虽然也产生自由基，但橙子自带的抗氧化剂可以扑灭自由基，减少氧化应激。

相反地，一杯橙子味汽水虽然也含有约20g糖，但同时还赠送了苯甲酸钠和日落黄等添加剂，这杯饮料只会给你的细胞输送能量和"恐怖分子"而不是"雇佣兵"。

食物是天造的，食品是人造的。空有热量却缺乏维生素和抗氧化剂的精加工食品可以让人长胖，却无法维护我们的健康，甚至会加速细胞的衰老。

小测试：你的身体发炎了吗？

慢性炎症和氧化应激会降低线粒体输出能量的"功率"，也会损害细胞感知胰岛素和 FSH 的能力。你可能吃着自以为健康的饮食，却在不知不觉中伤害了卵泡。

请根据实际情况在下表中勾选你过去 3 个月所经历的症状或事件，然后借助评分标准来判断你有多"上火"。

症状或事件	是	否
头痛、头晕、头涨	☐	☐
眼睛干涩或发痒	☐	☐
耳朵发痒或疼痛	☐	☐
口腔溃疡或嘴唇疱疹	☐	☐
喉咙有痰	☐	☐
鼻塞或打喷嚏	☐	☐
疲劳或没有精神	☐	☐
冠心病发作病史	☐	☐
关节肿胀或疼痛	☐	☐
痤疮、湿疹或荨麻疹	☐	☐
胃痛、腹痛、腹胀或消化不良	☐	☐
抑郁、焦虑等情感障碍	☐	☐
体重指数 > 24 或减肥困难	☐	☐
卵泡的形态不规则	☐	☐
尝试过促排卵或试管婴儿技术辅助怀孕但没有成功	☐	☐
炎症标志物（hs-CRP、TNF-α、IL-6、IL-8 等）偏高	☐	☐
一天至少吃 4 碗白米饭或面食	☐	☐
一天至少有 2 顿吃快餐	☐	☐
一天吃的新鲜蔬菜不到 400g	☐	☐
一天吃的叶类蔬菜不到 200g	☐	☐

（续表）

症状或事件	是	否
一天吃的新鲜水果不到 100g	☐	☐
一周吃猕猴桃、蓝莓或樱桃等浆果不到 2 次	☐	☐
一周吃深海鱼不到 2 次	☐	☐
一周至少喝 1 次含糖饮料	☐	☐
一周至少吃 2 次精加工食品	☐	☐
一周至少吃 2 次炸、煎、熏、烤类的食物	☐	☐
有喝酒的不良习惯	☐	☐
有吃夜宵的不良习惯	☐	☐
喜欢酱料足的重口味菜肴	☐	☐
家里吃的是大豆油、玉米油、花生油或葵花籽油	☐	☐
吸烟或生活在二手烟的环境中	☐	☐
工作或生活充满压力	☐	☐

每出现一个"是"得 1 分，"否"得 0 分。总分超过 10 分，表明你的身体可能存在炎症；总分超过 15 分，表明你的身体正遭受炎症侵袭；总分超过 20 分，提示炎症已威胁到你的健康。

通过这份自测表，我相信你已经意识到：糖、精米精面、精加工食品、高温烹调的食物、缺少蔬菜水果的饮食模式等，它们都是炎症的催化剂。

除此之外，像肥胖、脂肪酸不平衡、肠道菌群紊乱、组织缺血坏死、环境毒素蓄积以及负面情绪和精神压力无法排解等，也会散布炎症和氧化应激。

现在问题来了，那我们该怎么办呢？

答案是：移除伤害源和抗炎、抗氧化。

这是平息炎症和氧化应激的最主要手段。当然，我不打算单独讨论这些话题，因为从下一章开始，我将向你介绍更具体的多囊卵巢综合征调理方案，我已经把移除伤害源以及抗炎、抗氧化的原则融入本书的所有实操方案中，它们包括饮食方案、减肥方案、营养素方案、减压方案和排毒方案等。

所以，请你好好学习接下来的内容。

8 饮食调理方案

根据《多囊卵巢综合征中国诊疗指南》，多囊女性被分为 3 类：

1.无排卵，月经稀发，雄激素偏高，妇科超声显示正常；

2.无排卵，月经稀发，雄激素正常，妇科超声显示多囊卵巢；

3.无排卵，月经稀发，雄激素偏高，妇科超声显示多囊卵巢。

在这 3 类的基础上，多囊女性还可能伴有或不伴有超重、慢性炎症、瘦素抵抗、脂连蛋白不足、胰岛素抵抗、神经系统功能紊乱、抗缪勒管激素升高、性激素结合蛋白下降、促黄体生成素升高、促卵泡成熟激素作用弱、促性腺激素释放激素呈快频脉冲式分泌、胰岛素样生长因子系统紊乱等情况。

其中尤为重要的是胰岛素抵抗，它是导致雄激素升高的主要原因。已有通过"正常血糖—高胰岛素钳夹试验"检测胰岛素抵抗的研究表明，多囊女性的胰岛素抵抗发生率有时可高达 85%，"胖多囊"为 95%，"瘦多囊"为 75%[1]。

为此，多囊卵巢综合征患者的饮食调理方案必然瞄准高雄激素和高胰岛素这两大"仇敌"来制订打击策略，同时应纠正其他失衡的环境因子，以求达成 5 个目标：

1.帮助减肥或控制体重；

2.稳定血糖并减轻胰岛素抵抗；

3.预防 2 型糖尿病和子宫内膜癌；

4.降低雄激素并改善高雄激素症状；

5.促进卵泡自主发育，恢复自然的月经周期和生育能力。

能够做到以上 5 点的只有 PCOS 饮食。

多囊姐妹的故事

饮食＋营养＋运动真的可以改善多囊

看着怀中熟睡的小宝贝，心里感触良多。作为一个"老多囊"，真的做梦也想不到自己能够这么轻松、顺利地生下宝宝。

我是个典型的多囊卵巢综合征患者，自青春期以来就月经稀发、多毛、脱发。为改善这些症状，十几年间曾试过中医、西医、中西医结合等疗法，然而各种"折腾"都没能根治，这让我非常无助、迷茫！

2017年年底，机缘巧合下我关注了Vincent老师的公众号，从此就像是打开了新世界的大门，真是相见恨晚！

通过Vincent老师分享的一系列课程、文章，我了解了多囊卵巢综合征的发病原因与各种改善方法，改变了多年的饮食习惯，开始补充营养素，开始运动。

曾无数次在雪糕柜和蛋糕架前徘徊，但每当伸出"罪恶"的双手时脑海中都会响起Vincent课上的"谆谆教诲"，随后便会扼杀掉心中罪恶的念头，默默走开。

2018年3月，看着日历上的标记，我惊喜地发现自己的生理周期已经从3个月缩短到40天，脱发症状得到了明显改善，痘痘也基本从脸上消失了，真有种重获新生的感觉。

2018年7月我自然怀孕，2019年4月生下女宝一枚。一直以为需要借助各种医学手段才能当上妈妈，没想到竟然可以自然怀孕！

希望我的经历能给还未怀上宝宝的多囊姐妹们一些信心和鼓励。"饮食＋营养＋运动"真的可以改善多囊！

真心感谢送子观音"V酱"，感谢你为多囊女性作出的努力！庆幸自己能遇见你！

——Arya，广东广州，2019-06-16

8.1 PCOS饮食

PCOS饮食有5条基本原则：

1. 选择食物而不是食品；

2. 选择低胰岛素指数的食物；

3. 选择低糖化终产物的食物；

4. 选择抗炎、抗氧化能力指数高的食物；

5. 选择优质碳水化合物和优质脂肪。

那么，这样的饮食会有效吗？

一篇于 2015 年刊登在《肥胖和减重治疗杂志》上的研究报告曾分析过低淀粉低乳制品饮食（符合 PCOS 饮食的基本原则）对多囊女性的疗效[2]。

24 名伴有超重或肥胖的多囊女性在营养师的指导下调整了饮食，她们需要在 8 周内减少食用谷物和牛奶等食品，允许食用的食物包括肉类（含鱼类和贝类）、种子（含坚果）、低糖水果和非淀粉类蔬菜等。营养师并没有要求或建议志愿者计算热量或碳水化合物的摄入量，甚至鼓励她们吃到满意为止，但不能吃得太饱。

研究结束后，经统计分析发现：志愿者的每日膳食总热量平均为 1422kcal，其中碳水化合物平均为 94g，占总热量的 26%；蛋白质平均为 98g，占总热量的 28%；脂肪平均为 72g，占总热量的 46%。

那么，她们的治疗效果好不好呢？

答案是，令人拍案叫绝！

她们的体重平均下降了 8.6kg，腰围平均减小 8.4cm，空腹胰岛素平均降低 52%，极低密度脂蛋白胆固醇平均降低 29%，甘油三酯平均降低 35%，总睾酮平均降低 19%，游离睾酮平均降低 23%。

事不宜迟，我现在就将 PCOS 饮食技巧传授给你。

接下来，我将应用 PCOS 饮食的 5 条基本原则来教你牛奶、主食、蔬果、脂肪、坚果、大豆、肉类以及调料的食用指南。

8.2　牛奶食用指南

正如之前所讲，牛奶虽然有极低的 GI，但却有着高得出奇的 II，牛奶具有极强的刺激胰岛 B 细胞分泌胰岛素的能力。

早在 1986 年就有文献报道过，牛奶是特别有效的促胰岛素分泌的食品，2 型糖尿病患者饮用牛奶后的实际胰岛素反应是预期（根据血糖反应预测）的 5 倍[3]。

一篇 2001 年刊登在《欧洲临床营养学杂志》上的研究报告指出，在食用意大利面（低 II）的同时喝一杯（200mL）牛奶可以令餐后胰岛素曲线下面积升高至单独食用意大利面时的 331%[4]。

霍佩等人对比过牛奶和肉类对胰岛素分泌的影响，并将文章发表在《欧洲临床营养学杂志》上 [5,6]。该研究要求 24 名 8 岁男孩在正常饮食的基础上每天额外食用含 53g 蛋白质的牛奶或肉类，其中 12 名男孩饮用 1.5L 脱脂牛奶，另外 12 名男孩食用 250g 低脂肉类。7 天后，饮用牛奶的男孩空腹胰岛素浓度、HOMA-IR 和胰岛素样生长因子 -1 分别增加了 103%、75% 和 19%，食用肉类的男孩则没有明显变化。

还记得胰岛素样生长因子 -1 吧，它可以放大胰岛素和 LH 的作用，进而刺激卵泡膜细胞生产雄激素，而且它与痤疮的严重程度存在一定的相关性。

现在麻烦的是，牛奶既自带胰岛素样生长因子 -1，又刺激机体合成胰岛素样生长因子 -1。更糟糕的是，现在大多数牧场都会使用重组牛生长激素来催奶，这种激素会提高牛奶的胰岛素样生长因子 -1 含量 [7,8]。一项纳入 2109 名欧洲女性的研究指出，血清胰岛素样生长因子 -1 水平与牛奶摄入量呈正相关 [9]。

一些前瞻性队列研究评估了牛奶摄入量与痤疮患病率的关系 [10]。其中一项在 6094 名女孩（9 ~ 15 岁）中开展的研究指出，乳制品摄入量最高的群体，她们患痤疮的风险比乳制品摄入量最低的群体增加了 20%[11]。另外一项涉及 47355 名女性（25 ~ 42 岁）的研究也表明，脱脂牛奶摄入量最高的群体，她们患严重痤疮的风险比脱脂牛奶摄入量最低的群体增加了 44% [12]。

以上还不是牛奶的全部故事。牛奶含有微量的性激素，这些激素的化学结构与人类产生的性激素相似 [13,14]。其中对女性影响最大的是双氢睾酮前体物 5α- 孕二烯酮和 5α- 雄烷二酮，它们距离双氢睾酮仅一步之遥。人类的皮脂腺拥有将 5α- 孕二烯酮和 5α- 雄烷二酮转化成双氢睾酮的酶 [15]，这意味着多喝牛奶可能会促进双氢睾酮的生成。

有人可能会质疑，牛奶里的雄激素含量是很低的，与人体自然产生的相比根本微不足道。我非常认同你的观点，但别忘了，人多力量大，牛奶对卵巢和皮肤的影响，不只取决于牛奶里的某一种物质，而是所有物质协同作用的结果。

当然，牛奶并非一无是处，牛奶的主要卖点是富含钙。

但我们不禁要问，难道就没有其他替代品了吗？不是的！

在没有条件每天喝牛奶的农耕时代，人们保持骨骼强壮的秘诀是晒太阳，这可以促进机体合成维生素 D。保持最优的血清 25- 羟维生素 D_3 浓度，可以使机体对钙的吸收利用率最大化，此时再补钙就没有意义了。

因此，牛奶不是一种不可替代的食品。每天饮用牛奶使多囊女性所承受的风险（痤疮、高胰岛素血症和高雄激素血症）比获益（补钙）更大，所以我是不提倡的。

综合考量牛奶的利与弊，牛奶的最佳用途是喂小牛。对于多囊女性，如果伴有痤疮，请不要喝牛奶；如果伴有胰岛素抵抗，应尽量少喝牛奶；即便没有胰岛素抵抗，也应有节制地喝牛奶（牛奶是高 II 食品，它引起的高胰岛素血症不依赖于胰岛素抵抗）。其他乳制品的食用建议也是类似的。

8.3　主食食用指南

低 II 饮食不易刺激卵巢分泌雄激素，不易刺激腺垂体分泌 LH，不易阻碍小窦泡自然闭锁，不易向线粒体输送"恐怖分子"，不但如此，低 II 饮食还可以提高性激素结合蛋白水平以及自发排卵来月经的概率。

PCOS 饮食的核心就是学会挑选低 II 主食，吃优质的碳水化合物。

主食是指谷薯类及杂豆等富含碳水化合物的粮食及其制品，例如水稻的制品米饭和米粉、小麦的制品面条和面包等。

已被过度加工的主食包括白米饭、馒头、烙饼、普通的小麦面包和面条等，未被过度加工的主食有黑米、野米、糙米、黄米、小米、小麦、大麦、燕麦、荞麦、藜麦、黑麦、青稞、高粱、红豆、绿豆、豌豆、蚕豆、芸豆、紫薯、红薯、白薯、木薯、芋头、土豆、山药、玉米等。

在饥寒交迫的旧中国，精米精面是精华。目前，在能量过剩的大城市，精米精面是糟粕。把"粕"字拆解，你会惊讶地发现，原来它是由米字边和白字旁构成的，这巧合地暗喻了白米这种过度加工的粮食，营养成分实际上是不全面的。

食用精米精面，午饭后你可能会打盹，下班前你可能会饥肠辘辘想吃零食。痤疮和高雄激素血症其实也和精米精面吃多了脱不了干系，它们是高 II 的。食用富含优质碳水化合物的粗杂粮，也就是低 II 饮食，你将在 1 周内体验到餐后不犯困且体重自然减轻，你还将在 3 个月后检测到雄激素水平的下降。

记下来吧，我重点向多囊女性推荐的粗粮是黑米、燕麦和荞麦。

8.3.1　黑米富含抗性淀粉

黑米是名贵的水稻品种，它自古就有"寿米"的美誉，作为最容易烹煮且口感不差于大米的五谷杂粮，我相信你一定会喜欢上它的。

注意：我这里说的是黑米而不是黑糯米、血糯米或紫米，它们是不一样的。

黑米实际上是黑糙米，有黑籼米和黑粳米之分。而黑糯米、血糯米或紫米都属于有色糯性米，糯性米所含的淀粉绝大部分是支链淀粉（直链淀粉和抗性淀粉的含量极少），它们很容易被消化吸收。因此，糯性米的米饭通常属于高 GI 食物。

相反地，黑米含有较多的抗性淀粉，这种淀粉不容易被消化酶分解，大部分会抵达结肠，被益生菌发酵产生对人体有益的短链脂肪酸。

所以，黑米饭的 GI 通常低于黑糯米饭、血糯米饭和紫米饭。

要区分黑米和有色糯性米并不难，黑米外皮呈黑褐色而紫米外皮呈暗紫色，黑米的断面为半透明状（类似于大米的颜色），而有色糯性米的断面为白雾状（类似于糯米的颜色），最后就是黑米比黑糯米、血糯米和紫米都要便宜一些。

除了要懂得区分黑米和有色糯性米，你还要了解黑籼米和黑粳米的特性差异。

黑籼米的质地脆弱，外形修长，支链淀粉含量低于黑粳米，蛋白质和直链淀粉含量高于黑粳米，蒸煮后出饭率高，米饭蓬松、黏性小、GI 低。黑粳米的质地表硬里韧，外形肥厚，蒸煮后出饭率低，米饭柔软、黏性大、GI 相对较高。

当然，不管是黑籼米还是黑粳米，其表皮都富含花青素，沾上白醋等酸性物质会呈现出紫红色。

千万别小瞧了花青素，它对多囊女性可是大大地有益：首先，它可以抑制胰淀粉酶的活性来减缓淀粉的消化吸收；其次，它能使细胞的 GLUT4 基因表达水平提高，促进细胞"吃掉"血液中的葡萄糖；最后，它还不忘促进脂肪组织表达脂连蛋白以提高细胞对胰岛素的敏感性[16,17]。总之，我推荐多囊女性吃黑籼米。

多囊姐妹的故事

黑米助我战痘痘

2010 年，月经开始推迟，或 1 个月来 2 次褐色分泌物，脸上长痘，非常自卑。

那时候不了解多囊卵巢综合征，经常跑中医院看皮肤科，在治疗痘痘上花了很多时间和精力，但最终也没有任何改善，现在才知道原来是高雄激素惹的祸。

2013 年，我被确诊为多囊卵巢综合征。因为不了解这个病，所以当时并未感到担忧。我遵医嘱口服 3 个周期避孕药后，脸上的痘痘明显减少了，自我感觉良好，一度以为自己的多囊卵巢综合征被治好了。然而停药一段时间后，脸上又开始冒痘痘。继续吃避孕药，痘痘又好了。当时觉得避孕药真是我的痘痘"克星"。

2014—2015 年，断断续续地服用避孕药治疗，最少 3 个周期，最多 6 个周期，服药期间子宫正常出血。奇怪的是，出血量好像越来越少，不吃避孕药月经就不来，于是我开始怀疑避孕药是否真的能治疗多囊卵巢综合征。

2016 年，口服 6 个周期避孕药后，本想着能自然怀孕，结果失败的滋味真难受。后来我渐渐明白，多囊卵巢综合征患者吃过避孕药后，想怀孕还需要促排治疗。

第一次促排治疗，卵泡长大了，没破。医生说卵泡太大了，没用了，放弃吧！

第二次促排治疗，卵泡长大了，还是没破。这个周期也不得不以失败告终。

促排治疗其实很虐心，从监测卵泡开始，卵泡长大带来了希望，卵泡不破无法受孕又带来了无尽的绝望……

2017 年转战中药。前前后后吃了不少中药，月经还是没有变好，脸上的痘痘还是没完没了，更别说怀孕了。

简而言之，西药和中药好像对我的多囊卵巢综合征都无效。

2018 年，偶然看到了 Vincent 的文章，仿佛抓到了希望。

2 月份开始，自己上网购买角豆提取物 DCI 和 NAC，没有配合饮食，偶尔运动一下。

4 月份，"姨妈"自己来了，而且很正常。

好开心，很久没尝过"姨妈"自然来的感觉了，这种感觉真好！在家人的催促下，月经第三天到医院检查，"性激素六项"前所未有的正常，LH/FSH 空前地接近 1。

鉴于本人结婚 2 年多未孕，医生强烈建议我做输卵管造影，造影结果显示双侧输卵管通而不畅。为求心安，第二天又做了输卵管通液。

然后是一系列消炎，同时口服雌激素建立人工周期，5 月份是撤退性出血，出血第三天复查激素，LH 又飙到 21。真后悔吃了雌激素！

医生建议我口服避孕药 A 或避孕药 B 调理，下个周期再回去复查激素，如果激素没问题就给我安排促排治疗。此刻，我的内心开始强烈排斥激素药了。

6—8 月份，服用营养素调理，月经来了，但是量很少，估计是没有排卵的出血。9 月份，在家人的催促下，再一次到本市的生殖中心进行促排治疗，当月促了 3 个卵泡，B 超显示排卵，但并未如期受孕。

促排后，B 超检查出右侧卵巢长了生理囊肿，这个周期不能进行促排治疗，同时还查出严重的胰岛素抵抗（我很瘦）。于是，我下定决心吃黑米饭。如果继续吃白米饭的话，我可能不久之后就会得糖尿病。

坚持吃黑米饭 2 个月后，痘痘基本不长了，皮肤也不容易泛红发痒了。对于有 8 年痘龄的我来说，没有比这更开心的了。

我终于找到了不长痘的方法——吃黑米饭（低 II 饮食）。

痘痘的好转，点燃了我用低 II 饮食加营养素调理多囊卵巢综合征的希望。虽然我知道多囊卵巢综合征不会在短时间内痊愈，但我知道，只有坚持低 II 饮食、加营养素调理、配合运动，才是对抗难缠的多囊卵巢综合征的正确方式。相信不久的将来，我能和期盼已久的小天使不期而遇。

——WD，广东惠州，2018-12-31

Vincent 补充：

WD 是我的大学同学。记得她当年经常吐槽长痘和刘海稀疏，我现在总算能理解她的辛酸了，原来多囊卵巢综合征的种子在那时已经埋下。万万没想到，多囊卵巢综合征让我们再次相遇。值得高兴的是，WD 在 2019 年 3 月 9 日确认怀孕，而且是自然排卵后怀上的。2019 年 11 月 1 日，WD 顺产生下"小棉袄"，恭喜她！

8.3.2 燕麦富含 β - 葡聚糖

燕麦是最容易吃上的粗粮，也是最容易吃错的粗粮。

燕麦的蛋白质含量与肉类相当，膳食纤维含量是白米的 15 倍，钙含量是牛奶的 1/2，100g 燕麦便能提供每日镁需求量的一半，燕麦还含有被誉为"三高克星"的 β - 葡聚糖。但是，如果吃错了，燕麦就没有这些好处了。

请允许我先介绍一下什么是 β - 葡聚糖。

从化学结构上看，很多很多个葡萄糖通过 β - 糖苷键连接在一起就成了 β - 葡聚糖。和葡萄糖会升高血糖不同，高黏度、难分解的特性使得 β - 葡聚糖具有一些特殊功能，那就是减慢淀粉的消化并阻碍肠道吸收胆固醇。

一篇纳入了 18 个随机对照试验的荟萃分析指出，燕麦 β - 葡聚糖具有降低空腹血糖和空腹胰岛素的作用[18]。美国食品药品监督管理局批准过一项声明，声明指出，每天从燕麦中摄入 3g β - 葡聚糖就可以减少膳食胆固醇的吸收量并降低冠心病的发生风险[19]。

不仅如此，β - 葡聚糖作为一种可发酵的膳食纤维，它还具有调节肠道菌群和增强免疫力的作用。2013 年发表的一项随机对照试验研究报告指出，酵母 β - 葡聚糖可以增强机体抵御病原体入侵的能力，降低普通感冒的发生率[20]。

我可以肯定地告诉你 β - 葡聚糖是好东西，但燕麦究竟能不能控糖、降胆固醇，还得看你挑选的是哪种燕麦产品。

如果按品种来划分，燕麦可以分为皮燕麦和裸燕麦。我国主要种植裸燕麦，即一种成熟后本身就不带谷壳的燕麦品种。我们平时所说的燕麦米就是完整的裸燕麦粒，它含有 3% ~ 5% 的 β - 葡聚糖，其中裸燕麦麸皮的 β - 葡聚糖含量可以达到 8% 甚至更高。

如果按产品来划分，除了你熟知的含糖燕麦和无糖燕麦，还可以分为燕麦米、燕麦麸、爱尔兰燕麦、苏格兰燕麦、传统燕麦片、快熟燕麦片、即食燕麦片、燕麦胚芽米，等等。

燕麦米　燕麦米是最完整的裸燕麦粒，由于没有经过熟制，所以它拥有最全面的营养以及较低的胰岛素指数，但缺点是需要加热 60 分钟才能彻底煮熟，口感也比较糙。

燕麦麸　把燕麦米的麸皮刮下来，所得到的麸皮产品就是燕麦麸。麸皮富集 β-葡聚糖，坚持食用燕麦麸有助于稳定血糖和胆固醇水平。燕麦麸只需烹煮 3 分钟。

爱尔兰燕麦和苏格兰燕麦　用钢刀将燕麦米切成小粒就是爱尔兰燕麦，用石磨碾碎就是苏格兰燕麦。可能是因为美味和便捷没有一个令人满意，所以这两种燕麦都不受我国人民的欢迎。

传统燕麦片　将燕麦米先蒸软再压扁成片，烘干后就是传统燕麦片了。它通常以散装的形式在超市出售，厚度是所有燕麦片中最厚的，烹煮时间至少需要 10 分钟。

快熟燕麦片　和传统燕麦片的加工过程类似，但多了切粒和深度煮沸的步骤，所以每片快熟燕麦片实际上只有 1/3 粒不到的燕麦米，当然它的优势就是 3 分钟能熟。

即食燕麦片　即食燕麦片通常是碎碎的，它比快熟燕麦片的加工程度更深，这种燕麦片不仅流失了大量的营养素，而且升糖指数和胰岛素指数也是最高的。

燕麦胚芽米　如果去掉燕麦米的芒刺和外部麸皮，那么得到的就是燕麦胚芽米。营养价值上燕麦胚芽米保留了胚芽和内部麸皮，胰岛素指数按合理推测应该不会很高。这种燕麦产品的最大优势可能是它的口感，因为真的非常 Q 弹好吃。

那么，应该选择哪种燕麦产品呢？

首先我必须吐槽即食燕麦片，因为许多产品都会添加糖和植脂末，美味、方便再加上健康噱头使其销量不凡，这种产品经广告包装后摇身一变成了"营养早餐"。

但即便是不含糖的即食燕麦片，仍然不适合多囊女性，它们经过反复翻煮已经成了精制谷物，升糖指数高达 83，千万别指望即食燕麦片能控糖降胰岛素或胆固醇，它不捣乱就算不错了。

为了吃对燕麦，我建议你购买燕麦米或燕麦胚芽米，用具有定时功能的电高压锅烹煮可以节省你许多时间，关键是做出来的燕麦好吃又不伤胃。

如果想熬燕麦粥，那不妨搭配一些燕麦麸或传统燕麦片，因为它们可以增加稠度。购买预包装产品时可以参考营养标签的"可溶性膳食纤维"含量，数值越高代表 β-葡聚糖越多。

8.3.3 荞麦富含手性肌醇

你已经知道黑米富含抗性淀粉和花青素、燕麦富含 β-葡聚糖，但我相信你还不了解"低调"的荞麦其实蕴藏着更强的实力。

荞麦品种繁多，我国栽培的主要是甜荞麦和苦荞麦，其中甜荞麦可以用于蒸饭和熬粥，苦荞麦则主要用于炒茶和制作面食。

别以为荞麦是小众粮食，在我国的大小凉山地区，荞麦是最传统的农作物，其次才是燕麦和水稻。荞麦是我国彝族人心目中的"五谷之王"，彝族人在祭坛上供奉它，在起房和婚嫁时使用它，在待客宴席上也少不了它。荞麦在我国藏民中也有悠久的食用历史。

我推荐多囊女性食用荞麦，不仅因为荞麦富含抗性淀粉、槲皮素和芦丁，GI 和 II 较低，还因为荞麦富含宝贵的手性肌醇。

也许你还不知道什么是"手性肌醇"，那么我先悄悄告诉你，手性肌醇是胰岛素信号通路中的第二信使前体，手性肌醇磷酸聚糖是胰岛素的第二信使，它作为传话筒和放大器能增强细胞对胰岛素的敏感性，进而促进细胞"吃糖"。

令人震惊的是，目前已有十个手指头再加上十个脚指头都数不清的临床试验已经证实了肌醇在治疗多囊卵巢综合征方面的潜力。在第 2 部分第 10 章第 1 节，我将用大量篇幅来讲解为何肌醇可以治疗多囊卵巢综合征。现在，你知道荞麦虽然"低调"但很"有料"就够了，我强烈推荐你试一下荞麦，甜荞麦和苦荞麦都可以。

那么，荞麦含有多少手性肌醇呢？根据我国一些实验室提供的有限数据，我整理出了下面的表格（表 12）供你参考 [21,22]。

表 12 部分荞麦品种的手性肌醇含量

荞麦品种	手性肌醇含量（mg/100g）	荞麦品种	手性肌醇含量（mg/100g）
威 93-8	620	苦刺荞	330
九江苦荞	410	选荞 400gy	310
川荞 1 号	410	选荞 200gy	310
额果	390	额拉	300
额角瓦齿	380	选荞 1 号	290

（续表）

荞麦品种	手性肌醇含量（mg/100g）	荞麦品种	手性肌醇含量（mg/100g）
西荞 1 号	380	西昌 1 号	280
昭苦 1 号	380	选荞 300gy	270
老鸦苦荞	370	额吉	160
云南汗若	370	滇宁 1 号	140
美菇	360	黑丰 1 号	123

上表的荞麦品种均为苦荞麦。至于甜荞麦，目前仅有一篇文献报道过其手性肌醇含量为苦荞麦的 1/2[23]。另有研究发现，如果荞麦经过发芽处理，那么其手性肌醇含量可以提高到原来的 8 倍之多，而且蛋白酶抑制剂等阻碍营养素吸收的物质会大大减少[24]。

8.3.4　怎样吃大米才健康？

大米是中国大部分地区人民的主食。不管是糙米还是去掉米糠和胚芽的白米，只要快速消化型淀粉的含量高，那都是高 GI 食物，不利于控制餐后胰岛素。

好消息是，特定的烹调方式可以改变米饭的 GI，某些品种的大米即便经过精制仍然是低 GI 的。接下来，我们看看怎样吃大米才健康。

在日本的饮食文化中，寿司和饭团都是用大米做的，这种大米饭和你平常吃的大米饭最大的区别就在于常温和加醋，这两点可以降低大米饭的 GI。

食品科学原理告诉我们，热腾腾的大米饭中淀粉被充分糊化，此时大米饭最容易被消化且 GI 最高。如果将大米饭冷却至常温后再吃，一部分淀粉就会老化变成抗性淀粉而使得大米饭的消化吸收速度放缓，此时 GI 就会变低[25]。

关于醋的研究表明，吃高 GI 餐时加点醋，一方面可以增加饱腹感，另一方面能降低餐后血糖和胰岛素反应，而且醋越酸效果越好[26,27]。

不仅如此，由日本滋贺医科大学妇产科开展的一项临床试验还发现，醋可以减轻多囊女性的胰岛素抵抗并降低 LH/FSH，使半数以上的受试者恢复自发性排卵月经[28]。

有了这些研究的支持，这下我们总算能理解为什么日本这种人均大米消费量一点都不比中国低的国家，肥胖率能位于全球 195 个国家的第 185 位了[29]，也许这其中就有寿司和饭团的功劳。

下面我们来谈谈大米品种的差异对升糖指数的影响。

大米可以分为籼米、粳米和糯米。南方人通常吃籼米，籼米的典型代表是丝苗米，这类大米的米粒细长且口感粒粒分明，正宗的煲仔饭和炒饭用的就是籼米。北方人更爱吃东北大米，这种外形圆肥且口感软黏的大米就是典型的粳米。至于糯米，则主要用来制作一些传统食品，例如汤圆、粽子、年糕、糯米糍、糯米饭等。

一般情况下，籼米的直链淀粉占比较大，粳米次之，糯米最少。特定品种的早籼米，其直链淀粉含量甚至高达 30%。相比较而言，大多数粳米的直链淀粉含量不到 20%，至于糯米则连 2% 都不到。所以原则上讲，籼米的 GI 相对较低，吃籼米会比吃粳米好一些，而糯米是不能经常吃的。

当然，上述结论只是一个大致的方向。如果要严谨地讨论大米的 GI，我们需要具体品种具体分析，只有经测定证实是低 GI 的大米才是令人放心的。

好消息是，印度科学家已通过突变育种筛选出了 GI 只有 61 的大米，该品种的大米含有 32.8% 的直链淀粉和 3.9% 的抗性淀粉，其膳食纤维总量高达 8%[30]。要知道，普通大米的抗性淀粉只有 1% 不到，而膳食纤维也很少会超过 1%。

我国科学家也已通过杂交育种技术成功培育出了含有超过 10% 抗性淀粉的大米，经人体实验测试，该品种大米的 GI 更低，只有 46[31]。

要是你真的很喜欢大米，那就吃高直链淀粉或高抗性淀粉的大米吧，尤其是高抗性淀粉的大米，它具有更好的减轻胰岛素抵抗的作用，还有助于调节肠道菌群。

8.3.5　哪些面食可以吃？

作为我国日常饮食的重要组成部分，面食包括面包、面条和面饼等。我不反对多囊女性食用面食，但我必须强调吃对面食很重要。

下面，我们先来看一些面食的 GI 数据[32,33]（表 13）。

表 13　部分面食的升糖指数

食物	升糖指数（GI）
汉堡包（含牛肉饼、番茄酱、泡菜、洋葱和芥末）（澳大利亚）	66
传统的法国棍子面包（20g 酵母）（法国）	57
经典的法国棍子面包（50g 酵母）（法国）	83
粗小麦仁面包（80% 小麦粒，20% 小麦粉）（瑞典）	52
粗大麦仁面包（80% 大麦粒，20% 小麦粉）（瑞典）	40
粗燕麦仁面包（80% 燕麦粒，20% 小麦粉）（瑞典）	65

（续表）

食物	升糖指数（GI）
粗黑麦仁面包（80% 黑麦粒，20% 小麦粉）（瑞典）	41
全麦大麦面包（50% 高纤维大麦粉，50% 大麦粉）（瑞典）	50
全麦大麦面包（80% 高纤维大麦粉，20% 大麦粉）（瑞典）	43
全麦大麦面包（80% 全大麦粉，20% 小麦粉）（瑞典）	70
全麦大麦面包（80% 全大麦粉，20% 小麦粉，加乳酸）（瑞典）	66
全麦大麦面包（80% 全大麦粉，20% 小麦粉，加乳酸钙）（瑞典）	59
全麦大麦面包（80% 全大麦粉，20% 小麦粉，加丙酸钠）（瑞典）	65
全麦大麦面包（80% 全大麦粉，20% 小麦粉，加酸面团）（瑞典）	53
大麦面包（70% 高直链淀粉大麦粉，30% 小麦粉，常规烘焙）（瑞典）	70
大麦面包（70% 高直链淀粉大麦粉，30% 小麦粉，低温烘焙）（瑞典）	49
全麦小麦面包 [1]	74
普通小麦面包 [2]	75
普通小麦面包（与 15g 车前子纤维同食）（墨西哥）	65
普通小麦面包（添加 2% 果胶）（澳大利亚）	85
普通小麦面包（添加 5% 水果纤维）（澳大利亚）	76
普通小麦面包（添加 2% 瓜尔豆胶）（澳大利亚）	66
普通小麦面包（成品面包含 2.6% 部分水解瓜尔豆胶）（日本）	63
普通小麦面包（成品面包含 13.1% 部分水解瓜尔豆胶）（日本）	56
普通小麦面包（80% 小麦粉，20% 鹰嘴豆粉）（澳大利亚）	79
普通小麦面包（90% 小麦粉，10% 木薯淀粉）（澳大利亚）	77
普通小麦面包（90% 小麦粉，10% 改性玉米淀粉）（澳大利亚）	78
普通小麦面包（95% 小麦粉，5% 燕麦麸）（澳大利亚）	74
普通小麦面包（46% 小麦粉，46% 全麦粉，8% 燕麦纤维，用酸面团发酵）（意大利）	54
普通小麦面包（60% 小麦粉，40% 高直链玉米淀粉）（法国）	42
普通小麦面包（伴着油醋汁吃）（瑞典）	45
普通小麦面包（伴着 18g 白醋吃，含有 6% 醋酸）（瑞典）	63
普通小麦面包（首次发酵 10 分钟，二次发酵 2 分钟）（英国）	38

（续表）

食物	升糖指数（GI）
普通小麦面包（首次发酵 30 分钟，二次发酵 12 分钟）（英国）	72
普通小麦面包（首次发酵 60 分钟，二次发酵 30 分钟）（英国）	86
无麸质杂粮面包（澳大利亚）	79
大米面包（低直链淀粉加州大米）（澳大利亚）	72
黑麦面包（50% 黑麦粉，50% 小麦粉）（土耳其）	50
荞麦面包（50% 去壳荞麦，50% 小麦粉）（瑞典）	47
荞麦馒头（中国）	67
荞麦面条（中国）	59
小麦面条（干）（中国）	46
小麦面条（湿）（中国）	82
绿豆挂面（中国）	33
粉丝（中国烟台）	26
粉丝（中国广东）	39
粉丝（泰国）	45
油条（中国）	75
烙饼（中国）	80
苕粉（中国）	35
米线（中国）	58
米粉（高直链淀粉米粉，煮 22 分钟）（菲律宾）	41
乌冬面（澳大利亚）	62
通心粉（意大利）[3]	50
意大利面（杜兰小麦粉）[4]	49

注：1. 10 个研究的平均值。
　　2. 16 个研究的平均值。
　　3. 3 个研究的平均值。
　　4. 将近 50 个研究的平均值。

　　仔细观察上表你会发现，面食当中既有高 GI 的也有低 GI 的，而 GI 的高低取决于制作面食时的工艺以及选用的面粉类型。

为了教会你挑选面食，接下来我将总结 GI 差异背后的规律：

1. 以麦仁或高纤维大麦粉为主要原料的面包具有较低的 GI；

2. 至少含有 50% 荞麦粉或黑麦粉的面包具有较低的 GI；

3. 和常规烘焙工艺相比，低温烘焙的面包具有较低的 GI；

4. 酸面团是一种传统发酵剂，它含有大量的酵母和乳酸菌，采用酸面团发酵不仅可以改善面包的口感和风味，而且乳酸菌产生的酸能降低面包的 GI；

5. 向面粉中添加特定的可溶性膳食纤维可以降低面包的 GI；

6. 面粉的发酵时间越长，面包的 GI 就越高；

7. 从数据来看，全麦小麦面包不过是营养更丰富而已，但它的 GI 和普通小麦面包相比并没有明显的优势，它们都是高 GI 食物；

8. 绿豆粉丝的 GI 非常低，米线和米粉（用籼米做的）的 GI 也比较低；

9. 许多面条的 GI 都不算高，尤其是以杜兰小麦粉制作的意大利面，大量的研究均支持意大利面是低 GI 食物。

有了这些知识，我相信你应该知道该吃哪些面食了。

最后强调一点，虽然我对待面食的态度非常"仁慈"，但这种一吃就上瘾且好吃到根本停不下来的东西，最好是把它当作奖赏型食物，而且要控制好食量。对于一些麸质敏感的人，我是不推荐吃面食的，有关这方面的内容请参考第 2 部分第 13 章第 9 节。

8.4 蔬果食用指南

恭喜你，多囊女性在食用蔬菜、水果的问题上终于不用纠结了，你可以从各式各样的蔬菜、水果中获取天然的抗氧化剂，它们可以为你的卵泡保驾护航，它们可以提高细胞对胰岛素的敏感性，甚至能降低癌症的发生风险。

8.4.1 吃舞茸帮助促排卵

你喜欢吃蘑菇吗？喜欢的话一定不要错过"蘑菇之王"——舞茸。

舞茸又名灰树花，准确来说它不是植物而是真菌。目前至少有 3 项出自日本的研究指出，从舞茸中提取的 SX 组分活性多糖具有促排卵的功效。

其中一项研究在 57 名体重指数平均为 20 的多囊女性中进行，A 组 26 位女性口服舞茸 SX 组分活性多糖，B 组 31 位女性口服促排卵药克罗米芬。经过 3 个月的治疗后，A 组的排卵率竟然高达 77%，虽然比不上 B 组的 94%，但这个结果已然令人兴奋[34]。

舞茸是我国常见的食用菌，你既可以到菜市场买鲜品，也可以上网买干货，甚至可以在各大火锅店找到它的身影，我找不到任何理由不向你推荐舞茸。

8.4.2 槲皮素协助降睾酮

难道蔬菜、水果也能降低雄激素吗？

千真万确，有些蔬果确实具有降睾酮的能力，奥秘就在于槲皮素。

槲皮素是天然存在于蔬菜、水果中的黄酮类抗氧化剂，你平时吃的洋葱、香菜、秋葵、芦笋、蓝莓、樱桃、蔓越莓、豆瓣菜和羽衣甘蓝里都有它的身影。

那么，槲皮素究竟有多大能耐呢？

伊朗德黑兰医科大学的研究告诉我们，多囊女性每天补充 1000mg 槲皮素就可以使睾酮水平在 3 个月内降低 7.7%[35]。探索机理的研究还指出，槲皮素不仅可以调节 PI3K/Akt 信号通路来抑制负责生产雄激素的 CYP17A1 基因，而且能增强脂连蛋白的表达，使得 AMPK（运动和二甲双胍疗法的作用靶点）的水平增加 12.3%[36-38]。

我推荐你把洋葱、香菜、秋葵、芦笋、豆瓣菜和羽衣甘蓝纳入食谱当中，平时也应该多选择蓝莓和樱桃这类高抗氧化指数的浆果。

8.4.3 这些蔬菜讨厌癌症

我知道你还很年轻，现在就谈癌症似乎不够识趣。

可你知道吗？一篇发表在《人类生殖》杂志上的荟萃分析指出，多囊女性患子宫内膜癌的风险是健康女性的 2.79 倍，54 岁以下的多囊女性更是高达 4.05 倍[39]。为此，我认为有必要从现在起就提醒你注意，尤其是肥胖型的多囊女性更要小心点。

这里我向你推荐十字花科蔬菜，如芥菜、芜菁、萝卜、豆瓣菜、西蓝花、花椰菜、卷心菜、芝麻菜、小白菜、大白菜、羽衣甘蓝等。

十字花科蔬菜含有其他蔬菜羡慕不来的硫代葡萄糖苷，例如萝卜硫苷和芸苔葡萄糖硫苷，它们在芥子酶的作用下可以被代谢成萝卜硫素和吲哚 -3- 甲醇，其中吲哚 -3- 甲醇是目前被研究最多的一类硫代葡萄糖苷代谢产物。

事实上，吲哚 -3- 甲醇在体外培养的子宫内膜癌细胞中显示出了抑制癌细胞增殖和诱导癌细胞凋亡的能力 [40]，吲哚 -3- 甲醇在动物实验中展现出了预防子宫内膜癌的功效 [41]，并降低了多囊大鼠的游离睾酮和促黄体生成素水平 [42]，吲哚 -3- 甲醇还在一项应用于乳腺癌高危人群的临床试验中促进了雌酮代谢成好的 2- 羟基雌酮而不是坏的 16 α - 羟基雌酮 [43]。

从今天起就养成爱吃十字花科蔬菜的习惯吧，它们好处多多。

除了十字花科蔬菜，舞茸也值得你再次佩服。

目前已有大量体外试验表明舞茸具有强大的抗癌潜力，甚至还有两项 Ⅱ 期临床试验指出舞茸 D 组分活性多糖具有免疫调节作用 [44,45]。这绝对不是偶然，因为还有数个 Ⅱ 期和 Ⅲ 期临床试验肯定了菌菇里的活性多糖在癌症辅助治疗中的积极作用 [46]。

从今天起就养成爱吃菌菇的习惯吧，舞茸、木耳、香菇、草菇、平菇、白蘑菇、金针菇、白玉菇、茶树菇、鸡腿菇、杏鲍菇、猴头菇、姬松茸、虫草花都可以。

8.4.4　水果糖分高，要限量

苹果富含槲皮素，葡萄富含原花青素，鲜枣富含维生素 C，然而这些都不能成为无节制吃水果的理由，毕竟水果的含糖量一点儿都不低，多囊女性最忌讳的就是高糖、高 GI 的食物了。

比起只有 2% ～ 8% 碳水化合物的非淀粉类蔬菜，水果的碳水化合物含量可以达到 6% ～ 30%，而且水果中的碳水化合物主要是葡萄糖、蔗糖和果糖，大量食用水果不仅不能减肥，反而会增肥。

欧洲食品安全局表示，虽然果糖的 GI 只有 23，而且不会猛烈刺激胰岛 B 细胞分泌胰岛素（所以果糖比葡萄糖和蔗糖要健康一些），但是过量食用果糖同样会导致内脏肥胖、血脂异常和胰岛素抵抗 [47]。

那么，如何挑选水果呢？

我推荐以碳水化合物含量的高低作为挑选水果的依据。这里不参考 GI 是因为水果通常含有一定比例的果糖，这会使水果的 GI 显得不会太高，从而导致不同水果间失去了比较的价值。再说了，水果的 GI 数据也是非常欠缺的。

表 14 是常见水果的碳水化合物含量情况，数据摘录自杨月欣等人编写的《中国食物成分表（第 2 版）》和美国农业部的食物数据库。

表 14　部分水果的碳水化合物含量

食物	碳水化合物含量（g/100g 可食部分）	食物	碳水化合物含量（g/100g 可食部分）
椰子	31.3	余甘果	12.4
鲜枣	30.5	桃	12.2
芭蕉	28.9	柑橘	11.9
榴莲	27.1	橙子	11.1
波罗蜜	25.7	菠萝	10.8
山楂	25.1	西柚	10.7
香蕉	22.0	葡萄	10.3
人参果	21.2	樱桃	10.2
红石榴	18.7	黄皮	9.9
柿子	18.5	柚子	9.5
山竹	17.9	枇杷	9.3
荔枝	16.6	杏	9.1
龙眼	16.6	李子	8.7
无花果	16.0	芒果	8.3
黑醋栗	15.4	哈密瓜	7.9
橄榄	15.1	鳄梨	7.4
猕猴桃	14.5	阳桃	7.4
蓝莓	14.5	草莓	7.1
番石榴	14.2	木瓜	7.0
桑椹	13.8	杨梅	6.7
百香果	13.6	柠檬	6.2
苹果	13.5	甜瓜	6.2
梨	13.3	圣女果	6.0
火龙果	12.9	西瓜	5.8

　　假设每天只吃 1 种水果，我建议碳水化合物含量低于 10% 的水果食用量不超过 250g，碳水化合物含量为 10% ~ 15% 的水果食用量不超过 200g，碳水化合物含量为 15% ~ 20% 的水果食用量不超过 150g，碳水化合物含量超过 20% 的水果食用量不超过 100g。

　　其中，尤其值得推荐的水果是富含抗氧化剂的红石榴、黑醋栗、猕猴桃、橄榄、蓝莓、桑椹、橙子、西柚、樱桃、草莓和杨梅。而菠萝、西瓜和哈密瓜应该克制地食用，因为它们的 GI 分别是 66、72 和 70，即便碳水化合物含量不高，但每天的食用量也不宜超过 100g。

8.5 脂肪食用指南

脂肪蒙受不白之冤的 40 年间，你看美国人超过一半都挺着个"孕肚"就知道糖究竟有多"成功"了。想当年，脂肪小弟背上糖大哥甩来的黑锅时也是有苦难言，毕竟脂肪吃多了真会胖，只不过不像罪状控告的那样会导致糖尿病和冠心病罢了。

一项发表在《英国医学期刊》上的荟萃分析指出，饱和脂肪与心血管疾病、缺血性脑卒中、2 型糖尿病以及全因死亡率均无关，膳食指南必须慎重考虑以其他能量营养素代替脂肪的建议是否科学[48]。

同样出自《英国医学期刊》的另外一项荟萃分析也表明，来自 10 个随机对照试验的证据均不支持低脂饮食的建议，脂肪与冠心病和全因死亡率均没有关系[49]。

我正式宣布：脂肪"无罪释放"，它是被糖"陷害"的！

在体重方面，《德国营养学会循证指南》给出了最好的诠释，即在控制膳食总热量的前提下脂肪不会增加肥胖的风险，但当膳食总热量超出身体所能消耗的限度时则会增加肥胖的风险[50]。

这是理所当然的，不管是碳水化合物还是脂肪，它们都可以为机体提供能量，吃多了肯定是要发胖的。如果非要比较两者谁更能导致肥胖，我投碳水化合物一票，因为它会刺激胰岛 B 细胞分泌胰岛素，进而促进脂肪细胞囤积脂肪。

现在我们真的不需要为预防冠心病而坚持低脂饮食了，当然我们也没必要执着于高脂饮食，因为没有足够证据表明高脂饮食能带来更多好处，按照日常生活中最自然的方式来食用适量脂肪就好。

我所说的"按最自然的方式来食用适量脂肪"，指的是食用鱼类、禽畜肉、蛋类、豆类和坚果中的脂肪，也包括合理正常量的烹调油。按照这个原则，大部分人一天的脂肪摄入量为 60 ~ 90g，占膳食总热量的 30% ~ 40%。

在接下来的讨论中，我会详细讲解多囊女性食用脂肪的正确方式。吃错脂肪虽然不会令你患上多囊卵巢综合征，但吃对脂肪却可以为你的健康加分。

8.5.1 营养学中的脂肪酸分类

根据化学结构上的差异，脂肪酸可以分为 4 大类（图 28）：饱和脂肪酸、顺式单不饱和脂肪酸、顺式多不饱和脂肪酸、反式不饱和脂肪酸（反式脂肪酸）。

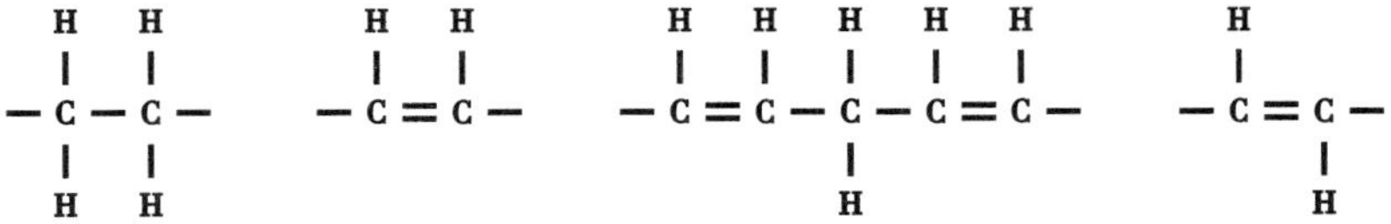

饱和结构　　顺式单不饱和结构　　顺式多不饱和结构　　反式不饱和结构

图 28　脂肪酸的结构分类

脂肪酸的饱和与不饱和是有机化学中的概念。饱和脂肪酸不含碳碳双键，单不饱和脂肪酸含有 1 个碳碳双键，多不饱和脂肪酸含有 2 个或 2 个以上的碳碳双键，而反式脂肪酸则是一类特殊的不饱和脂肪酸，其碳碳双键上氢原子所在的位置与顺式不饱和脂肪酸相反。

化学结构的差异会赋予脂肪不同的特性，例如：饱和脂肪酸在常温下呈固态，不饱和脂肪酸在常温下呈液态，反式脂肪酸很难被细胞代谢掉……

自然界中绝大部分不饱和脂肪酸都是顺式不饱和脂肪酸，只有乳制品和肉类含有极少量的反式脂肪酸，而被科学界视为健康公敌的，是人造的反式脂肪酸。

表 15 是更详细的脂肪酸分类方式以及食物来源。

表 15　脂肪酸的详细分类方式及其典型来源

大类	碳链长短	特殊分类	通俗名称	典型来源
饱和脂肪酸	2：0	短链脂肪酸	醋酸（乙酸）	白醋、陈醋
	4：0		酪酸（丁酸）	黄油、益生菌代谢物
	8：0	中链脂肪酸	羊脂酸（辛酸）	黄油、椰子油
	10：0		羊蜡酸（癸酸）	黄油、椰子油
	12：0		月桂酸（丑酸）	黄油、椰子油
	14：0	长链脂肪酸	豆蔻酸	乳制品、黄油
	16：0		棕榈酸	棕榈油、动物油
	18：0		硬脂酸	动物油
	20：0		花生酸	花生油、菜籽油
	22：0		山萮酸	菜籽油
单不饱和脂肪酸	16：1	ω-7 脂肪酸	棕榈油酸	沙棘油
	18：1	ω-9 脂肪酸	油酸	茶油、橄榄油
	20：1	ω-11 脂肪酸	鳕油酸	鱼油、海鲜油
	22：1	ω-9 脂肪酸	芥酸	菜籽油
	24：1	ω-9 脂肪酸	神经酸	鲨鱼油、元宝枫籽油

（续表）

大类	碳链长短	特殊分类	通俗名称	典型来源
多不饱和脂肪酸	18：2	ω-6 脂肪酸	亚油酸（LA）	广泛存在
	18：3	ω-3 脂肪酸	α-亚麻酸（ALA）	亚麻籽、奇亚籽
	18：3	ω-6 脂肪酸	γ-亚麻酸（GLA）	月见草油、琉璃苣油
	20：4	ω-6 脂肪酸	花生四烯酸（AA）	动物内脏
	20：5	ω-3 脂肪酸	二十碳五烯酸（EPA）	深海鱼油
	22：5	ω-3 脂肪酸	二十二碳五烯酸（DPA）	深海鱼油、海豹油
	22：6	ω-3 脂肪酸	二十二碳六烯酸（DHA）	深海鱼油、海豹油

8.5.2 食用油中的脂肪酸比例

某种食物里所含有的脂肪一定是由各种不同类型的脂肪酸所构成的，例如黄油里不仅有丁酸，也有棕榈酸和硬脂酸，还有单不饱和脂肪酸以及多不饱和脂肪酸，只是它们的比例各有不同。

为了方便你了解常见食用油的脂肪酸比例，我绘制了一张图（图 29），该图数据来自美国农业部的食物数据库。

8.5.3 反式脂肪酸绝对不能吃

认准以下食品，它们很可能含有反式脂肪酸，这些食品包括：面包、蛋糕、蛋挞、曲奇、饼干、薯条、薯片、泡芙、奶茶、爆米花、冰激淋、蛋黄派、蛋黄酱、沙拉酱、咖啡奶精，等等。

反式脂肪酸不应该只被心脑血管疾病患者列入黑名单，多囊女性也应该敬而远之，你可以把省下来的钱用来买更健康的食物。

如果你无法辨识还有哪些食品可能含有反式脂肪酸，那么我告诉你，只要是烘焙食品，只要是膨化零食，它们都极可能含有反式脂肪酸。

多看看食品配料表，许多代名词都是反式脂肪酸的"马甲"，例如起酥油、植脂末、代可可脂、人造黄油、人造奶油、植物黄油、植物奶油、氢化植物油，等等。

在欧美国家，黄油是人们日常生活中不可或缺的美食。但天然黄油经常供不应求，这导致它的市场价居高不下。为了寻求廉价的替代品，食品企业通过向植物油中混入金属镍然后在高温高压下通入氢气来制备人造黄油。

经过氢化的植物油，化学结构发生改变，有的会从顺式不饱和脂肪酸转变成饱和脂肪酸，有的则会从顺式不饱和脂肪酸转变成反式不饱和脂肪酸，这些反式不饱

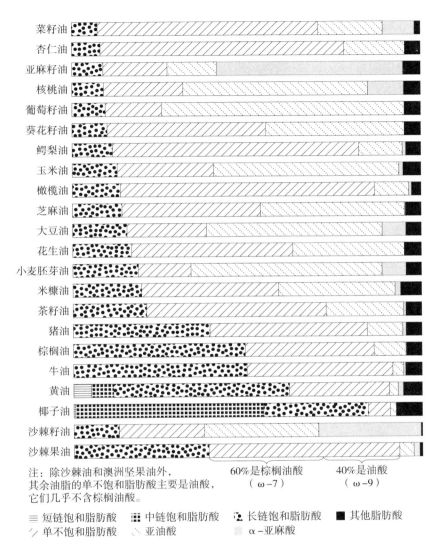

注：除沙棘油和澳洲坚果油外，
其余油脂的单不饱和脂肪酸主要是油酸，
它们几乎不含棕榈油酸。

60%是棕榈油酸
（ω-7）

40%是油酸
（ω-9）

≡ 短链饱和脂肪酸　▦ 中链饱和脂肪酸　▨ 长链饱和脂肪酸　■ 其他脂肪酸
⁄ 单不饱和脂肪酸　⋰ 亚油酸　▒ α–亚麻酸

图 29　常见食物油脂脂肪酸构成模式

和脂肪酸就简称反式脂肪酸。

简而言之，反式脂肪酸是植物油被改造过程中难以避免的副产物。

和液态植物油相比，氢化植物油不仅口感顺滑，还不容易变质。而且其物理特性表现为常温下呈固态，但加热可融化，具备了替代黄油的所有条件，试问食品企业有什么理由不利用它使生意兴隆呢？

氢化植物油是 20 世纪 50 年代的"伟大发明"，发明者甚至宣称氢化植物油中的不饱和反式脂肪酸比天然黄油中的饱和脂肪酸更健康。真是荒谬！科学家都深知这是无稽之谈，但营销话术却很能打动老百姓的心扉，毕竟这是植物油不是动物油。

所幸的是，现在已经没有人敢为反式脂肪酸站台了，它的脸已被打肿。

早在 1994 年就有科学家站出来质疑反式脂肪酸的安全性，他们的研究推算出美国每年会有 3 万例冠心病患者的死亡要归因于反式脂肪酸[51]。2006 年的另外一篇研究报告则指出，反式脂肪酸会导致美国每年有高达 10 万人过早地死于冠心病[52]。

在舆论的压力下，美国食品药品监督管理局终于在 2013 年发表声明，称反式脂肪酸不属于"普遍认为是安全的"[53]。该裁决于 2015 年颁布，同时要求美国境内所有食品不得含有反式脂肪酸，食品企业需要在 3 年内找出氢化植物油的替代品[54]。

除了增加冠心病的患病风险，反式脂肪酸还被指控可能导致癌症、糖尿病、阿尔茨海默病、肝功能障碍、重度抑郁、记忆力下降……

下面是你最关心的问题，一篇发表在《美国临床营养学杂志》上的研究报告指出：反式脂肪酸的热量占比每增加 2%，无排卵性不孕的风险就增加 73%；如果用 2% 的反式脂肪酸代替多不饱和脂肪酸，则会使无排卵性不孕的风险增加 179%[55]。

当细胞膜的磷脂双分子层被反式脂肪酸占据后，原本光滑又富有流动性和弹性的细胞膜会变硬，你的卵泡就会变得难以感知 FSH 和 LH 的存在，这就可以解释为什么反式脂肪酸会导致不孕症了。

美食爱好者们可能会想，如果食品企业将它们产品中的反式脂肪酸尽数除去，或者食品外包装上明确标注反式脂肪酸含量为零，那可以吃吗？

首先，我国 2011 年发布的《预包装食品营养标签通则》规定，如果预包装食品中的反式脂肪酸含量 ≤0.3g/100g 即可标注为"0"，这意味着营养标签中显示反式脂肪酸含量为零的食品也不一定真的不含反式脂肪酸。

其次，你觉得高 GI、高 II、高糖化终产物的致炎促氧化食品适合你吗？

最后，你相信所有食品企业都会用好油来替代氢化植物油吗？

是时候和不健康的加工食品说再见了！

8.5.4　饱和脂肪酸小心翼翼吃

既然膳食指南控告饱和脂肪酸有害心脏健康的罪名不成立，那是否意味着多囊女性无须担心饱和脂肪酸了呢？

恐怕未必！

最常见的饱和脂肪酸包括醋酸（短链）、酪酸（短链）、羊脂酸（中链）、羊蜡酸（中链）、月桂酸（中链）、豆蔻酸（长链）、棕榈酸（长链）、硬脂酸（长链）、花生酸（长链）、山萮酸（长链）等。

名声最坏的长链饱和脂肪酸——棕榈酸

有基于体外实验的研究发现，暴露于棕榈酸的牛肾上腺细胞在 ACTH 的刺激下，脱氢表雄酮的产量增加了 69%；基于啮齿类动物的研究表明，棕榈酸会削弱细胞对胰岛素的敏感性[56-58]。

要减少棕榈酸的来源，首先要限制肥肉和乳制品的摄入量，其次要避免食用那些用棕榈油和辣椒油加工的食品，最后要控制碳水化合物的摄入量，因为过量的碳水化合物在体内会被转变成棕榈酸。

充满未知的中链饱和脂肪酸——羊脂酸和月桂酸

椰子油是自然界中少有的富含中链饱和脂肪酸的食物。中链饱和脂肪酸和长链饱和脂肪酸有很大不同，它们在细胞内会被迅速氧化成酮体并用于供能，它们不容易诱发慢性炎症和胰岛素抵抗。

椰子油的这些特性使得它经常被生酮饮食爱好者推崇，它确实是细胞在脂代谢模式下的极佳"燃料"来源。但是对于多囊女性而言，我不认为椰子油能带来更多好处。

现有的科学研究清楚地告诉我们，用椰子油代替其他烹调油虽然可以提升高密度脂蛋白胆固醇（好胆固醇）水平，但同时也会提升低密度脂蛋白胆固醇（坏胆固醇）水平，目前的证据无法证实使用椰子油（中链饱和脂肪酸）比使用以顺式不饱和脂肪酸为主的植物油患冠心病的风险更低[59]。

波兰波美拉尼亚医科大学的科学家曾分析过多囊女性血浆中的各种脂肪酸含量与健康女性的差异，结果发现健康女性的血浆中不含羊脂酸，但多囊女性血浆中的羊脂酸含量为 0.5mg/dL，而且月桂酸的含量比健康女性低 71%[60]。

作者推测这是羊脂酸合成增加以及细胞更多地利用了饱和脂肪酸来构建细胞膜的缘故。要是果真如此，那多囊女性就更不应该食用椰子油了，因为椰子油含有大量的羊脂酸和月桂酸。

最健康的短链饱和脂肪酸——醋酸和丁酸

健康人肠道中的益生菌可以合成醋酸和丁酸，其中丁酸尤为宝贵。丁酸可以在滋养益生菌的同时抑制有害菌以减少内毒素对肠黏膜的损害，还可以作为结肠细胞的主要"燃料"促进肠黏膜的修复。

现在已有不少研究发现多囊女性存在肠道菌群多样性锐减，伴有胰岛素抵抗的人出现了产丁酸菌减少的现象。失衡的菌群会释放出更多的内毒素，并借由通透性增加的肠黏膜进入血液，最终引发全身性的慢性炎症。

多囊女性补充点丁酸是有好处的。虽然黄油的丁酸含量是 3.2%，但我不太推荐多囊女性经常食用黄油，因为它会升高你的血脂水平。我推荐你多吃一些富含益生元的食物，因为益生元在结肠中被益生菌发酵后会产生丁酸。

益生元既可以是低聚糖或抗性淀粉，也可以是可溶性的膳食纤维，它们不被人体消化吸收，可以穿越小肠到达结肠，然后被益生菌作为食物加以利用。

如果你想通过食物来补充，那么我推荐你多吃亚麻籽、朝鲜蓟、洋姜、洋葱、韭菜、芦笋、香蕉、魔芋和燕麦。菊粉和低聚半乳糖是最常见的益生元产品。

如何看待饱和脂肪酸？

这里我引用世界卫生组织于 2008 年发表的《总脂肪和脂肪酸推荐摄入量暂行总结》来归纳关于饱和脂肪酸的建议 [61]：

1. 不同类型的饱和脂肪酸对血浆脂蛋白胆固醇有不同影响，会升高低密度脂蛋白胆固醇的主要是月桂酸、豆蔻酸和棕榈酸。

2. 有令人信服的（Convincing）证据表明，用单不饱和脂肪酸或多不饱和脂肪酸代替饱和脂肪酸可以降低低密度脂蛋白胆固醇水平，用碳水化合物代替饱和脂肪酸会同时降低低密度脂蛋白胆固醇和高密度脂蛋白胆固醇水平，用多不饱和脂肪酸代替饱和脂肪酸可以降低冠心病的患病风险。

3. 有很可能的（Probable）证据表明，用大量的糖和快速消化淀粉代替饱和脂肪酸对预防冠心病没有帮助，它们甚至会增加冠心病的患病风险并加重代谢综合征。

4. 有可能的（Possible）证据表明，饱和脂肪酸的摄入量与糖尿病的患病率呈正相关。

5. 没有足够的（Insufficient）证据表明，用单不饱和脂肪酸或大量全谷物碳水化合物代替饱和脂肪酸可以降低冠心病的患病风险；没有足够的证据表明，饱和脂肪酸会影响与代谢综合征风险相关的指标；没有足够的证据表明，饱和脂肪酸的摄入量与癌症相关。

8.5.5　单不饱和脂肪酸放心吃

怎么吃脂肪是一个复杂的话题，它引发了营养专家之间的激烈争论。不过还好，有一件事情大家能够达成共识，那就是单不饱和脂肪酸很健康。

最备受推崇的不饱和脂肪酸——油酸

油酸是最常见的单不饱和脂肪酸。富含油酸的植物油有橄榄油、茶油、菜籽油、杏仁油、榛子油、鳄梨油、高油酸葵花籽油等。

和其他类型的脂肪酸不同，油酸是安分守己的脂肪酸，从来就没有人质疑油酸的益处或担心油酸的安全性，这就是为什么橄榄油向来都备受推崇的原因。

以《生物医学中心医学杂志》上刊登的一篇共纳入 7216 人的研究报告为例，这项前瞻性队列研究证实了橄榄油摄入量最高的群体其心血管疾病死亡风险降低了 48%，低脂饮食的人反而增加了 9%[62]。那些心血管疾病死亡风险最低的人，他们的橄榄油摄入量实际上达到了平均每人每天 56.9g，这几乎是膳食指南推荐量的 2 倍。

如果你用单不饱和脂肪酸来代替碳水化合物，那么世界卫生组织总结的证据早已明确告诉你，这能提高高密度脂蛋白胆固醇水平并降低低密度脂蛋白胆固醇水平，甚至能提高细胞对胰岛素的敏感性[61]。

基于以上的科学研究，我不建议多囊女性采用低脂饮食，而是鼓励你选择正确的脂肪，比如说富含油酸的特级初榨橄榄油。

最鲜为人知的不饱和脂肪酸——棕榈油酸（ω-7 脂肪酸）

相信大多数人都没有听过 ω-7 脂肪酸，主要是它在日常食物中不常见。目前，只有沙棘含有最为丰富的 ω-7 脂肪酸，这是唯一一种能在被称作"地球生态癌症"的砒砂岩地区生长的耐旱、耐寒植物，日本人称沙棘为"长寿果"，而印度人则称之为"神果"。

说出来可能会吓你一跳，沙棘这种植物在地球上已经存在了 2 亿年，而且从古到今它都被藏医和蒙医列为最重要的药材，现在沙棘在我国属于药食同源的农产品。

从沙棘中提炼的油脂便是沙棘油，通常会细分为果油和籽油，它们都含有其他油料作物所不具备的 ω-7 脂肪酸，其颜色有点类似于碘伏。目前关于 ω-7 脂肪酸的研究主要围绕沙棘油展开，一些基于人类的研究已经表明沙棘油对黏膜组织的愈合有促进作用，通过口服或局部涂抹，可以改善与黏膜损伤相关的病症，例如特应性皮炎、慢性宫颈炎、慢性牙周炎、阴道萎缩、皮肤烧伤、口腔溃疡和胃溃疡等。

当然沙棘的功效不完全来自 ω-7 脂肪酸，它也含有 ω-3 脂肪酸和 ω-9 脂肪酸，还含有丰富的植物甾醇、类胡萝卜素和黄酮类化合物。

对于如此珍贵的植物油，把它作为日常食用油是非常奢侈的，因此，我更提倡你在有需要的时候再食用，而且要谨记沙棘油不能加热，只适合直接口服或在拌凉菜时使用。

8.5.6   多不饱和脂肪酸平衡吃

多不饱和脂肪酸通常是指 ω-6 脂肪酸和 ω-3 脂肪酸。其中，ω-6 的亚油酸和 ω-3 的 α-亚麻酸是人体自身不能合成只能从食物中获取的必需脂肪酸。

有了亚油酸和 α-亚麻酸，细胞就能利用它们来合成其他多不饱和脂肪酸，例如花生四烯酸、二十碳五烯酸（EPA）和二十二碳六烯酸（DHA）。其中，花生四烯酸在环氧合酶或脂氧合酶的作用下还会被进一步代谢成含 2 个双键的前列腺素或含 4 个双键的白三烯，而 EPA 则会被改造成含 3 个双键的前列腺素或含 5 个双键的白三烯。

要知道，体内几乎所有的细胞都能合成前列腺素和白三烯，不同的前列腺素和白三烯作用于不同的受体后会发挥不同的功能。失衡的前列腺素或白三烯已被发现与疼痛、过敏、脱发、血管健康状况恶化、卵泡黄素化和黄体功能不全相关[63-68]。

下面两张图（图 30、图 31）向我们展示了 ω-6 脂肪酸和 ω-3 脂肪酸的代谢路径。

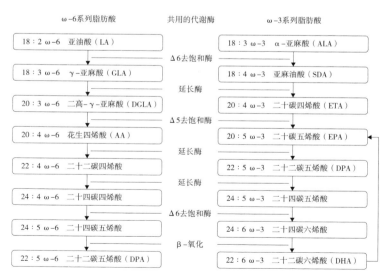

图 30   ω-6 和 ω-3 脂肪酸的代谢路径

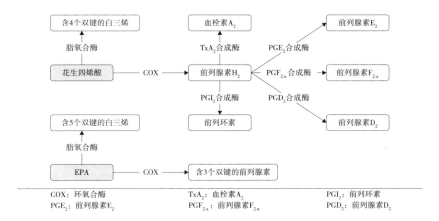

COX: 环氧合酶	TxA₂: 血栓素A₂	PGI₂: 前列环素
PGE₂: 前列腺素E₂	PGF₂ₐ: 前列腺素F₂ₐ	PGD₂: 前列腺素D₂

图 31　花生四烯酸和二十碳五烯酸的代谢路径

花生四烯酸衍生物——前列腺素 E_2

前列腺素 E_2 是一种炎症介质，它可以促进局部血管扩张，使毛细血管通透性增加，引起红、肿、热、痛等炎症表现。除此以外，前列腺素 E_2 还能使动脉平滑肌舒张，有降血压和促进头发生长的作用。再有就是，前列腺素 E_2 能促进胃肠蠕动，抑制胃酸分泌。

不仅如此，由卵泡颗粒细胞合成的前列腺素 E_2 还在排卵过程中发挥着重要作用。研究发现，排卵前的卵泡液只含有微量的前列腺素 E_2，但 LH 激增则会使得前列腺素 E_2 的浓度达到峰值，而且排卵侧卵巢的前列腺素 E_2 浓度要高于非排卵侧卵巢。

由此可见，前列腺素 E_2 参与多种生理功能的调节。如果你 ω-6 脂肪酸摄入不足或盲目地服用非甾体类抗炎药（例如布洛芬和阿司匹林，它们都是环氧合酶抑制剂，会减少前列腺素的生成，以达到解热镇痛的效果），都会有损健康。

以卵泡黄素化为例，它指的是卵泡成熟后未能破裂排出次级卵母细胞，最终原位转变成黄体而分泌孕酮的一种排卵功能障碍。研究表明，服用非甾体类抗炎药的动物更频发卵泡黄素化，而且卵泡黄素化的患者血清和卵泡液中的前列腺素 E_2 水平要低于正常排卵的女性，这意味着前列腺素 E_2 有促进卵泡破裂的作用。

花生四烯酸衍生物——前列腺素 $F_{2\alpha}$

前列腺素 $F_{2\alpha}$ 也和生殖健康密切相关，一是能促进卵泡破裂排卵，二是能作用于黄体使其退化，三是具有促进分娩的作用。

需要特别说明的是，过度活跃的前列腺素 $F_{2\alpha}$ 会加速黄体退化，这可能是黄体功能不全的原因之一。此外，人工合成的前列腺素 $F_{2\alpha}$ 还常常用于引产和堕胎。

花生四烯酸衍生物——前列腺素 D_2

说到前列腺素 D_2，就不得不谈高雄激素性脱发，这种前列腺素会导致毛囊的毛细血管钙化和纤维化，从而使头发得不到充足的血液和营养供应，最终发生脱落。

发表在《科学转化医学》杂志上的研究报告指出，高雄激素性脱发人群的前列腺素 D_2 浓度较常人高出 3 倍，一旦前列腺素 D_2 与 GPR44 受体相结合就会抑制毛发的生长[69]。

换句话说，只要能抑制前列腺素 D_2 合成酶，或者阻断前列腺素 D_2 与 GPR44 受体相结合，那就有望对抗脱发。

其他方面，前列腺素 D_2 还是一种强效的内源性睡眠促进物质，它可以诱导生理性睡眠。另外，前列腺素 D_2 还在哮喘的发作过程中起着重要作用。

花生四烯酸衍生物——血栓素 A_2 和前列环素

血栓素 A_2 会诱导血管收缩并促进血小板聚集，而前列环素则能诱导血管舒张并抑制血小板聚集，这对宿敌之间的较量影响着血管的健康。

EPA 衍生物——含 3 个双键的前列腺素

含 3 个双键的前列腺素包含前列腺素 E_3、前列腺素 $F_{3\alpha}$、前列腺素 D_3、前列腺素 I_3 和血栓素 A_3 等。其中血栓素 A_3 的活性要弱于血栓素 A_2，但前列腺素 I_3 的活性则与前列环素相当。换言之，EPA 衍生物比花生四烯酸衍生物更能抑制血小板聚集。

这让人联想到了生活在北极地区的因纽特人，他们经常食用大量的海鱼，丰富的 EPA 摄入量被认为是他们不容易患心肌梗死的重要原因之一。

白三烯

由花生四烯酸衍生的含 4 个双键的白三烯是引起过敏反应的介质，它能引起支气管以及胃肠平滑肌剧烈收缩，其作用缓慢而持久。哮喘和过敏性鼻炎即是一类典型的由含 4 个双键的白三烯介导的过敏反应。

相较于强效的含 4 个双键的白三烯，EPA 衍生的含 5 个双键的白三烯则不会介导剧烈的免疫反应，这意味着摄入富含 ω-3 脂肪酸的鱼类有助于减轻或辅助治疗哮喘和过敏性鼻炎。

平衡 ω-6 脂肪酸和 ω-3 脂肪酸

前列腺素的独特之处在于它不像激素那样在血液中流动，而是当身体处于缺血、氧化应激、免疫活跃、激素调节、机械损伤或化学损伤等条件下在特定组织中即刻释放，例如排卵就是一种受激素调节的瞬时炎症反应，此时的卵泡会产生大量

的前列腺素 E_2 和前列腺素 $F_{2\alpha}$。

要知道，所有的前列腺素都源自细胞膜上的 ω-6 脂肪酸和 ω-3 脂肪酸，如果细胞膜上布满了反式脂肪酸而缺乏多不饱和脂肪酸，又或者多不饱和脂肪酸被氧化（食用高温烹调的植物油或饮食中缺乏维生素 E 保护多不饱和脂肪酸），那么前列腺素的合成就会受阻，这会极大地影响细胞的正常运作。

另一方面，花生四烯酸和 EPA 在细胞膜上的比例也十分重要，毕竟花生四烯酸的衍生物整体上是促炎的，而 EPA 的衍生物则是抗炎的，保证细胞膜上含有适宜比例的 ω-6 脂肪酸和 ω-3 脂肪酸有助于减轻慢性炎症，预防慢性疾病。

对照各国的饮食模式你会发现，典型西式饮食的 ω-6 脂肪酸和 ω-3 脂肪酸比例是 15：1，日本饮食的这一比例是 4：1，而我国饮食的这一比例是 9：1。尽管关于 ω-6 脂肪酸和 ω-3 脂肪酸的最佳比例目前仍无定论，但大多数人都认可日本饮食的 4：1 是更健康的。

在实践方面，由于亚油酸的来源非常广泛，而且它很容易被代谢成花生四烯酸，所以只要能吃上豆类、坚果或植物油，就基本不会缺乏 ω-6 脂肪酸。ω-3 脂肪酸才是你应该照顾的重点，因为 EPA 只能通过吃海鱼来获取。

当然，植物中的亚麻籽和奇亚籽会含有 α- 亚麻酸，细胞也有能力把它代谢成 EPA 和 DHA，但是该转化率实在是太低了，我们不能指望靠 α- 亚麻酸来补充 ω-3 脂肪酸。

总之，ω-6 脂肪酸和 ω-3 脂肪酸没有优劣之分，平衡地摄入才能促进健康。

8.5.7　胆固醇理性吃

胰岛素抵抗作为多囊卵巢综合征的核心发病机制之一，会使得多囊女性比常人更容易发生血脂异常。如果你已经查出胆固醇偏高，这个话题就与你息息相关。

胆固醇高真的会诱发冠心病吗？如果胆固醇真的那么"邪恶"，为什么我们的基因在漫长进化过程中宁愿舍弃合成维生素 C 的能力也要保留制造胆固醇的本领呢？

真相只有一个，那就是胆固醇对我们来说实在太重要了。

你知道鸡蛋为什么胆固醇高吗？因为那可以孕育出一只鸡啊！

你知道人脑为什么胆固醇高吗？因为它是人类智慧的载体啊！

你可能不知道吧，我们全身所有细胞都需要由胆固醇来构建，我们需要用胆固醇来修复细胞膜、合成性激素、合成胆汁酸、合成维生素 D……

称赞完了胆固醇，下面我要批评一下它。

胆固醇倘若不出现在血液里,自然不会有科学家去"怼"它,但问题是血液中高水平的胆固醇会加速动脉粥样硬化,尤其是小颗粒的低密度脂蛋白胆固醇绝对是十恶不赦的大坏蛋。

实事求是地说,胆固醇在没有被氧化之前都不算坏,它没有能力自动附着到比冰面还要光滑的血管壁上,只有在慢性炎症和氧化应激的破坏下,血管壁才会被"凿"出一个个的坑,此时胆固醇才能向受损的血管壁聚集并被氧化成斑块,最终成为慢性炎症和氧化应激借刀杀人的工具。

看到这里,你还要责怪胆固醇吗?我认为你该思考的不止是如何降低胆固醇,更要想想该怎样平息慢性炎症和氧化应激。要知道那些因冠心病而离世的人,他们当中有许多人的胆固醇水平都控制得非常好,甚至比健康人的还低。导致这一恶果的原因,是他们没有对慢性炎症和氧化应激给予足够的重视。只强调降胆固醇却对慢性炎症和氧化应激视而不见是永远都不可能杜绝心脑血管疾病的,胆固醇只是冠心病发作的必要但不充分条件。

现在方向明确了,你需要的是全方位的管理。

适量食用鸡蛋

丹麦有一名医生曾经亲自尝试过每天食用 8 个鸡蛋,但一周后,他的胆固醇水平却从原来的 7.2mmol/L 下降到了 6.37mmol/L[70]。

我给你讲这个故事不是叫你效仿他,没有人会每天吃 8 个鸡蛋。我只是想告诉你,吃鸡蛋并不会显著升高血胆固醇水平,每天吃 1 个鸡蛋其实就挺幸福的,偶尔多吃几个也没必要杞人忧天。

要是你觉得个案没有说服力,那我们来看看 2020 年 3 月发表在《英国医学期刊》上的研究报告[71]。这是一项涉及近 200 万人的荟萃分析,其得出的结论是:与每天食用少于 1 个鸡蛋相比,每天食用 1 个或 1 个以上鸡蛋与心血管疾病发生风险没有关联,在针对亚洲人群的分析中还发现呈负相关。

燕麦、大豆和坚果可以减少胆固醇的吸收

如果想减少胆固醇的吸收,我强烈推荐你多吃富含 β- 葡聚糖的燕麦以及含有大量植物甾醇的大豆和坚果,这些食物的降胆固醇功效已经得到美国食品药品监督管理局和欧洲食品安全局的认可[72-75]。

橄榄、大蒜和洋葱可以防止胆固醇被氧化

很多人都不敢相信,其实已有超过 20 项随机对照试验指出橄榄、大蒜和洋葱不仅能降低胆固醇,还能提高机体的总抗氧化能力,防止坏的胆固醇被氧化[76-78]。

用好的脂肪代谢掉坏的胆固醇

卵磷脂是大豆和葵花籽中含有的一种天然乳化剂，一项出自巴西的临床试验表明，卵磷脂可以使总胆固醇和低密度脂蛋白胆固醇在 2 个月内下降 42% 和 56%[79]。

另一种代谢掉坏胆固醇的办法是用橄榄油中的单不饱和脂肪酸或大豆和坚果中的多不饱和脂肪酸代替动物油和椰子油中的饱和脂肪酸。为了平衡 ω-6 脂肪酸和 ω-3 脂肪酸，避免慢性发炎，你应该把橄榄油作为主要食用油，而大豆和坚果更适合吃食物本身而不是由其提炼的植物油。

防止脂质过氧化

脂质过氧化指的是细胞膜上的脂类物质发生氧化变性，这种改变会破坏细胞膜原有的流动性和通透性，进而导致细胞的功能变差。

维生素 E 和辅酶 Q_{10} 是有效的脂质保护剂，脂溶性的特点使得它们可以很好地防止血管内皮细胞的脂质过氧化，这实际上是比降胆固醇更能从根源上预防动脉粥样硬化的防御性策略。大豆和坚果富含维生素 E，猪心含有辅酶 Q_{10}。

8.5.8　我们究竟怎么吃脂肪？

不论是在学术界还是在社交媒体，"低脂派"和"高脂帮"的斗争从未停歇，我奉劝多囊女性还是远离这两大"势力"为好，毕竟中庸之道才是保持健康的真谛。

这里我来总结一下有关脂肪的食用指南，我将给你 6 条建议，并教你如何选购健康的植物油，最后还要扫除你对特级初榨橄榄油的误会。

1. ω-6 脂肪酸的食物来源非常丰富，我建议通过吃豆类和坚果来获取它，而植物油则应该首选富含油酸的橄榄油或茶油。如果希望挑选更高性价比的高油酸植物油，不妨考虑低芥酸菜籽油。这里之所以要强调"低芥酸"，是因为芥酸对心脏不好。

2. 如果你不怎么吃豆类和坚果，我推荐的植物油是大豆油、核桃油或小麦胚芽油，它们不仅含有丰富的亚油酸，还含有适量的 α - 亚麻酸。

3. 如果选择橄榄油，我建议将用量控制在每天 40g 左右（约 4 汤勺），在无须减肥的情况下稍微多一些也无妨。如果选择富含亚油酸的植物油，那么不管减肥与否都建议将用量控制在 30g 以内，多了容易助长慢性炎症。

4. 上述植物油可以用于蒸、炖、煮、快炒或凉拌。如果需要爆炒或煎炸，那么以饱和脂肪酸为主的猪油和椰子油是更好的选择，它们在高温下不容易被氧化，也不容易转变成有害的反式脂肪酸。

5. 杏仁油和鳄梨油的脂肪酸构成与橄榄油相似，你完全可以通过吃杏仁和鳄梨来获取到最完整的营养，没有必要购买这类食用油。

6. 获取 ω-3 脂肪酸的最佳方式是吃鱼。如果你不喜欢吃鱼，应该考虑补充深海鱼油。对于素食者而言，建议好好利用亚麻籽这种食材，另外也可以补充海藻油。

选购植物油的注意事项

一般人只听过植物油的提取工艺分为压榨法和浸出法，但很少有人懂得所谓的提取工艺以及质量等级究竟意味着什么。俗话说"隔行如隔山"，如果不想被广告话术带到沟里去，不妨听我科普一下。

顾名思义，压榨法其实就是利用机械的挤压将花生或橄榄果等油料作物中的油脂挤压出来的方法。压榨法最大的优点是全程物理操作没有化学反应，可以最大限度地保留油料作物中的天然营养成分；其缺点是，物理压榨的方式并不能充分地提取油料作物中的油脂，所以压榨法的出油率低、成本高。

为了尽可能地降低生产成本并充分利用油料作物中的剩余油脂，人们发明了另外一种出油率高的提取工艺，那就是浸出法。

浸出法首先利用了物质相似相容的原理，将花生和橄榄果等油料作物预先浸泡在有机溶剂中，同时辅以破碎压片或加热膨化的方式，从而最大限度地将油料作物中的油脂溶解在有机溶剂中，然后再利用油脂和有机溶剂沸点不同的原理，通过加热蒸馏的方式把油脂和有机溶剂分离开来。

这里的有机溶剂通常是指 6 号轻汽油，主要成分是正己烷和环己烷，符合国家标准的浸出油会将其残留量控制在安全范围内。所有植物油的外包装都会标注油脂的提取工艺，究竟是压榨法提取的还是浸出法提取的一目了然。

作为一名消费者，我无法接受浸出法植物油，也不喜欢油脂还没吃就已经被反复加热多次，我会建议挑选冷压榨提取的植物油。

接下来，你还要了解一下植物油的质量等级。

不管是压榨法还是浸出法，初次提取后的油脂我们都管它叫毛油。压榨法提取的毛油可以直接食用，其优点是营养丰富、口味香浓，缺点是有食物残渣、卖相浑浊、色泽暗沉和容易变质。浸出法提取的毛油不能直接食用，因为油脂里还混有6 号轻汽油！

为了令浸出型植物油成为食品，为了改善植物油的品质并延长其保质期，食品企业就必须对毛油进行精炼，即脱磷、脱酸、脱色、脱水、脱臭、脱蜡⋯⋯

在精炼过程中，植物油需要被再次加热并掺入碱液等化学制剂以去除杂质。精炼彻底的植物油就几乎不含 6 号轻汽油了。

按国家的食用油质量等级标准,植物油分 1 ~ 4 级,4 级油即毛油,1 级油即精炼程度最高的油,市售的绝大部分植物油均是 1 级油。只有橄榄油和芝麻油等少数具有特殊风味的植物油才能躲开被精炼的命运。

由此可见,压榨型植物油不一定要精炼,但浸出型植物油就必须精炼。精炼植物油的优点是不容易氧化酸败,但缺点是营养成分有所流失。

如果你和我一样是完美主义者,那么我向你推荐特级初榨橄榄油。

特级初榨橄榄油意味着只收集橄榄果在低温下第一次压榨得来的油脂,这些油脂的酸度和过氧化值等评价指标好到根本不需要精炼就可以超越标准,而且正是因为特级初榨橄榄油没有被精炼过,所以不同品种或不同成熟度的橄榄果被压榨后才会得到颜色和风味各异的橄榄油,有的可以尝出浓浓的果香和辛辣味,有的可以品出淡淡的芳香和微辣感,它们没有好坏之分,只有"情人眼里出西施"。

如果你不喜欢某种橄榄油的味道,不妨换一个品牌试试。庄园油和产地油采摘的是备受好评的橄榄果品种,产品会标注橄榄果品种或产地信息。工业油则是从某国各地收购大桶原油后进行勾兑混装制成的,风味当然不够醇正。

橄榄油只能用来拌凉菜吗?

高温确实会破坏特级初榨橄榄油中的橄榄多酚,但如果说橄榄油不能用来炒菜,那就大错特错了。事实上,判断一种食用油能否高温烹调主要是看它的脂肪酸构成模式以及烟点高低。

饱和脂肪酸不怕热,单不饱和脂肪酸相对耐热,多不饱和脂肪酸很怕热。在高温环境下,饱和脂肪酸仍然是饱和脂肪酸,它不会变得更坏了;但不饱和脂肪酸却可以转变成反式脂肪酸,而且会生成羰基、环氧基和聚合体等有害物质。

从这一点来看,大豆油、玉米油、花生油和葵花籽油等富含多不饱和脂肪酸的食用油其实比富含单不饱和脂肪酸的橄榄油更不适合炒菜。

烟点又称为燃烧点,即在加热油脂时使其冒烟的最低温度。烟点通常与食用油的游离脂肪酸含量有关,游离脂肪酸越少,烟点就越高,食用油就越耐热。植物油在精炼的过程中会去除游离脂肪酸,因此,精炼植物油的烟点比猪油的烟点还高。

表 16 是常见食用油的烟点数据[80]。

表 16   常见食用油的烟点

食用油	烟点（℃）	食用油	烟点（℃）
橄榄油（特级初榨）	160 ~ 207	橄榄油（精炼）	199 ~ 243
葵花籽油（特级初榨）	107	葵花籽油（精炼）	232
玉米油（未精炼）	178	玉米油（精炼）	230 ~ 238
椰子油（未精炼）	177	椰子油（精炼）	232
芝麻油（未精炼）	177	芝麻油（精炼）	232
花生油（未精炼）	160	花生油（精炼）	232
菜籽油（未精炼）	107	菜籽油（精炼）	204
亚麻籽油（未精炼）	107	鳄梨油（精炼）	270
猪油	190	大豆油（精炼）	234
黄油	150 ~ 250	杏仁油（精炼）	221

特级初榨橄榄油的烟点为 160 ~ 207℃，如果和未精炼的植物油相比，那么橄榄油其实只有优势而没有任何劣势。

在实际烹调的时候，蒸、炖、煮是 100℃左右，快炒则是 120 ~ 150℃，只要别把油加热到冒烟再来爆炒或煎炸，那么橄榄油是绝对能够胜任的。

8.6 坚果食用指南

好消息，坚果对多囊女性大有好处。

美国杜克大学医学中心在 2007 年记录了一个临床案例[81]，一名 31 岁的白人女性刚确诊多囊卵巢综合征后就了解到亚麻籽已经应用于前列腺癌的 II 期临床试验，并且成功降低了血清的睾酮水平，她希望尝试一下亚麻籽能否改善自己的高雄激素症状。

医生不仅尊重她的选择，而且跟踪记录了她的身体状况。这名患者在医生的指导下开始按每天 10g 的剂量来食用亚麻籽，并逐步增加到每天 30g，在随后的 4 个月里她每天记录亚麻籽的食用量并如期复诊。

不可思议的是，经过 4 个月的亚麻籽"治疗"后，她的总睾酮从 150ng/dL 下降到了 45ng/dL，游离睾酮从 4.7ng/dL 下降到了 0.5ng/dL，多毛症状也显著减轻了。

记录该案例的医生表示，亚麻籽的功能可能来自于高含量的木酚素，因为木酚素已被发现具有促进睾酮排泄和增加性激素结合蛋白的作用。当然，这仅仅是一个案例，不能完全说明问题，但考虑到效果太过显著，所以也令人兴奋不已。

2020 年年初，一项研究又对亚麻籽的功能进行了测试，该研究比较了单纯生活方式管理和在此基础上加 30g 亚麻籽粉的疗效。结果发现，添加了亚麻籽粉组的受试者其瘦素水平下降且脂连蛋白水平升高，月经规律的人数比从 38.1% 增加到 81%，相较之下，会比单纯采用生活方式管理的疗效更显著[82]。

除此之外，一篇刊登在《欧洲临床营养学杂志》上的研究报告指出，如果多囊女性每天食用 36g 核桃或 46g 杏仁，她们的脂连蛋白水平就可以在 6 周内提高 19% 或 21%，而性激素结合蛋白水平则能提高 13% 或 16%[83]。

再有就是，一项出自德国的研究还表明，每天口服 2000mg 亚麻籽油胶囊可以在 12 周内降低多囊女性的甘油三酯和 HOMA-IR，同时减轻慢性炎症[84]。

我没骗你吧，坚果对多囊女性真的大有好处，它们在帮助改善代谢综合征之余还能提供大量的维生素 E、钙、镁、锌、铜、锰……

我最推荐的坚果是榛子、杏仁、核桃、亚麻籽、澳洲坚果，这些坚果要么以单不饱和脂肪酸为主，要么就含有适宜比例的亚油酸和 α - 亚麻酸，而且棕榈酸含量非常低。我建议每天吃 30 ~ 50g。

图 32 是常见坚果的脂肪酸构成模式，供参考。

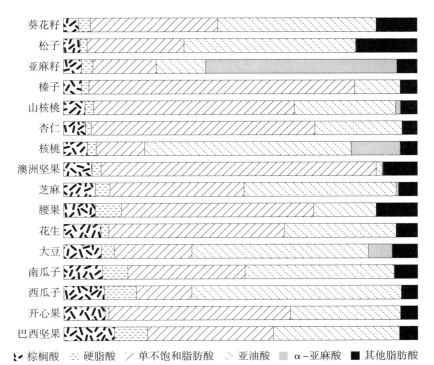

图 32 常见坚果的脂肪酸构成模式

8.7　大豆食用指南

大豆食品一直以来都饱受争议，因为大豆异黄酮是一种植物雌激素，人们担心它会增加乳腺癌或子宫内膜癌等雌激素依赖性癌症的发生风险。

这一担心不无道理，因为有基于细胞层面的研究指出，少量的大豆食品即可刺激人乳腺癌细胞增殖，而且会抵消来曲唑和法倔唑的药效。

不过细胞学层面的研究结果只能作为参考，因为这些细胞都是在失去免疫系统的"监管"下自行增殖的，我们需要看看流行病学的研究以及更循证的随机对照试验的结果。

研究大豆与乳腺癌相关性的荟萃分析显示，食用大豆较多的亚洲女性，她们的乳腺癌发病率和复发率较低，但欧美女性没有从中获益[85-88]。

研究大豆与子宫内膜癌相关性的荟萃分析指出，大豆对子宫有保护作用，食用大豆较多的女性患子宫内膜癌的风险比大豆食用量少者低 39%[89]。

研究大豆与卵巢癌相关性的病例对照研究发现，广州市的卵巢癌患者大豆制品食用量仅为人均每天 75g，健康对照组则高达 111g，计算比值比后得出的结论是大豆对卵巢有保护作用[90]。

在随机对照试验方面，一项纳入了 244 名绝经女性的为期 3 年的研究发现，每天食用 25g 大豆蛋白不会导致子宫内膜发生增生或癌变，反而是安慰剂组发生了 1 例 IB 期子宫内膜癌[91]。

从原理上分析，植物雌激素在体内发挥作用的方式比较特殊，它会和体内的雌激素相互竞争，在细胞表面玩"抢板凳游戏"。缺乏雌激素时，植物雌激素可以坐满板凳从而给细胞提供雌激素。雌激素过量时，植物雌激素会和雌激素打架，从而抢占一定数量的板凳。不论哪种情况，植物雌激素最终都会占有一席之地，而植物雌激素要比雌激素的功能弱，所以不会过度刺激乳房或子宫内膜。综合来看，植物雌激素对乳腺和子宫内膜是有益的。

呼——，终于松了一口气，我们接着来看看大豆对多囊女性有何影响吧。

在 2008—2018 年间，至少有 4 个随机对照试验指出，多囊女性每天从大豆食品或补充剂中摄入 36 ~ 50mg 大豆异黄酮有助于降低睾酮、脱氢表雄酮和 LH 水平，同时能降低总胆固醇、低密度脂蛋白胆固醇以及脂质过氧化标志物丙二醛水平[92-95]。

好啦，这下子你该放心了吧，多囊女性是可以吃大豆的。

那么，我们平时会吃到多少大豆异黄酮呢？应该吃多少大豆呢？

有资料显示，我国不同地区的大豆异黄酮食用量为人均 3.7 ~ 27.3mg/d 不等，日本和韩国会高达 47.2mg/d 和 57.5mg/d，而欧美地区则低至 0.1 ~ 2.35mg/d[96-108]。

表 17 是一些常见食物的大豆异黄酮含量数据[109]。

表 17　部分食物的大豆异黄酮含量

食物	大豆异黄酮含量（mg/100g）	食物	大豆异黄酮含量（mg/100g）
大豆	154.53	大豆粉（全脂）	178.10
纳豆	82.29	大豆粉（脱脂）	150.94
丹贝	60.61	大豆分离蛋白	91.05
腐乳	48.51	豆腐（硬，盐卤）	30.41
味噌	41.45	豆腐（软，盐卤）	22.61
豆瓣酱	38.24	大豆卵磷脂	15.70
酱油	9.90	各种杂豆	< 1.00

注：丹贝是印度尼西亚的一种发酵豆制品，杂豆是指红豆和绿豆等豆类。

100 粒直径为 5 ~ 7mm 的大豆（约 20g）就含有 20 ~ 30mg 大豆异黄酮。我建议多囊女性按日常饮食习惯自然地食用大豆，不必刻意增减。

8.8　肉类食用指南

多囊女性经常收到所谓的"清淡饮食"建议，含糊不清的用词使得大家误以为清淡就等于少吃肉，殊不知少吃肉不仅不减肥，反而会导致脱发和肌肉流失。

相信我，正确地食用肉类对你大有裨益。

现有的研究已经发现，用高蛋白食物代替高碳水化合物食物可以降低胰岛素水平，进而促进肝脏合成更多的性激素结合蛋白来"封印"游离睾酮。

肉类是蛋白质的最佳来源，不管是鱼类还是贝类（其他海鲜也可以），不论是鸡鸭还是鹅鸽，又或者是猪牛羊，多囊女性都可以吃。肉类还是维生素和矿物质的宝库。

其中鱼类更值得推荐，它们含有大量具有抗炎作用的 ω-3 脂肪酸，还富含支持免疫的锌以及帮助解毒的硒，它们的蛋白质容易消化不易在肠道中腐败，它们不含大量会促氧化的血红素铁。

还有一点最为特别，那就是鱼类多数采用蒸的方式来烹调，这样便不会产生加速衰老和加重胰岛素抵抗的糖化终产物，更没有苯并芘、杂环胺和丙烯酰胺等有毒有害物质。

我真心推荐你多吃鱼类，每周吃 3 ～ 6 次就很合适。你看看鱼类消费量最多的冰岛和日本，他们人民的健康状况难道不是挺棒吗？

8.9　调料食用指南

如果你以为 PCOS 饮食就是吃盐水煮大白菜那就大错特错了，许多植物调料以及发酵类调味品实际上都没有你想象的那么不健康。

植物调料可以给菜肴增添特殊的香味，例如姜、葱、蒜、胡椒、八角、芫荽、洋葱、孜然、肉桂、姜黄、罗勒，等等。

我建议你根据个人喜好或听从身体的反应来选择植物调料。如果吃了这些调料后身体没有抗议，那你可以继续吃。如果你受不了刺激性的食材，那可以不吃或选择更温和的发酵类调料。

发酵类调料以谷物或大豆为原料并添加一定量的糖或食盐后经发酵制成，例如酱油、陈醋、白醋、腐乳、豆豉、味噌和豆瓣酱等。发酵类调味品始创于我国及其他亚洲国家，这类调味品主要给食物增添咸味、酸味或鲜味，鲜味主要来自蛋白质被微生物分解后所产生的游离氨基酸。

发酵类调味品只要不含食品添加剂，就是既美味又营养的调味料。如果经济条件允许，我推荐你选择一些主打天然的品牌，这样可以避开焦糖色、三氯蔗糖、谷氨酸钠和苯甲酸钠等食品添加剂。

最后一类是混合调料，例如辣椒酱、黑椒酱、番茄酱、沙茶酱、蚝油、柱候酱、咖喱酱、花生酱、蛋黄酱和沙拉酱等。混合调料难分好坏，选购时应留意过敏原以及配料中是否含有氢化植物油（咖喱酱、花生酱、蛋黄酱和沙拉酱可能会用到）。

需要注意的是，越浓稠的酱料就含有越多的糖和脂肪，像京酱肉丝和糖醋排骨这类重口味菜过过嘴瘾就好，你要是吃酱吃胖了千万别怪到肉的头上。

8.10　如何搭配各类食物？

中国营养学会于 1989 年制定了第一版《中国居民膳食指南》，并于 2016 年修订了最新版本，该膳食指南可用于指导健康人群的日常饮食。

遗憾的是，膳食指南无法照顾到所有群体，尤其是多囊女性。

2011 年之前，中国连自己的多囊卵巢综合征诊断标准都还未建立，可见国人对该病的认知非常有限。为了填补这片空白，我将《中国居民膳食指南》作为蓝本，以 PCOS 饮食的基本原则为核心要点，制订了一份更适合多囊女性的饮食结构。

为了区别对待不同体重类型的多囊女性，请先根据下面的公式计算体重指数（BMI），然后按照书中的提示选择对应的饮食结构。

BMI ＝体重（kg）÷[身高（m）]^2

体重类型的判断：

1. 消瘦（BMI < 18.5）

2. 正常（18.5 ≤ BMI < 24）

3. 超重（24 ≤ BMI < 28）

4. 肥胖（BMI ≥ 28）

除了 BMI，你还可以参考一下腰围。腹部脂肪几乎都是白色脂肪，它们比其他任何部位的脂肪都要"丧尽天良"。女性腰围应小于 85cm，超过 85cm 就是腹部肥胖，腹部肥胖意味着胰岛素抵抗或压力型肥胖。

接下来我要讲的 PCOS 饮食结构适用于体重正常的多囊女性，超重或肥胖的多囊女性请参考本部分第 9 章的减肥饮食方案。

通过查阅表 18，你可以轻而易举地找到适合自己的饮食结构。

表 18　不同身高人群的日常饮食结构参考

餐次	食物	身高		
		1.5 ~ 1.6m	1.6 ~ 1.7m	1.7 ~ 1.8m
早餐	主食	50g	50g	50g
	坚果	30g	40g	50g
	大豆	20g	20g	20g
	鸡蛋	50g	50g	50g
	水果	150g	200g	250g
午餐	主食	50g	50g	70g
	肉类	80g	100g	120g
	蔬菜	300g	300g	300g
	油	20g	20g	20g

（续表）

餐次	食物	身高		
		1.5 ~ 1.6m	1.6 ~ 1.7m	1.7 ~ 1.8m
晚餐	主食	50g	50g	70g
	肉类	80g	100g	120g
	蔬菜	300g	300g	300g
	油	20g	20g	20g

主食替换技巧（下述部分食材因淀粉含量高，故当作主食来吃）

米类 50g≈ 面粉 50g≈ 红豆 50g≈ 绿豆 50g≈ 莲子 50g≈ 板栗 80g≈ 百合 100g≈ 粉葛 100g≈ 芋头 140≈ 山药 140g≈ 玉米 160g≈ 豌豆 160g≈ 紫薯 160g≈ 红薯 160g≈ 菱角 160g≈ 土豆 200g≈ 莲藕 220g≈ 牛蒡 220g≈ 荸荠 220g。

表 18 中的 50g 主食是指米类，50g 大米一般可以煮成 1 碗米饭（小碗）。

高蛋白食物替换技巧

肉类 100g≈ 鱼类 120g≈ 海鲜 150g。

大豆 20g≈ 腐竹 18g≈ 豆腐皮 16g≈ 豆腐丝 35g≈ 豆腐干 50g≈ 北豆腐 80g≈ 南豆腐 100g≈ 肉类 60g≈ 鱼类 70g≈ 海鲜 90g≈ 鸡蛋 1 个 ≈ 鸭蛋 1 个 ≈ 鹌鹑蛋 5 个。

不爱吃豆制品的女生可以用 60g 肉类代替 20g 大豆或相应重量的豆制品，例如早餐不吃豆制品就可以在午餐和晚餐中分别增加 40g 和 20g 肉类。

水果替换技巧

碳水化合物含量＜ 10% 的水果 250g ≈ 碳水化合物含量为 10% ~ 15% 的水果 200g≈ 碳水化合物含量为 15% ~ 20% 的水果 150g≈ 碳水化合物含量＞ 20% 的水果 100g。

表 18 中的水果是指碳水化合物含量低于 15% 的水果。

蔬菜和坚果替换技巧

蔬菜大部分可以随意替换。需要注意的是，南瓜和胡萝卜的碳水化合物含量虽然不高但 GI 高，每餐食用量不宜超过 50g，而且应搭配其他蔬菜。

坚果也可以随意替换，其中腰果的碳水化合物含量最高，杏仁的蛋白质含量最高，核桃的脂肪含量最高，亚麻籽的膳食纤维含量最高。

烹调油替换技巧

使用以亚油酸为主的植物油时，每日烹调油用量建议在 30g 左右。如果使用的是特级初榨橄榄油，每日烹调油用量可以增至40g。

关于食物重量的说明

以上所有数据皆为食物可食部分的生重。由于植物品种有差异，豆制品制作工艺有不同，动物各部位体脂率有高低，实践中无法精确也没有必要精确。

关于用餐时间的说明

早餐和晚餐的推荐用餐时间是7：00和17：00。如果你起得比较晚，PCOS饮食结构中的早餐对你来说也许有点多，此时可以把水果和坚果挪一部分到下午食用。但原则上推荐将生活节奏前移，即早起、早吃、早睡。

关于能量营养素的说明

我不提倡拘泥于特定的碳水化合物供能比例、蛋白质供能比例或脂肪供能比例。表18给出的饮食结构可以作为一个基本框架，应在此基础上根据个人情况进行调整。例如，糖代谢能力不好的人可以适当减少主食并增加植物性蛋白质和优质脂肪的摄入量，而脂代谢能力不好但糖代谢能力强的人可以适当增加优质碳水化合物并减少动物性蛋白质和脂肪的摄入量。这都是非常个性化的问题，如有需要，可以请专业的营养师为你出谋划策。

关于微量营养素的说明

上述饮食结构没有牺牲除钙以外的微量营养素，相反地，这样的搭配不但比传统饮食更富含维生素和矿物质，甚至能摄入大量的膳食纤维和植物营养素。对于唯一欠缺的矿物质钙，可以通过多晒太阳或补充维生素D_3来弥补。

关于饮食建议的共性与个性

如果去社交媒体寻求饮食建议，你会发现那简直是世界大战，素食主义者会发表脂肪有害心脏健康的言论，呼吁低碳生酮的人则常常抵制碳水化合物，这本来应该是相互矛盾的两种饮食，但奇怪的是他们都能列举出支持自己或驳斥对方观点的证据。

怎样搭配饮食才能促进健康，这难道不应该有统一的意见吗？

可真理恰恰就应该是公说公有理，婆说婆有理，人永远是个性化的。

对于人类这种复杂的生命体，根本就不可能存在所谓的完美食物，也没有什么饮食搭配是普遍适用的。人与人之间总是有这样或那样的不一样，所以我从不提倡刻板地盲从特定营养素的供能比例或需求量，你也切勿陷入数学营养学这个误区。

营养学只是一门模糊学科，没有人可以计算出健康。

多关注食物本身的品质，选择新鲜的食物而非深加工的食品，保证均衡地摄入各种高营养密度的食物，避免那些在实践中已明确给身体带来不适的食物，这些大道至简的饮食建议才具有普遍的指导意义。

正如 2020 年伊始发表于《柳叶刀》上的研究报告所示，是时候休战了。这项涉及 3 万多人的前瞻性队列研究表明，低碳或低脂本身没有那么重要，决定人类健康或过早死亡的因素主要是食物的品质，我们应该吃优质的碳水化合物和优质的脂肪 [110]。

不管是低脂饮食还是高脂饮食、低碳饮食还是高碳饮食、低蛋白饮食还是高蛋白饮食，它们都可以在某些特定情况下发挥特殊的作用，请以能给你提供个性化咨询的专业人士建议为准。

9 减肥饮食方案

肥胖的多囊女性注意啦，只要减肥成功，你就有机会摘掉多囊卵巢综合征这顶帽子，而且没有医生会反对你减肥。

当然，减肥也是有副作用的，最严重的副作用就是"烧钱"，因为减肥成功后你可能要把全身的衣服都换掉，你还会爱上打扮和逛街，这可不是一笔小的开支。

准备好了吗？我们开始吧。

多囊姐妹的故事 ┈┈┈┈┈┈┈┈┈┈┈┈┈┈┈┈┈┈┈┈┈┈┈┈┈┈┈┈

遇见你，我便遇见了幸福

我相信生命中所有的遇见都是一场命中注定的安排，它不会早到一分，也不会晚到一秒。

2017年6月15日我剖宫产下6.2斤的女儿，此后我便进入了母亲的角色，每天都是忙碌而开心的哺乳和呵护女儿。母乳喂养8个月的时间里我一直没来"姨妈"，我也了解过哺乳期不来是很正常的事情，所以就没在意。2018年2月断奶后，我一直期待"姨妈"的光临，可是等了半年之久仍然没有要来的意思，我这才着急地跑去医院。医生经过一系列检查，给我的诊断结果是"多囊卵巢综合征"。

虽然我知道这个病症，但当得知这个病症发生在自己身上时，脑子还是嗡嗡作响。我一直问自己，生女儿之前虽然已经有月经不正常的情况，但是各种检查也没说是多囊呀，怎么生完孩子反而还多囊了？

各种"想不通"涌入脑海，但是我还是听取医生的建议拿了一盒避孕药，虽然我知道它是激素药，只能让我来类似月经的撤退性出血，但是我也没有办法。吃了一盒药，停药后两天，久违的月经确实来了。

月经结束后的第三天，我换了家医院又做了一次全面的身体检查。结果一样，卵巢内有超过10个小卵泡，还是多囊。这下我真的不再抱有任何的侥幸，终于要面对自己都不愿意面对的现实了。

　　既然已经是事实，我要做的就是想办法去治疗、去改变现状。我不想再吃避孕药，于是开始求治于中医。中医大夫给我开了一堆难吃的中药，然而服药 40 多天后，我的例假并没有要来的意思。中医大夫的意思是让我减肥。我 168cm 的身高，孕前 120 斤，最多算微胖，但是产后体重停留在 145 斤始终下不去，当然我也没有刻意去减肥，该吃吃该喝喝，还像怀孕、哺乳期那样没有节制，也没运动。我对中医也没有信心了。

　　然而，转机就在这个时候出现了。2018 年 12 月 15 日，我在微博上一直刷关于多囊卵巢综合征的资料，突然跳出一篇文章，文章的作者是一位和我有着同样遭遇的女孩，文章讲述了她是如何通过营养素加饮食加运动调整而恢复正常生理周期和自主排卵的。这个善良的女孩还留下了她的微信联系方式，我迫不及待地加了她，她很热情，一直用她自己的经历给我一些很专业的建议，最重要的是她介绍我认识了改变我心态乃至命运的人——Vincent 老师。

　　对，就是这个男人改变了我，一个有情怀的营养师，他温柔的声音及耐心让我常常想哪个好命的女孩才配拥有他这样的男人。听完老师所有的课程后，我恢复了信心，开始向老师咨询。他跟我一项一项分析我的身体情况，然后针对性地建议我应该补充哪些营养素，当然最重要的是减肥，对，要减肥，而且是必须减肥！

　　我开始按照老师的建议制订减肥计划，主食换成黑米和荞麦，每天的摄入量不超过 100 克，再加上运动。就这样，在老师的指导和鼓励下，我逐渐取得一些成绩，体重慢慢下降，月经周期也在逐渐变好。

　　从 145 斤减到 140 斤用了 2 个月（自主来月经，月经周期 50 天），从 140 斤减到 135 斤用了 1 个月（自主来月经，月经周期 35 天），从 135 斤减到 125 斤用了 1 个月（自主来月经，月经周期 32 天）。短短 4 个月，我成功减下来 20 斤。

　　瘦下后的我收获很多关注的目光和赞美的声音，老公也比以前更爱我了，最重要是我越来越乐观、越来越自信、越来越有自己的气场。公司组织的晚会、培训等各种可以展现自我的机会我几乎都不会错过，虽然我现在还是微胖，但是相比之下，瘦下来 20 斤后的我足以惊艳到对我审美疲劳的大众双眼，我开始享受这些赞美，享受运动与节制饮食带来的快感，我想我会长期坚持下去，我要回到我大学毕业时 108 斤的体重！

　　我一直觉得"船到桥头自然直"这句话是有一定道理的，在我悲伤到不知所措甚至开始绝望的时候，Vincent 老师就出现了，他把我从绝望的泥潭中拉出来，并为我清理了所有的"污浊"，让我重拾光鲜的自己。

　　说到感谢你这段的时候，我内心激动得有点哽咽，太多煽情的话我不会说，我只想说：谢谢你，Vincent 老师！谢谢你在我最需要的时候出现在我的生命里，也感谢命运让我遇见你，我想我此生都会追随你挖掘更多有益健康的奥妙。

——简单，福建泉州，2019-09-05

9.1 有神奇的减肥产品吗？

从小老师就教导我们要透过现象看本质，但在欲望的驱使下人总是会失去理智，例如男性往往会因为渴望"壮阳"而尝试各种乱七八糟的补品，女性则常常会因为某个产品声称可以月瘦 10 斤而跃跃欲试……

所谓当局者迷就是这个道理。作为旁观者我非常希望能拉你一把，相信我吧，不管是哪种减肥方法，最终都离不开控制饮食和纠正不良的生活方式，而且绝对逃脱不了控制总热量的法则。

如果谁谁谁告诉你用某杯饮料或某块饼干或某根棒棒来代替正餐就能减肥，那我诚实地告诉你，只要这款产品的热量低于你平时正餐摄入的热量就会有效，而且效果的好坏取决于你在食用它们的同时还吃了哪些食物。再者，只要产品符合国家的食品安全标准就是安全的。我不反对你借助代餐产品来节省做饭时间，但我仍然提倡通过自然饮食来降低体重。

至于一些"高大上"的减肥助剂，例如茶多酚、左旋肉碱、共轭亚油酸、白芸豆碳水阻断剂或中草药秘方等，它们都只能起到微弱的辅助作用。如果真有什么神奇的产品能够攻克肥胖，美国人也不至于超重肥胖率发展到 78.2% 了。

你一定要记住下面这句话：再神奇的减肥产品也救不了一个从不关注饮食和运动的人，能吃胖一次就能吃胖十次，绝无例外。

9.2 低碳水化合物饮食适合多囊患者吗？

对于大多数人而言，控制热量是件相当麻烦的事，没有人愿意、也很少有人真正懂得计算热量的正确方式。为了迎合减肥者的需求，低碳水化合物饮食应运而生，它能通过一些简单的理论和操作实现对热量的限制，最终达成减肥的目的。

这里之所以提到低碳水化合物饮食，是因为我怕你盲目跟风，更担心你在一知半解的情况下就采用低碳水化合物饮食来对付多囊，结果捡了芝麻丢了西瓜。

所谓低碳饮食，即将全天饮食中的碳水化合物限制在 100g 以内，借此改变细胞的能量代谢轨道，迫使细胞从"吃糖"获取能量转变成燃烧脂肪产生酮体来获取能量。

为了快速启动细胞的脂代谢模式，严格的低碳水化合物饮食只允许每天摄入 25 ~ 50g 碳水化合物。

根据蛋白质和脂肪含量的不同，低碳水化合物饮食大致可以分为 3 种：

1. 适量蛋白质和超高脂肪的经典版生酮饮食（用于治疗癫痫，不限热量）；

2. 高蛋白质和高脂肪的网红版低碳水化合物饮食（用于减肥瘦身，轻度限制热量）；

3. 高蛋白质和低脂肪的改良版低碳水化合物饮食（用于减肥瘦身，严格限制热量）。

对于肥胖的多囊女性，我赞成你在 3 ~ 6 个月内借助低碳水化合物饮食来减重，限制了碳水化合物就可以控制高胰岛素血症，这绝对利大于弊。

然而请记住，几乎所有指出低碳水化合物饮食有好处的研究都是基于 BMI≥28 的肥胖患者，甚至是 BMI≥35 的严重肥胖患者。那些仅仅是微胖的女性，不一定能从中获益，甚至可能受到伤害。

对于体重正常的多囊女性，如果生存受到威胁，身体就会牺牲繁衍能力来维持生存。一篇发表在《临床内分泌代谢杂志》上的研究报告指出：当每日碳水化合物摄入量低于 90g 时，下丘脑分泌 GnRH 的功能就会遭到破坏，LH 和 FSH 固有的脉冲分泌频率会消失，卵泡的发育会停滞，这就是功能性下丘脑性闭经 [1]。

患有功能性下丘脑性闭经的女性常常伴有肾上腺和甲状腺功能紊乱，她们的皮质醇水平升高但甲状腺素水平降低 [2]。在高皮质醇和低甲状腺素的"夹击"下，患者会出现发胖、疲劳、烦躁、焦虑、抑郁、失眠、便秘、脱发、性冷淡、记忆力减退⋯⋯

考虑到上述的种种因素，我推崇安全性高且可持续性强的 PCOS 饮食，低碳水化合物饮食则推荐给 BMI ≥ 28（可以放宽到 26）的多囊女性在专业人士指导下执行。

9.3　各类饮食模式的疗效

为了查证怎样的热量配比（碳水化合物∶蛋白质∶脂肪）更适合多囊女性，我在各大主流医学期刊上检索了各种饮食模式用于干预多囊卵巢综合征的疗效。

科学家并没有遗忘多囊患者这个群体，我欣喜地看到有越来越多的研究开始用饮食和生活方式管理来帮助多囊女性恢复健康。

表 19 是对 18 篇出自《人类生殖》《生育与不孕》《临床内分泌代谢杂志》《欧洲内分泌学杂志》《临床科学期刊》《美国临床营养学杂志》和《欧洲临床营养学杂志》等专业医学期刊上的临床试验研究报告的总结 [3-20]。

这些研究的结果一致表明，调整饮食和生活方式在管理多囊卵巢综合征中具有优越的疗效，而且适度控制碳水化合物的低升糖高蛋白饮食更为有效。

表 19 与多囊卵巢综合征饮食干预相关的 18 篇研究简述

与研究相关的基本信息	干预效果
67 名 BMI ≥ 30 的不孕女性，其中 53 人为多囊女性，所有人均接受饮食等生活方式管理，为期 6 个月。	60 人（90%）恢复自发性排卵月经，52 人（78%）怀孕，45 人（67%）顺利活产。 流产率从原来的 75% 下降到 18%。 平均每个新生儿的医疗费用从 27.5 万澳元（约 138 万人民币）减少到 4600 澳元（约 2.3 万人民币）。
15 名 BMI 为 27～45 的多囊女性，所有人均接受饮食等生活方式管理，为期 6 个月。	9 人（60%）恢复自发性排卵月经，她们的腹部脂肪平均减少 11%，胰岛素敏感指数平均增加 71%，空腹胰岛素水平平均下降 33%，LH 水平平均下降 39%。
28 名平均 BMI 为 37.4 的多囊女性，A 组 14 人采用高蛋白饮食（每日总热量 1400kcal，碳水化合物供能比 40%，蛋白质供能比 30%，脂肪供能比 30%），B 组 14 人采用标准蛋白饮食（每日总热量 1400kcal，碳水化合物供能比 55%，蛋白质供能比 15%，脂肪供能比 30%），为期 3 个月。	A 组平均减重 8.5kg，B 组平均减重 6.9kg。 A 组高密度脂蛋白胆固醇水平没有下降，B 组下降 10%。 在限制热量期间，28 人的性激素结合蛋白水平平均增加 11.4%，总睾酮水平平均下降 13.7%。
33 名平均 BMI 为 32.1 的多囊女性，采用每日总热量为 1200kcal 的饮食（碳水化合物供能比 55%，蛋白质供能比 20%，脂肪供能比 25%），为期 6 个月。	25 人减重超过 5%，其中 11 人减重超过 10%。 减重超过 5% 的多囊女性，其卵巢体积平均缩小 18%，小卵泡数量平均减少 15%。 减重超过 10% 的多囊女性，其卵巢体积平均缩小 27%，小卵泡数量平均减少 22%。 27 名无排卵多囊女性中有 18 人恢复了规律的月经周期，其中 15 人的卵巢可以自发排卵。
5 名 BMI > 27 的多囊女性，采用低碳水化合物饮食，碳水化合物摄入量 < 20g/d，可以随意食用鸡蛋、肉类、海鲜和鱼，蔬菜沙拉每天 2 杯（1 杯约 240mL），低碳水化合物蔬菜每天 1 杯，不允许喝酒或咖啡，鼓励补充复合维生素与矿物质，为期 6 个月。	体重平均减轻 12.1%，游离睾酮水平平均下降 30%，LH/FSH 平均下降 36%，空腹胰岛素水平平均下降 54%。
75 名平均 BMI 为 33.5 的多囊女性，采用限制热量的地中海风格低升糖指数抗炎饮食（碳水化合物供能比 50%，蛋白质供能比 25%，脂肪供能比 25%），鼓励食用豆类和鱼类并限制红肉，脂肪来自橄榄油和亚麻籽推荐食用姜黄和迷迭香等天然香料，为期 3 个月。	体重平均减轻 6.3kg，游离睾酮水平平均下降 29%，炎症标志物 C- 反应蛋白水平平均下降 47%，63% 的人恢复自发性排卵月经。

（续表）

与研究相关的基本信息	干预效果
49 名多囊女性，A 组 29 人（平均 BMI 为 34.3）采用低升糖指数饮食，B 组 20 人（平均 BMI 为 34.7）采用不控制升糖指数饮食，两组均采用 1600kcal 食谱（碳水化合物供能比 50%，蛋白质供能比 23%，脂肪供能比 27%），直至减去 7% 的体重。	A 组中 95% 的人报告月经周期更加规律。 B 组中 63% 的人报告月经周期更加规律。
16 名平均 BMI 为 35.7 的多囊女性，A 组 9 人采用低碳水化合物饮食（碳水化合物摄入量 < 40g/d），B 组 7 人采用低脂饮食（脂肪摄入量 < 40g/d），为期 3 个月。	12 人在干预期间恢复了月经，其中 8 人的月经具有规律性。3 个月内平均出血次数从 0.6 次提高到 1.6 次。 受样本量限制，作者无法统计出两种饮食的疗效差异。
65 名超重或肥胖的多囊女性，先采用 1400 ~ 1600kcal 饮食干预 6 个月，随后在 10 ~ 67 个月坚持温和地限制热量并配合运动（每天步行 30 分钟，每周 5 次）。	24 人彻底痊愈，她们不再有多毛症，雄激素回落到正常水平，并且恢复了有排卵的月经周期，卵巢形态完全正常（平均随访 21.8 个月）。 31 人明显好转，她们的多毛症状减轻，雄激素水平下降，其中 11 人恢复了有排卵的月经，12 人的卵巢形态恢复正常（平均随访 19.9 个月）。 10 人仅有轻度改善（平均随访 18.5 个月）。
49 名多囊女性，A 组 26 人（平均 BMI 为 31.1）采用传统低热量标准蛋白饮食（碳水化合物供能比 55%，蛋白质供能比 15%，脂肪供能比 30%），B 组 23 人（平均 BMI 为 31.9）采用低升糖高蛋白饮食（碳水化合物供能比 40%，蛋白质供能比 30%，脂肪供能比 30%），为期 3 个月。	A 组和 B 组的睾酮水平分别平均下降 23.8% 和 26.4%。 B 组的空腹胰岛素和炎症标志物超敏 C- 反应蛋白水平比 A 组低。
27 名多囊女性，A 组 13 人（平均 BMI 为 30.5）采用标准蛋白饮食（碳水化合物供能比 55%，蛋白质供能比 15%，脂肪供能比 30%），B 组 14 人（平均 BMI 为 30.6）采用高蛋白饮食（碳水化合物供能比 30%，蛋白质供能比 40%，脂肪供能比 30%），为期 6 个月。	A 组体重平均减轻 3.3kg，B 组体重平均减轻 7.7kg。 A 组体脂平均减少 2.1kg，B 组体脂平均减少 6.4kg。 A 组腰围平均减少 3.6cm，B 组腰围平均减少 7.3cm。
43 名多囊女性，A 组 14 人（平均 BMI 为 35.4）采用饮食干预（每日总热量比平时低 600kcal，碳水化合物供能比 55% ~ 60%，蛋白质供能比 15%，脂肪供能比 25% ~ 30%），B 组 17 人（平均 BMI 为 34.8）采用运动干预（每周 2 ~ 3 次，每次 45 ~ 60 分钟，强度中等），C 组 12 人（平均 BMI 为 38.1）采用饮食干预配合运动干预，为期 4 个月。	A 组游离睾酮水平平均下降 32.5%，抗缪勒管激素水平平均下降 24.3%。 B 组游离睾酮和抗缪勒管激素水平没有显著改善。 C 组游离睾酮水平平均下降 26.7%，抗缪勒管激素水平平均下降 14.1%。

（续表）

与研究相关的基本信息	干预效果
30 名多囊女性，A 组 13 人（平均 BMI 为 34.1）采用低热量饮食（不服用二甲双胍），B 组 17 人（平均 BMI 为 31.1）采用 2000mg/d 二甲双胍治疗（不做饮食干预），为期 3 个月。	A 组和 B 组中月经不规律得到改善的人数分别为 11 人（84%）和 8 人（47%）。 A 组的 BMI 和腰围分别平均下降 11.7% 和 7.5cm。B 组的 BMI 平均下降 2.6%，腰围平均增加 1cm。 A 组的空腹胰岛素水平平均下降 43.8%。B 组的空腹胰岛素水平平均下降 14.2%。 A 组的游离睾酮水平平均下降 12.8%。B 组的游离睾酮水平平均下降 27%。
30 名平均 BMI 为 31.8 的多囊女性。A 组 14 人，先采用标准饮食（碳水化合物供能比 55%，蛋白质供能比 18%，脂肪供能比 27%）治疗 2 个月，之后采用中等碳水化合物饮食（碳水化合物供能比 41%，蛋白质供能比 19%，脂肪供能比 40%）治疗 2 个月；B 组 16 人，先采用中等碳水化合物饮食治疗 2 个月，之后采用标准饮食治疗 2 个月。	适当减少碳水化合物并增加脂肪的饮食能更有效地降低睾酮、低密度脂蛋白胆固醇、空腹血糖和空腹胰岛素水平。
51 名平均 BMI 为 23.7 的多囊女性，A 组 25 人采用早、中、晚三餐热量分别为 980kcal、640kcal 和 190kcal 的饮食，B 组 26 人采用早、中、晚三餐热量分别为 190kcal、640kcal 和 980kcal 的饮食，为期 3 个月。	A 组和 B 组分别有 50% 和 20% 的人恢复自发性排卵月经。 A 组的游离睾酮水平平均下降 50%，性激素结合蛋白水平平均增加 105%，硫酸脱氢表雄酮水平平均下降 35%，胰岛素敏感性平均提高 56%，GnRH 刺激的 17α- 羟孕酮峰值平均减小 39%。B 组的这些指标都没有改善。
37 名体重为 54.6 ~ 124kg 的多囊女性，A 组 19 人采用升糖指数小于 45 的饮食，B 组 18 人采用升糖指数为 50 ~ 75 的饮食，两组均采用 1200 ~ 1500kcal 食谱（碳水化合物供能比 45% ~ 50%，蛋白质供能比 15% ~ 20%，脂肪供能比 30% ~ 40%），为期 3 个月。	A 组 57 个月经周期中有 14 个（24.6%）是有排卵的。 B 组 54 个月经周期中有 4 个（7.4%）是有排卵的。
40 名平均 BMI 为 27 的多囊女性，A 组 20 人一日六餐，B 组 20 人一日三餐，两组均采用 1900kcal 食谱（碳水化合物供能比 40%，蛋白质供能比 25%，脂肪供能比 35%），为期 6 个月。	与一日三餐相比，一日六餐的饮食方式能显著改善胰岛素敏感性。
78 名平均体重为 62.7kg 的多囊女性，A 组 39 人采用 1200 ~ 1400kcal 饮食（碳水化合物供能比 < 30%，蛋白质供能比 > 40%，脂肪供能比 30%），B 组 39 人给予简单饮食建议，为期 1 年。	A 组有 36 人（92%）建立了规律的月经周期，而 B 组只有 25 人（64%）。 A 组有 18 人（46%）怀孕，而 B 组只有 6 人（15%）。 A 组有 1 人（3%）稽留流产，而 B 组有 11 人（29%）。

9.4　PCOS 饮食减肥法

多囊姐妹的故事

低升糖指数饮食让我瘦成一道闪电

我今年 35 岁，25 岁时曾经历过一次婚变，之前剖腹产两个儿子，离婚后小儿子跟着我，后来再婚的老公是头婚，并没有小孩，所以自从跟他在一起后我就决定必须开启三胎之路。

2016 年，我被检查出多囊卵巢综合征。这几年我吃过很多药，中药、西药（包括激素），有时候一吃就是 3 个月，结果并没有使排卵规律，反而让身材像吹气球一样越来越胖。

第一次接触到 Vincent 老师是在减肥课上。当时因为身材越来越胖，就比较关注减肥，也用了很多减肥方法，但效果都不理想。老师的低升糖指数饮食使我眼前一亮，我毫不犹豫地购买了课程并认真按照老师提供的方案吃饭，结果短短一个月我就瘦了快 20 斤。

出于对老师的信任，我又购买了多囊课程。从前我对多囊的认识仅限于"内分泌失调""特别容易发胖""超级难怀孕""这是病得用药治"，但为了怀孕生宝宝我做了很多检查、吃了很多种药都没什么效果。

购买完课程我就开始认真地学习，有些专业名词听不懂就去请教群里的姐妹，我还按照老师的要求服用一些营养素，结果短短 20 天就怀孕了，可能是低升糖指数饮食已经使我的身体发生了一些改变，所以后来调理起来更加容易了。

在补充营养素的过程中曾有一位朋友阻止我说有病要去吃药，网上的课程不靠谱，认为我是死马当作活马医、病急乱投医。

我的立场很坚定，因为身体是自己的，身体的感受是绝对不会骗人的，尤其是往好的方面发展的时候，感觉整个人的精神状态都不一样了。

2018 年 9 月 1 号早上，当我检测出双线时，我的心紧张激动得快要跳出来了，我马上冒雨去医院抽血化验，确定怀孕后我喜极而泣，第一时间把好消息告诉老公，他也非常高兴，马上把这个好消息分享给了朋友。

现在我快要生了。怀孕过程中，我一直按照老师提供的方法和食谱精心养胎，有不懂的地方就问老师，每次他都会耐心仔细地一一回复。我在孕期除了呕吐没有任何不适，胎儿也非常健康非常好。

再次感谢老师，如果没有看到你的课程，如果没有认真地听课、积极配合，无法想象还需要多长时间我们才能有属于自己的小宝贝，没有属于自己的孩子的婚姻会是怎样更是无法想象。

所以，非常非常感谢 Vincent 老师，同时我想告诉各位多囊姐妹，多囊不可怕，只要认真对待、积极配合治疗，很快就会好起来的。再次感谢老师。

——海豚有海，河南南阳，2019-04-18

PCOS 饮食减肥法参考了上述研究，是一种低升糖指数低胰岛素指数高蛋白饮食模式，大部分饮食原则和 PCOS 饮食类似，唯一的不同就在于 PCOS 饮食减肥法需要限制热量。

限制热量后，心脏会从吃米饭变成吃脂肪，肝脏会从吃水果变成吃脂肪，肌肉会从吃牛扒变成吃脂肪。脂肪就是你的肥肉。

食物中的碳水化合物和脂肪相当于现金，现金充足的情况下细胞不可能去银行提款（燃烧体内的脂肪），限制热量就是减少现金收入，钱不够了细胞才会花掉存款。

我没猜错的话，这是你有史以来第一次如此渴望把存款给花光！

来，我成全你，赶紧看看 PCOS 饮食减肥法的饮食结构（表 20）吧，它可以助你在 1 个月内自然而然地减掉 3 ~ 4kg 体重。

表 20　不同身高人群的减肥饮食结构参考

餐次	食物	身高		
		1.5 ~ 1.6m	1.6 ~ 1.7m	1.7 ~ 1.8m
早餐	主食	50g	50g	50g
	坚果	20g	30g	40g
	大豆	0g	0g	0g
	鸡蛋	50g	50g	50g
	水果	150g	150g	150g
午餐	主食	30g	30g	50g
	肉类	100g	120g	140g
	蔬菜	300g	300g	300g
	油	10g	10g	10g
晚餐	主食	0g	30g	30g
	肉类	100g	120g	140g
	蔬菜	300g	300g	300g
	油	10g	10g	10g

9.4.1 食物替换的小技巧

PCOS 饮食减肥法的食物替换原则与 PCOS 饮食一样，此处不再赘述，这里仅讨论一些特殊技巧。

限制热量后主食的可食用量会减少，为了避免饥饿和血糖波动，你应该挑选比大米饱腹感更强的谷物，例如我之前推荐的黑米或燕麦米。

为了节省做饭时间，晚餐可以自制小火锅或汤，例如蛤蜊舞茸汤、小鸡炖蘑菇或鲫鱼芫荽豆腐汤。酱料可以用葱、蒜混少量芝麻油和酱油，你爱吃"老干妈"也行。

9.4.2 别把主食当蔬菜吃

有些食物的淀粉含量非常高，你应该把它们当作主食而不是蔬菜，例如土豆、莲藕、紫薯、红薯、白薯、木薯、粉葛、芋头、山药、玉米、豌豆、莲子、百合、板栗、牛蒡、荸荠、慈菇、菱角等。

9.4.3 脂肪吃多了也会胖

严格控制烹调油用量非常关键，因为 2 勺油（20g）的热量就相当于 1 盒全脂牛奶（250mL）或 1 碗米饭（50g 米）或 150g 西冷牛扒（1 份通常是 150g）。

也许有人会告诉你脂肪的饱腹感更强，但如果考虑到满足感的话，那么 2 勺油的诱惑力显然比不上 1 碗米饭。

还有就是，肉类中的脂肪也是防不胜防的，尤其是猪肉。猪脖肉的脂肪含量是猪里脊的 7.5 倍，一不小心你就会多吃进去 400kcal 的热量，结果第二天的体重纹丝不动，还一脸无辜地以为自己没吃啥。鱼类、海鲜、豆制品、鸡胸肉和瘦牛肉是减肥期间更好的选择。

9.4.4 早多晚少打击多囊

从生理上来说，我们的细胞在清晨拥有最强的糖代谢能力，早餐即便多吃点碳水化合物也不会导致肥胖和胰岛素抵抗，而且晚餐吃得越少，减肥效果越好。

一篇发表在《临床内分泌代谢杂志》上的研究报告指出，早餐的食物热效应（由进食引起的能量消耗增加的现象）是晚餐的 2.5 倍，而食物升高血糖和胰岛素的效应在晚餐时更强，并且低热量的早餐比高热量的早餐会使一天的饥饿感以及对甜食的渴望更强[21]。这意味着，早餐多吃、晚餐少吃更有利于减肥。

此外，《临床科学期刊》曾于 2013 年刊登过一则研究报告，该研究将 51 名 BMI 平均为 23.7 的多囊女性随机分成 2 组，第 1 组的早餐、午餐和晚餐的热量分别为 980kcal、640kcal 和 190kcal，第 2 组分别为 190kcal、640kcal 和 980kcal。经过 3 个月的干预，第 1 组中恢复自发性排卵月经的人数比例有 50%，但第 2 组仅为 20%。而且，第 1 组的人其游离睾酮水平平均下降 50%，性激素结合蛋白水平平均增加 105%，硫酸脱氢表雄酮水平平均下降 35%，胰岛素敏感性平均提高 56%，然而，这些改善都没有在第 2 组中观察到[17]。

这项研究虽然没有证实早多晚少的餐次分配可以帮助减肥，但从恢复自发性排卵月经以及降低游离睾酮的效果来说，着实令人兴奋。

考虑到早多晚少的进食模式还提高了细胞对胰岛素的敏感性，如果该研究面向肥胖的多囊女性开展，很可能会得出有助于减肥的结论。

"过午不食"是佛教为出家人制定的戒律，我不会那么严格地要求你，但我希望多囊女性早餐吃好点、吃多点，晚餐早点吃、吃少点。

9.4.5　关于运动的小建议

控制饮食是减掉赘肉的必经之路，而运动可以载你更快地到达目的地，没有人会怀疑运动对减肥和健康的好处。那么，多囊女性要做有氧运动还是无氧运动呢？

有氧运动有助于减脂和锻炼心肺功能，门槛也比无氧运动低得多，它比较适合体重基数大或没有运动经验的多囊女性，我建议每周运动 4 次，每次 30 ~ 40 分钟，常见运动项目有慢跑、徒步、跳操、游泳等。

为了达到最佳的运动效果，你应该将心率维持在最大心率的 60% ~ 80%。最大心率的算法是 220 减年龄，假设你今年 26 岁，那么最大心率就是 194 次 / 分钟，60% ~ 80% 的最大心率便是 116 ~ 155 次 / 分钟，心率维持在这个范围内最能减脂，且有益于心肺。

和有氧运动直接燃烧脂肪不同，无氧运动能增加肌肉量，使你在静息状态下维持较高的新陈代谢水平，这就是俗称的易瘦体质。

对于需要减肥塑形的不是太胖的多囊女性，无氧运动的效果会更好；对于不需要减肥的瘦小型多囊女性，无氧运动是增肌的唯一路径；对于伴有严重胰岛素抵抗或糖耐量受损的多囊女性，无氧运动能通过激活 AMPK 信号通路来增强细胞"吃"

血糖的能力。我建议上述人群每周进行 4 次无氧运动，每次 30 ~ 40 分钟，常见运动项目有平板支撑、俯卧撑、卷腹、举杠铃 / 哑铃等。

总的来说，我推荐个性化地分配有氧运动和无氧运动，你应该根据自己当下的体重以及身体情况来选择适合自己的运动方式，或者将两者合理地结合起来，比方说周二到周四做无氧运动，周六做有氧运动。

对了，这里我还要特别提醒你三件事。

第一，腹部肥胖比超重的危害更大。其背后有两大激素在推波助澜：一是精制碳水化合物激发的胰岛素，二是压力呼唤的皮质醇。它们会使劲地怂恿脂肪向腹部堆积。我建议你在调整饮食和减压的同时针对腹部做无氧运动。

第二，运动不见得越猛越好。过量运动一方面会诱发功能性下丘脑性闭经，另外一方面会使线粒体产生大量促衰老的自由基，这对多囊女性来说都是致命的。

第三，关于练腿的深蹲，得克萨斯大学运动学系曾招募过一批志愿者并指导他们按运动学中的标准来深蹲。这项运动可谓男性的蜜糖、多囊女性的砒霜，该研究指出深蹲会刺激机体分泌睾酮和生长激素 [22]。当然这不意味着深蹲或力量训练对多囊女性有害，我的看法是，应当适可而止，切勿矫枉过正。

9.4.6　应对低血糖的方法

非常健康的人，肝肾可以把甘油、乳酸、丙酮酸或生糖氨基酸转变成葡萄糖，这条代谢路径被称为糖异生，它可以确保我们在碳水化合物摄入不足的情况下维持血糖稳定。

然而有些人只要少吃一点碳水化合物，就会出现饥饿、乏力、心慌、颤抖、夜醒和冒冷汗等低血糖症状，这通常提示激素调节出现了异常。

一类低血糖是胰岛素抵抗造成的。胰岛素会抑制肝脏糖异生，再加上高胰岛素血症本身就很容易诱发低血糖，所以这类多囊女性应按照低 II 的原则来挑选主食，这样才能有效避免低血糖。

如果低 II 饮食未能缓解低血糖的症状，你可以先执行 2 ~ 5 天低碳水化合物饮食，将碳水化合物的摄入量控制在每天 25g 以内，借此迫使细胞进入酮代谢模式，快速降低血液的胰岛素水平。

具体的做法是完全杜绝主食和水果，每餐只吃肉类和非淀粉类的蔬菜，2 ~ 5 天后再逐渐添加低 II 的主食。

你可能曾以为低血糖就是碳水化合物吃少了，其实这是一个大误区，因为很多低血糖都是高胰岛素血症导致的，而恰恰只有低 II 饮食和低碳水化合物饮食才能从根本上避免低血糖。

当然，我们还要谈及另外一类低血糖，这类低血糖才是最麻烦的。

肾上腺疲劳以及先天性肾上腺皮质增生症这两种情况均会导致肾上腺分泌的皮质激素不足，而肾上腺皮质激素的作用是促进肝肾糖异生，缺乏肾上腺皮质激素的人比健康人容易发生低血糖。

此时的应对方案就是多摄入蛋白质。你要观察低血糖发生的时间，然后在低血糖出现的前一餐增加 50 ～ 100g 肉类，如果高蛋白饮食方案无效则改成增加 30g 低 II 主食。

尤其是那些减肥前从未经历过夜醒，但减肥期间却频频发生的人，这多半是夜间低血糖唤醒了肾上腺，此时你应该在晚餐中增加肉类或低 II 主食。

9.4.7　虚弱、乏力的缓解措施

减肥期间有可能出现虚弱和乏力等不适，这和电解质流失有关。

在降低碳水化合物摄入量的同时，胰岛素的水平也会随之下降，这会诱发细胞脱钾并解除肾脏的水钠潴留效应，最终使肾脏排出大量的钠和钾等电解质。

要缓解虚弱和乏力，你应该适当喝一些淡盐水（不能猛喝白开水）。另外，可以用加盐的蔬菜汤代替白开水，甚至直接补充钙、镁以及微量的钾。

9.4.8　突破平台期的秘诀

如果把人比作一部手机，那么身体会在减肥的过程中逐渐关掉一些应用程序，调低屏幕亮度，甚至启动省电模式。

不管你采用什么减肥方法，只要限制了热量就一定会从耗电量大的智能手机变成耗电量小的"老爷机"，而且减少碳水化合物的摄入对新陈代谢的影响最为明显。

这是人类从饥荒年代遗传下来的基因在捣鬼，身体通过关闭细胞的一些不必要生命活动来降低对能量的需求，以防止你过快地饿死，我们俗称的平台期其实就是新陈代谢下降的具体表现。

突破平台期我比较推崇碳水化合物循环法，即在原来减肥饮食结构的基础上每个星期抽出 1 天来执行补碳饮食，在补碳日当天应确保摄入至少 200g 中等升糖指数的碳水化合物，这有助于激活你的新陈代谢。我承认这个过程会导致体重轻微反

弹，但你大可放心，补碳日过后，你的体重会下降得更快。

9.4.9　减肥就是拔河比赛

脂肪细胞是近乎"永生"的，即便你现在把存款（脂肪细胞里的脂肪）花光了，也难保有一天不会重新成为大富翁。体重的波动宛如一场永不休止的拔河比赛，是掉秤还是长肉得看致瘦因素和致肥因素这两股力量孰强孰弱（图 33）。

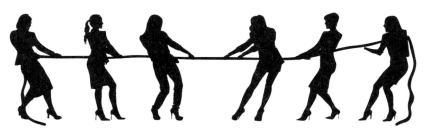

致肥因素　　**VS**　　致瘦因素

高糖高脂，久坐不动　　　健康饮食，适量运动
压力巨大，熬夜加班　　　心情放松，早睡早起
基因欠佳，菌群失衡　　　基因优良，菌群平衡
慢性发炎，激素失衡　　　没有炎症，激素平衡
皮质醇高，甲状腺素低
瘦素抵抗，胰岛素抵抗

图 33　导致肥胖的因素和有助于减轻体重的因素

比方说，低碳水化合物饮食虽然可以减轻瘦素抵抗和胰岛素抵抗，但它也能升高皮质醇并降低甲状腺素的水平。有些人的肥胖是胰岛素抵抗引起的，那么低碳水化合物饮食很管用；有些人的肥胖是皮质醇高和甲状腺素低引起的，那么低碳水化合物饮食反而是致肥因素。

记住：这场拔河比赛永远不会决出胜负。你可以花 3 个月的时间逆转肥胖，但如果没有养成健康的饮食和生活习惯，没有纠正代谢和激素紊乱，你随时会被翻盘。

10 营养补充剂强化方案

营养补充剂对许多人来说是非常陌生的名词，通常意义上，它指的是具备相应资质的厂家将短肽、氨基酸、脂肪酸、维生素、矿物质、膳食纤维、功能性糖类、细胞代谢物或植物提取物等天然存在于自然界的营养物质制作成胶囊、片剂或粉剂，供健康人或特定人群使用的一类非药物产品。

营养补充剂的叫法起源于欧美等西方国家，对于营养师等业内人士，我们通常把它简称为补充剂或营养素，老百姓一般管它叫保健品。

对于不具备营养学背景的普通人，以往在生活中面临的一个主要困惑是，当他们希望了解有关营养素的资讯时，往往难以查询到科学可靠的信息。

有的人听信了言过其实的广告，采用了不合适的药品或保健品进行治疗，花了冤枉钱不说，最耽误的还是自己的身体。

而有的人则被虚假信息蒙蔽，一竿子打翻一船人，把所有营养补充剂都与骗局画上等号，结果错失了促进身体健康的机会。

为了纠正这两种极端思想，帮助多囊女性科学地认识营养素，同时提供不偏不倚的循证医学建议，本章我挑选了一些与多囊卵巢综合征相关性比较强的营养补充剂来分析，它们包括肌醇、N-乙酰半胱氨酸、硫辛酸、辅酶 Q_{10}、褪黑素、白芍甘草茶、温经汤、黄连素、水飞蓟素、圣洁莓、黑升麻、锯棕榈、留兰香、绞股蓝、白藜芦醇等。

那么，如何评价这些营养补充剂有没有效呢？

多囊姐妹的故事

实践是检验真理的唯一标准

Hi，Vincent，多谢你邀请我写感言，我非常乐意分享自己的经历，而且我现在刚好灵感爆棚，趁着这个机会，我要写下一些内心的真实感受。

每次向医生咨询多囊患者能不能吃保健品，得到的回答几乎都是不能，诸如缺乏证据、乖乖吃药、通通没用、胡说八道和纯属骗钱等话语我已听过无数遍。

我还是非常信任医生的，可是当我问及有什么更有效的治疗方法时，医生就会说避孕药。我真的不想吃避孕药，因为它确实让我发胖。

虽然我看不太懂激素检查报告里的那些专业名词，但是睾酮我还是认识的。我在吃避孕药前后都查过"激素六项"，我不懂医学上如何定义避孕药的疗效，但我的亲身体会告诉我停药后痘痘反而更严重，"激素六项"里的睾酮升高就是铁证。

如果不是走投无路我也不会尝试 Vincent 老师的营养调理，因为我根本就不相信所谓的饮食调养和保健品能治病，这些年被曝光的虚假宣传事件还不够多吗？

我之所以愿意尝试，是因为 Vincent 老师的咨询费就是白菜价，而且 Vincent 老师也不卖保健品，他都是让我上网买的，他没有必要大费周章地骗我这点钱（对不起呀 Vincent 老师，我当初真的这么想过）。

可能就是这种客观的态度让我选择了相信，而我也得感谢自己的决定，因为我的月经已经整整 2 年完全正常了，痘痘在调理 2 个月后就再没长过。

后来我去医院复查卵巢 B 超，医生说我没有一点多囊的表现。我拿到激素检查报告后又回去问医生，医生也说我不是多囊。

这把我给乐坏了，我当场就向医生推荐了 Vincent 老师的微信公众号。

还记得 Vincent 老师给我做咨询时花了好多时间做观念引导，他告诉我欧美其实有很多医生已经开始用营养品来给患者调理身体，他们会根据患者的身体情况来开具个性化的营养处方。

Vincent 老师还说高品质的营养品都是高纯度的，不会添加很多没有功效甚至可能有害的辅料。挑选产品时，应该根据产品所含的有效成分多少来比价，而不是看每瓶产品的单价。

我以前会关注一些打着权威旗号的健康类公众号，特别爱看辟谣，但自从亲身体验了营养调理我才发现有些辟谣其实是断章取义，那种充满敌意和偏见的营养品无用论以及有病就吃药的观念严重耽误了我的病情。

我认为这其实是一种生意，靠撰写博人眼球的文章来赚取广告费，利用我们痛恨保健品骗局的情绪来制造舆论热点。他们眼里看到的只是黑，他们霸道傲慢的姿态不是科学而是愤青。

Vincent 老师给我调理时经常叮嘱我，既不要迷信也不要排斥营养品，任何事物的存在必然有其道理，我们需要的是秉持客观批判的精神去寻找证据，这些证据的来源不是媒体和专家，而是最原始的科研文献以及病友的亲身体验。

我无时无刻都记得这句话：什么东西对身体好，谁说了都没用，自己身体的感受才是最有力的证据。这恰恰验证了那句话——实践是检验真理的唯一标准。

感恩遇见 Vincent 老师，希望所有多囊姐妹都能像我一样迷途知返。

——娜娜，广东广州，2019-01-09

- -

由于种种原因，目前有相当一部分人不相信营养补充剂对健康的促进作用，认为这充其量只是花钱买安慰罢了。然而，美国和日本却在营养补充剂领域投入了巨额的科研资金并开展过不计其数的双盲随机对照试验，积累了大量宝贵的实验数据。其中还不乏一些设计严谨的高质量研究，这些研究证实了营养补充剂的功效和安全性。

但不幸的是，国内有些商家为了金钱选择背叛良心，他们将某些营养素宣传成包治百病的灵丹妙药，赋予其根本不具有的神力。这种罔顾科学事实的做法使得大众丧失了辩证思考的能力，走向了迷信或抵制这两个极端，最终误解了营养补充剂。

为了改变这种混乱的局面，为了客观公正地评价营养补充剂的疗效，本章我将参考基于人类而不是动物的随机对照试验来讲解，要知道，这是目前被认为用于评估干预措施（饮食、运动、营养补充剂或药物）是否具有疗效的"金标准"。

所谓随机对照试验，简单来说，就是一种对治疗方案的效果进行检验的手段；复杂点说，就是研究者要对研究对象进行随机分组，并对干预组和对照组采用不同的治疗方案，最后通过统计学的方法来评估组间的疗效差异。

打个比方，我想研究胶原蛋白是否可以增加皮肤的弹性，于是我招募了 100 个志愿者并通过电脑随机抽样的方式把 50 名志愿者分配到 A 组，而把另外 50 名志愿者分配到 B 组。随后，我让 A 组的 50 名志愿者在接下来的 3 个月内每天口服 10g 胶原蛋白，而 B 组则口服 10g 大豆蛋白。此时志愿者又被称为受试者，受试者对自己食用何种蛋白不知情的称为单盲，连研究者也不知情的则称为双盲（交由第三方记录，实验结束后公开）。此时，A 组称干预组，B 组称对照组。

研究结束后，若统计分析发现 A 组在整体上比 B 组皮肤弹性好，那么每天补充 10g 胶原蛋白就被认为是有效的，反之则会被认为是安慰剂效应。实际上，我们可以在 A、B 两组中发现个别受试者反馈疗效显著，这就是我们平常说的个案，但他们不能代表所有人，只有随机对照试验才是判断某个干预措施是否具有疗效的"金标准"。

那么接下来，我将基于随机对照试验的结果来给你讲解与多囊卵巢综合征相关性比较强的那些营养补充剂，我们来看看它们究竟有没有效。

郑重声明：这世上不存在百分百有效的神奇药丸，没有任何单一营养补充剂可以预防或治愈疾病。以下有关营养补充剂的讲解仅作资讯分享，如果涉及草药或处方药，请在使用前咨询专业医护人员的意见。希望你能找到一位有深厚营养学或相关知识背景的医生与你展开协作，在试错过程中前行，用实践来检验真理。

10.1 肌醇有望用于治疗多囊卵巢综合征

肌醇，一种天然存在于自然界的碳水化合物，它不仅是安全的促卵泡成熟因子和胰岛素增敏因子，而且是迄今为止最有望用于治疗多囊卵巢综合征的营养物质。

等你看完了肌醇的档案，我相信你也会像我一样喜欢它。

肌醇曾被认为是维生素 B_8，但最新研究发现人类的大脑、肝脏、肾脏、睾丸和卵巢等器官都能合成肌醇，所以维生素 B_8 的称呼已成为过去式。

肌醇是一组与葡萄糖化学结构相似的立体异构体（图 34），多囊女性最需要的是 Myo- 肌醇（MI）和 D- 手性肌醇（DCI）。

请记住，MI 就代表 Myo- 肌醇，DCI 就代表 D- 手性肌醇。

我们接下来要讨论的肌醇，均指 Myo- 肌醇或 D- 手性肌醇，即 MI 或 DCI。

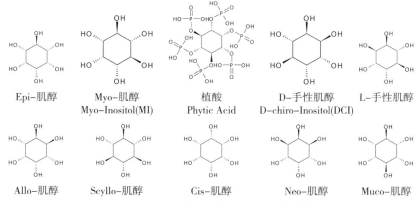

图 34　植酸以及 9 种肌醇的化学结构式

肌醇的食物来源非常广泛。食物中的肌醇以植酸的形式存在，高温、高压可以把植酸分解为肌醇或带有 1 ~ 5 个磷酸的肌醇，我们的消化系统主要靠肠道菌群合成的植酸酶和磷酸酶来分解植酸获取肌醇。

克莱门茨等人的研究数据显示，Myo- 肌醇普遍存在于各类食物中，如果每天摄入 1800kcal 热量，就可以获得 225 ~ 1500mg Myo- 肌醇[1]。

一些常见食物的 Myo- 肌醇含量见表 21。

表 21　部分食物的 Myo- 肌醇含量

食物	Myo- 肌醇含量（mg/100g）	食物	Myo- 肌醇含量（mg/100g）
哈密瓜	355	菜豆	105
橙子	307	芦笋	68
西柚	199	青椒	57
橘子	149	番茄	54
猕猴桃	136	洋葱	41
梨	73	秋葵	33
鳄梨	46	西蓝花	30
苹果	24	卷心菜	27
麦麸片	274	鸡胸肉	30
全麦面包	142	猪肝	17
糙米饭	30	排骨	14
白面包	25	沙丁鱼	12
白米饭	15	螃蟹	5
杏仁	278	大豆	88
核桃	198	鸡蛋	9
腰果	81	全脂牛奶	4

至于 D- 手性肌醇，它比 Myo- 肌醇要宝贵得多。自然界中的食物所含有的是 L- 手性肌醇和 D- 手性肌醇的混合物，目前只有 D- 手性肌醇做过临床测试，L- 手性肌醇究竟有没有生理活性目前还不清楚。

一些常见食物的手性肌醇含量数据见表 22。

表 22　部分食物的手性肌醇含量

食物	手性肌醇含量（mg/100g）	食物	手性肌醇含量（mg/100g）
角豆豆荚	4000	柠檬	61
大豆豆荚	705	葡萄	51
大豆	482	大米	50
松子	174	牛蒡	34
橙子	157	小麦	17

10.1.1   多囊女性缺乏肌醇

早在 1990 年，一篇刊登在《新英格兰医学杂志》上的研究报告就指出，患有 2 型糖尿病的受试者其尿液 D- 手性肌醇排泄量（1.8μmol/d）比健康受试者低得多（84.9μmol/d），但 Myo- 肌醇的排泄量（444μmol/d）却高于健康受试者（176μmol/d）[2]。

日本仙台东北大学的铃木等人在亚洲人群中开展的研究也证实了 2 型糖尿病患者尿液中的 D- 手性肌醇含量要低于健康受试者[3]。

除了尿液，研究人员还分析过肌肉组织，结果表明 2 型糖尿病患者的肌肉中检测不到 D- 手性肌醇，但健康受试者的肌肉却含有大量的 D- 手性肌醇[2]。

事实上，研究人员还通过"正常血糖—高胰岛素钳夹试验"发现了胰岛素可以刺激健康受试者合成 D- 手性肌醇，但 2 型糖尿病患者却没有此反应[2]。这意味着，胰岛素抵抗可能与 Myo- 肌醇难以被代谢成 D- 手性肌醇有关。

那么，多囊女性是否也伴有肌醇代谢紊乱呢？

一篇刊登在《糖尿病护理杂志》上的研究报告指出，多囊女性的血浆 D- 手性肌醇浓度仅为健康女性的 1/2，但 Myo- 肌醇则没有明显差异。另外，她们的尿液 D- 手性肌醇清除率接近健康女性的 6 倍，且较高的 D- 手性肌醇清除率与严重的胰岛素抵抗呈极强的相关性[4]。

葡萄糖耐量试验则证实，多囊女性即便分泌了大量的胰岛素，但由它刺激合成的 D- 手性肌醇磷酸聚糖（DCI-IPG）只有健康女性的 36%，而且这种现象并非肥胖的多囊女性所特有，这在体重正常的多囊女性或 2 型糖尿病患者中也会发生[4-7]。

目前已被广泛认可的一种说法是，在多囊女性和 2 型糖尿病患者中，会发生胰岛素抵抗的组织（肝脏和脂肪细胞等）缺乏 DCI。

出乎意料的是，一项出自意大利的研究通过阴道探针采集了伴有高胰岛素血症的多囊女性的卵泡液样品并检测了 Myo- 肌醇和 D- 手性肌醇的浓度，结果发现多囊女性的卵泡液所含的 Myo- 肌醇（3.00μmol/L）不到健康女性（22.68μmol/L）的 1/7，而 D- 手性肌醇含量（16.65μmol/L）竟然是健康女性（0.22μmol/L）的 76 倍之多[8]。

换句话说，该研究的数据表明，健康女性的卵泡液中 Myo- 肌醇和 D- 手性肌醇的比例是 100 : 1，而多囊女性仅为 0.2 : 1，**即卵泡液缺乏 Myo- 肌醇且 D- 手性肌醇过量**。

对于亚洲女性而言，一篇出自日本的研究也得出了相似的结论，该研究中健康女性卵泡膜细胞的 MI ：DCI 是 18 ：1，而多囊女性这一数值是 5 ：1[9]。

一句话概括，就是 MI 和 DCI 在不同细胞中分配不均，这表明肌醇代谢紊乱肯定不是单纯由饮食因素所导致的，而是有更深层次的内在失衡。

10.1.2　临床试验力挺肌醇

多囊女性最关心的一个问题，就是肌醇能否逆转多囊卵巢综合征。

首先，我得坦白肌醇并不能百分百地逆转多囊卵巢综合征，但同时也不得不郑重声明，肌醇确实能促进卵泡的自主发育，让多囊女性每年迎来更多的自发性排卵月经，关键是它还能降低雄激素和改善痤疮，减轻胰岛素抵抗，减少焦虑和不安情绪以及降低妊娠糖尿病的发生率。

你知道吗，德国慕尼黑妇女诊所曾于 2016 年对 3602 名患有多囊卵巢综合征且正在服用 Myo- 肌醇的女性进行过问卷调查。统计分析发现，她们当中有 2520 人（70%）月经周期得到了改善，共有 545 人怀孕，没有人反馈有副作用[10]。

如果你觉得问卷调查没有说服力，那么我们来看看循证医学的证据，因为没有什么比肌醇的随机对照试验结果更令人信服了。

接下来，我将列举 40 篇世界各地有关肌醇的最新科研成果（表 23），借此阐述肌醇在治疗多囊卵巢综合征中的应用[11-50]。这些研究报告出自《新英格兰医学杂志》《内分泌实践杂志》《生育与不孕》《欧洲内分泌学杂志》《妇产科学杂志》《欧洲医药科学评论》《国际内分泌学杂志》，等等。

肌醇究竟有没有效，随机对照试验的结果说了算。

表 23　有关肌醇的 40 篇研究简述

与研究相关的基本信息	干预效果
44 名 BMI > 28 的多囊女性，A 组 22 人给予 D- 手性肌醇 1200mg/d，B 组 22 人给予安慰剂，为期 6 ~ 8 周。	A 组有 19 人（86%）恢复自发性排卵月经，而 B 组只有 6 人（27%）。 A 组的游离睾酮水平平均下降 55%，而 B 组没有下降。
20 名 BMI 为 20 ~ 24.4 的多囊女性，A 组 10 人给予 D- 手性肌醇 600mg/d，B 组 10 人给予安慰剂，为期 6 ~ 8 周。	A 组有 6 人（60%）恢复自发性排卵月经，而 B 组只有 2 人（20%）。 A 组的游离睾酮水平平均下降 73%，而 B 组没有下降。
223 名 BMI > 28 的多囊女性，A 组 91 人给予 Myo- 肌醇 200mg/d，B 组 132 人给予安慰剂，为期 3 ~ 4 个月。	A 组的排卵率（23%）高于 B 组（13%）。

（续表）

与研究相关的基本信息	干预效果
92 名 BMI ＞ 28 的多囊女性，A 组 47 人给予 Myo- 肌醇 4g/d 和叶酸 400μg/d，B 组 45 人给予叶酸 400μg/d，为期 3 ～ 4 个月。	A 组的排卵率（25%）高于 B 组（15%）。
25 名平均 BMI 为 28.5 的多囊女性，所有人均给予 Myo- 肌醇 4g/d 和叶酸 400μg/d，为期 6 个月。	游离睾酮水平平均下降 62%。 有 22 人（88%）在治疗期间至少恢复了一次自发性排卵月经，其中 18 人（72%）在随访期间维持自发性排卵月经。
20 名多囊女性，A 组 10 人（平均 BMI 为 29）给予 Myo- 肌醇 2g/d 和叶酸 200μg/d，B 组 10 人（平均 BMI 为 27.8）给予叶酸 200μg/d，为期 3 个月。	A 组的人有汇报月经正常的，也有汇报月经过少的，而 B 组所有人都汇报月经过少。 A 组的 LH 水平平均下降 34%，而 B 组只下降了 13%。 A 组的空腹胰岛素水平平均下降 48%，而 B 组只下降了 12%。
42 名多囊女性，A 组 23 人（平均 BMI 为 22.8）给予 Myo- 肌醇 4g/d 和叶酸 400μg/d，B 组 19 人（平均 BMI 为 22.5）给予叶酸 400μg/d，为期 3 ～ 4 个月。	A 组有 16 人（70%）恢复自发性排卵月经，而 B 组只有 4 人（21%）。 A 组的总睾酮水平平均下降 65%，甘油三酯水平平均下降 51%，胆固醇水平平均下降 19%，而 B 组的相关指标没有改善。
60 名准备采用试管婴儿技术辅助怀孕的多囊女性，在促排卵期间，A 组 30 人（平均 BMI 为 26.7）给予 Myo- 肌醇 4g/d 和叶酸 400μg/d，B 组 30 人（平均 BMI 为 26.3）给予叶酸 400μg/d。	A 组所需的促排卵时间和促排卵药（rFSH）用量显著少于 B 组，因卵巢过激综合征而取消的周期数也少。
120 名多囊女性，A 组 60 人（平均 BMI 为 25）给予 Myo- 肌醇 4g/d 和叶酸 400μg/d，B 组 60 人（平均 BMI 为 24.9）给予二甲双胍 1500mg/d，为期 6 个月。	A 组有 39 人（65%）恢复自发性排卵月经，而 B 组只有 30 人（50%）。 A 组有 18 人（30%）自然怀孕，而 B 组只有 11 人（18%）。
128 名多囊女性，A 组 62 人（平均 BMI 为 28.9）给予 Myo- 肌醇 2g/d、D- 手性肌醇 50mg/d 以及叶酸 400μg/d，B 组 66 人（平均 BMI 为 27.3）给予二甲双胍 1500mg/d，为期 3 个月。	A 组有 29 人（47%）恢复自发性排卵月经，而 B 组只有 9 人（14%）。 A 组有 7 人（11%）自然怀孕，而 B 组只有 2 人（3%）。
84 名准备采用试管婴儿技术辅助怀孕的多囊女性，在促排卵前的 2 个月，A 组 43 人（平均 BMI 为 24.6）给予 Myo- 肌醇 4g/d，B 组 41 人（平均 BMI 为 25.3）给予 D- 手性肌醇 1200mg/d。	A 组所需的促排卵时间和促排卵药（rFSH）用量显著少于 B 组，因卵巢过激风险而取消的周期数也少。 A 组比 B 组获得更多的优质卵母细胞（MII 期）和 1 级胚胎。 A 组有 22 人（51%）怀孕，而 B 组只有 10 人（24%）。
50 名 BMI ＞ 27 的多囊女性，A 组 26 人给予 Myo- 肌醇 1100mg/d 和 D- 手性肌醇 27.6mg/d，B 组 24 人给予 Myo- 肌醇 4g/d，为期 6 个月。	A 组和 B 组的游离睾酮水平分别平均下降 73% 和 72%。 A 组和 B 组的餐后胰岛素曲线下面积分别平均下降 38% 和 36%。
42 名平均 BMI 为 31.1 多囊女性，所有人均给予 Myo- 肌醇 2g/d，为期 2 个月。	LH 水平平均下降 40%，空腹胰岛素水平平均下降 42%。

（续表）

与研究相关的基本信息	干预效果
83 名多囊女性，A 组 46 人（平均 BMI 为 26.2）在整个孕期服用 Myo- 肌醇 4g/d，B 组 37 人（平均 BMI 为 24.7）在孕前服用二甲双胍 1500mg/d，但确认怀孕后停止服用。	A 组的妊娠糖尿病发生率为 17.4%，而 B 组高达 54%。
26 名多囊女性，A 组 18 人（平均 BMI 为 21.6）给予 Myo- 肌醇 1200mg/d，B 组 8 人（平均 BMI 为 21.9）给予安慰剂，为期 3 个月。	A 组的总睾酮水平平均下降 20%，而 B 组没有下降。 A 组的空腹胰岛素水平平均下降 31%，而 B 组升高 15%。
50 名准备采用试管婴儿技术辅助怀孕的多囊女性，在促排卵前的 3 个月，A 组 25 人（平均 BMI 为 26.5）给予 Myo- 肌醇 2g/d 和叶酸 200μg/d，B 组 25 人（平均 BMI 为 26.3）给予叶酸 400μg/d。	A 组的 LH 水平平均下降 36%，而 B 组只下降 14%。 A 组的空腹胰岛素水平平均下降 52%，而 B 组只下降 11%。 A 组获得的优质卵母细胞比例为 82%，而 B 组只有 36%。 A 组的怀孕率为 40%，而 B 组只有 16%。 A 组有 1 人因疑似卵巢过激综合征而取消周期，B 组则有 4 人。
20 名平均 BMI 为 33.7 的多囊女性，所有人均给予 Myo- 肌醇 1100mg/d 和 D- 手性肌醇 27.6mg/d，为期 6 个月。	空腹胰岛素水平平均下降 18%，空腹血糖水平平均下降 16%，低密度脂蛋白胆固醇水平平均下降 14%。
100 名准备采用试管婴儿技术辅助怀孕的多囊女性，在促排卵前的 3 个月，A 组 47 人给予 Myo- 肌醇 1100mg/d 和 D- 手性肌醇 27.6mg/d，B 组 53 人给予 D- 手性肌醇 1000mg/d。	A 组所需的促排卵药（rFSH）用量显著少于 B 组，因卵巢过激风险而取消的周期数也少。 A 组的胚胎质量高于 B 组，A 组的受精率为 75%，而 B 组只有 58%。
22 名 BMI > 26 的多囊女性，所有人均给予 D- 手性肌醇 500mg/d，为期 3 个月。	总睾酮水平平均下降 38%，LH 水平平均下降 29%。
34 名平均 BMI 为 30.1 的多囊女性，所有人均给予 Myo- 肌醇 1g/d 和硫辛酸 400mg/d，为期 3 个月。	LH 水平平均下降 26%，空腹胰岛素水平平均下降 29%。
91 名多囊女性，A 组 44 人伴胰岛素抵抗，B 组 47 人无胰岛素抵抗，两组均给予 Myo- 肌醇 4g/d、N- 乙酰半胱氨酸 1200mg/d 以及叶酸 400μg/d，为期 12 个月。	A 组和 B 组的年自发性排卵月经次数翻倍。 即便没有胰岛素抵抗，Myo- 肌醇和 N- 乙酰半胱氨酸仍然可以改善多囊女性的卵巢功能。
50 名多囊女性，A 组 25 人（平均 BMI 为 24.4）给予 D- 手性肌醇 1000mg/d 和叶酸 400μg/d，B 组 25 人（平均 BMI 为 25.1）给予 Myo- 肌醇 4g/d 和叶酸 400μg/d，为期 6 个月。	A 组和 B 组的游离睾酮水平分别平均下降 23% 和 22%。 A 组和 B 组的 LH 水平皆平均下降 35%。 A 组和 B 组分别有 16 人（64%）和 14 人（56%）恢复了规律的月经周期。
47 名平均 BMI 为 23 的多囊女性，所有人均给予 D- 手性肌醇 1000 ~ 1500mg/d（根据体重决定），为期 6 ~ 15 个月。	6 个月时有 24% 的人有规律的月经周期。 15 个月时有 52% 的人有规律的月经周期。

（续表）

与研究相关的基本信息	干预效果
111 名平均 BMI 为 28 的多囊女性，A 组 40 人给予 Myo- 肌醇 4g/d，B 组 42 人给予 D- 手性肌醇 1000mg/d，C 组 29 人给予安慰剂，为期 6 个月。	A 组和 B 组分别有 64% 和 62% 的人恢复了规律的月经周期。
47 名平均 BMI 为 29.1 的多囊女性，所有人均给予 Myo- 肌醇 4g/d 和叶酸 400μg/d，为期 3 个月。	29 人（62%）恢复自发性排卵月经，其中 11 人（23%）自然怀孕。
48 名平均 BMI 为 24.9 的多囊女性，所有人均给予 D- 手性肌醇 1000mg/d 和叶酸 400μg/d，为期 6 个月。	LH 水平平均下降 35%，游离睾酮水平平均下降 24%，有 30 人（63%）恢复了规律的月经周期。
46 名多囊女性，A 组 21 人（平均 BMI 为 31）给予 Myo- 肌醇 1100mg/d 和 D- 手性肌醇 27.6mg/d，B 组 25 人（平均 BMI 为 31）给予安慰剂，为期 6 个月。	A 组的游离睾酮水平平均下降 18%，而 B 组没有下降。 A 组的 LH 水平平均下降 32%，而 B 组没有下降。 A 组的空腹胰岛素水平平均下降 47%，而 B 组没有下降。
106 名多囊女性，A 组 52 人（平均 BMI 为 25.3）给予 Myo- 肌醇 2g/d 和叶酸 200μg/d，B 组 54 人（平均 BMI 为 23.8）给予避孕药，为期 3 个月。	A 组的总睾酮水平平均下降 33%，B 组不但没有下降，反而平均升高 18%。 A 组的孕酮水平平均升高 222%，表明排卵率增加，而 B 组的孕酮水平平均下降 45%。 A 组的卵巢体积平均减小 21%，而 B 组只减小 13%。 A 组的窦状卵泡计数平均减少 33%，而 B 组只减少 30%。 A 组汇报月经不规律的人数从 40 人（77%）下降到 8 人（15%），而 B 组没有人汇报月经不规律（避孕药可建立人工周期）。
526 名准备采用试管婴儿技术辅助怀孕的多囊女性，在促排卵期间，A 组 165 人给予 Myo- 肌醇 4g/d、叶酸 400μg/d 以及褪黑素 3mg/d，B 组 166 人给予 Myo- 肌醇 4g/d 和叶酸 400μg/d，C 组 195 人给予叶酸 400μg/d。	A 组和 B 组所需的促排卵药用量显著少于 C 组。 A 组获得 1 级胚胎的百分比为 45.7%，而 B 组和 C 组分别为 30.4% 和 25.6%。
76 名多囊女性，A 组 26 人（平均 BMI 为 24.6）给予 Myo- 肌醇 1g/d，B 组 28 人（平均 BMI 为 25.4）给予二甲双胍 1000mg/d，C 组 22 人（平均 BMI 为 25.0）给予 Myo- 肌醇 1g/d 和二甲双胍 1000mg/d，为期 4 个月。	A 组抱怨月经不规律的人数从 12 人下降到 4 人（改善率 67%），B 组从 19 人下降到 16 人（改善率 16%），C 组从 14 人下降到 6 人（改善率 57%）。
46 名多囊女性，A 组 22 人（平均 BMI 为 27.3）给予 Myo- 肌醇 4g/d 和叶酸 400μg/d，B 组 24 人（平均 BMI 为 28.4）给予二甲双胍 1500mg/d，为期 6 个月。	A 组和 B 组分别有 44% 和 53% 的人恢复了规律的月经周期。 A 组和 B 组另有 38% 和 27% 的人半年内统计到的月经次数增加。
60 名多囊女性，A 组 30 人（平均 BMI 为 25.8）给予 Myo- 肌醇 4g/d 和叶酸 400μg/d，B 组 30 人（平均 BMI 为 27.1）给予二甲双胍 1500mg/d，为期 3 个月。	A 组的总睾酮水平平均下降 18%，炎症标志物超敏 C- 反应蛋白水平平均下降 46%。 B 组的相关指标不仅没有下降，反而略有升高。

（续表）

与研究相关的基本信息	干预效果
135 名平均 BMI 为 25.5 的多囊女性，A 组 26 人在使用克罗米芬促排卵前的 2 个月给予 Myo- 肌醇 1200mg/d 和叶酸 600μg/d，B 组 109 人直接使用克罗米芬促排卵。	A 组和 B 组的排卵率分别为 66% 和 42%，克罗米芬 50mg/d 的有效率分别为 54% 和 40%，对克罗米芬不起反应率分别为 19% 和 27%，总妊娠率分别为 54% 和 42%。
176 名准备采用 rFSH 促排卵辅助怀孕的多囊女性，在促排卵前的 3 个月，A 组 86 人（平均 BMI 为 24.1）给予 Myo- 肌醇 4g/d 和叶酸 400μg/d，B 组 90 人（平均 BMI 为 25.2）给予叶酸 400μg/d。	A 组所需的促排卵时间和促排卵药（rFSH）用量显著少于 B 组。 A 组取消了 3 个周期，而 B 组取消了 8 个周期。 A 组的妊娠率为 19%，而 B 组的妊娠率只有 12%。
96 名多囊女性，A 组 32 人（平均 BMI 为 26.1）给予 Myo- 肌醇 1100mg/d、D- 手性肌醇 27.6mg/d 以及叶酸 400μg/d，B 组 32 人（平均 BMI 为 26.1）给予二甲双胍 1000mg/d，C 组 32 人（平均 BMI 为 26.3）给予叶酸 400μg/d，为期 6 个月。	A 组的总睾酮水平平均下降 38%，B 组平均下降 30%，C 组没有下降。 A 组有 23 人（72%）恢复自发性排卵月经，B 组是 12 人（38%），C 组是 1 人（3%）。 A 组有 16 人（50%）自然怀孕，B 组是 5 人（16%），C 组没有。
70 名平均体重为 79kg 的多囊女性，所有人均给予 Myo- 肌醇 1000mg/d 和 D- 手性肌醇 100mg/d，为期 6 个月。	游离睾酮水平平均下降 21%。 LH 水平平均下降 25%。 空腹胰岛素水平平均下降 22%。 体重平均减到 72kg（没有饮食干预）。
50 名准备采用试管婴儿技术辅助怀孕的多囊女性，在促排卵前的 1 个月，A 组 25 人（平均 BMI 为 25.3）给予 Myo- 肌醇 4g/d 和叶酸 400μg/d，B 组 25 人（平均 BMI 为 26.2）给予叶酸 400μg/d。	A 组获得的优质卵母细胞比例、1 级胚胎比例以及受精率分别为 79%、48% 和 65%，B 组分别为 58%、20% 和 47%。
60 名准备采用试管婴儿技术辅助怀孕的多囊女性，在促排卵前的 3 个月，A 组 30 人（平均 BMI 为 25.5）给予 Myo- 肌醇 1100mg/d 和 D- 手性肌醇 300mg/d，B 组 30 人（平均 BMI 为 24.9）给予 Myo- 肌醇 1100mg/d 和 D- 手性肌醇 27.6mg/d。	A 组和 B 组的怀孕率分别为 66% 和 26%。 A 组和 B 组的活产率分别为 55% 和 15%。 A 组和 B 组发生卵巢过激综合征的风险分别为 3% 和 19%。
43 名多囊女性，A 组 21 人（平均 BMI 为 31.9）单纯调整饮食，B 组 10 人（平均 BMI 为 32.4）在调整饮食的同时给予 Myo- 肌醇 4g/d 和叶酸 400μg/d，C 组 12 人（平均 BMI 为 31.8）在调整饮食的同时给予 Myo- 肌醇 1100mg/d、D- 手性肌醇 27.6mg/d 以及叶酸 400μg/d，为期 6 个月。	A 组月经稀发的人数从 14 人（67%）减少到 9 人（43%）。 B 组月经稀发的人数从 10 人（100%）减少到 2 人（20%）。 C 组月经稀发的人数从 9 人（75%）减少到 0 人（0）。 A、B、C 组的多毛严重程度分别减轻 16%、27% 和 48%。
60 名多囊女性，A 组 30 人给予 Myo- 肌醇 4g/d 和叶酸 400μg/d，B 组 30 人给予二甲双胍 1500mg/d，为期 3 个月。	A 组的血浆总抗氧化能力平均提升 106mmol/L，而 B 组只提升 2.1mmol/L。 A 组的抑郁焦虑评分平均下降 3.9，而 B 组只下降 0.9。 A 组的整体心理健康水平要优于 B 组。

10.1.3　荟萃分析点赞肌醇

正如你所看到的，所有临床试验结果一致指出肌醇是有效的，没有研究表明肌醇无助于打击多囊卵巢综合征。这里我还想再罗列一些有关肌醇的荟萃分析，这种研究相当于一次性整合多篇临床试验的数据，可信度更高。

比方说，一项发表在《内分泌连接杂志》上的基于 9 个随机对照试验的荟萃分析指出 Myo- 肌醇可以改善多囊女性的代谢状态[51]。

再比方说，我国福建医科大学附属医院曾对 7 项临床试验（样本总量为 935 人）进行了荟萃分析，结果认为 Myo- 肌醇不仅可以提高胚胎质量和怀孕率，而且能减少促排卵药物的用量[52]。

还有就是，一篇在《国际妇产科杂志》上发表的研究报告指出，基于 10 个随机对照试验的荟萃分析支持肌醇可以提高排卵率和妊娠率、调节月经周期和改善激素状态[53]。

总之，现有的循证医学证据一致表明肌醇有望用于治疗多囊卵巢综合征。

说到这里，你可能会有疑问，既然肌醇已经得到那么多随机对照试验的支持，为什么它还没有被广泛地应用于临床呢？

一方面，肌醇是天然存在于自然界中的碳水化合物，这使得它无法像人工合成的药物那样申请专利，所以资本对此不感兴趣。这导致肌醇的相关研究规模小、质量差，论文难以发表到顶尖的医学杂志上。没有大规模、高质量的随机对照试验作为循证医学证据，不管肌醇的真实效果是好还是不好，这都不可能被写进临床诊疗指南。

另一方面，肌醇的有效率并非 100%，甚至连 80% 都可能达不到，这样的治疗效果在临床上是非常不讨喜的，所以它很难成为治疗多囊卵巢综合征的一线药物。

当然，即便肌醇不是治疗多囊卵巢综合征的"特效药"，但国内外已有一些懂营养学、懂健康管理的医生向多囊患者推荐肌醇，这是值得点赞的。

我们不一定、也不应该把肌醇看作药物，当我们把肌醇看成一种对多囊女性乃至备孕和妊娠期女性都有益的营养素时，我们就有足够的理由推荐它。

10.1.4　肌醇与妊娠糖尿病

受胰岛素抵抗的影响，多囊女性是妊娠糖尿病的高危人群。幸运的是，补充肌醇可能有助于降低妊娠糖尿病的发病风险。

罗萨里奥等人的研究发现，接受 Myo- 肌醇 4g/d 治疗的 99 人中只有 6 人发生了妊娠糖尿病，而安慰剂组的 98 人中发生妊娠糖尿病的人数高达 15 人[54]。

其他同类型的随机对照试验指出，Myo- 肌醇 4g/d 治疗可以降低女性患妊娠糖尿病的风险，但如果添加 D- 手性肌醇则没有相应的益处[55-60]。

对于已经患有妊娠糖尿病的女性，Myo- 肌醇 4g/d 或 Myo- 肌醇 1100mg/d 搭配 D- 手性肌醇 27.6mg/d 的治疗方案均能降低胰岛素强化治疗的必要性和新生儿超重的可能性，但单独使用 D- 手性肌醇时没有效果[61]。

还有一些研究指出，妊娠糖尿病女性的 Myo- 肌醇氧化酶活力升高（导致 Myo- 肌醇被分解），孕早期的尿液 Myo- 肌醇排泄率增加了 2.9 倍，孕晚期增加了 5.5 倍[62,63]。

总的来说，现有的研究支持 Myo- 肌醇可以降低妊娠糖尿病的发生率，而 D- 手性肌醇由于具有降低胰岛素水平的作用，补充太多反而可能使得血糖水平升高（D- 手性肌醇介导的葡萄糖代谢促进作用弱于胰岛素介导的 PI3K/Akt 信号通路促进作用）。

10.1.5 肌醇与焦虑和抑郁

不管是生理原因还是心理原因，多囊女性都会伴有轻度的情感障碍。凑巧的是，肌醇在管理焦虑和抑郁等不良情绪方面也有建树。

发表在《美国精神病学杂志》上的研究报告指出，患有自杀倾向和双向情感障碍的人，他们额叶皮质的肌醇水平显著降低[64]。如果每天补充 6 ~ 12g Myo- 肌醇，持续 4 周，则可以显著减轻抑郁的症状，而且疗效在女性中更为显著[65-67]。另外，日本藤田保健卫生大学发表的一篇荟萃分析还指出，肌醇对于缓解月经前的焦虑和烦躁特别有效[68]。

10.1.6 肌醇的合成与代谢

人体大部分细胞都能合成肌醇。单个肾脏每天能合成至少 2g 肌醇。大脑和生殖细胞则是消耗肌醇的大户，它们需要靠肌醇来构建细胞骨架。

那么，肌醇是怎么合成出来的呢？

从生化反应来看，葡萄糖在己糖激酶的作用下会转变成 6- 磷酸葡萄糖，随后在肌醇 -3- 磷酸合成酶和肌醇单磷酸酶的作用下转变成 Myo- 肌醇（MI）。

MI 进入细胞后，首先会在磷脂酰肌醇合成酶的作用下与 CDP- 二脂酰甘油结合成磷脂酰肌醇，随后会被各种酶活化成带有磷酸的衍生物，其中最为重要的就是作为第二信使的 3,4,5- 三磷酸磷脂酰肌醇和 1,4,5- 三磷酸肌醇（它们分别简称为

PIP$_3$ 和 IP$_3$)。

　　PIP$_3$ 参与胰岛素的 PI3K/Akt 信号通路，IP$_3$ 则通过调节细胞内的钙离子释放来促进卵母细胞成熟，而且 IP$_3$ 本身还在卵母细胞即将成熟的时刻"画龙点睛"[69-75]。

　　肌醇的合成与代谢路径（图 35 ）。

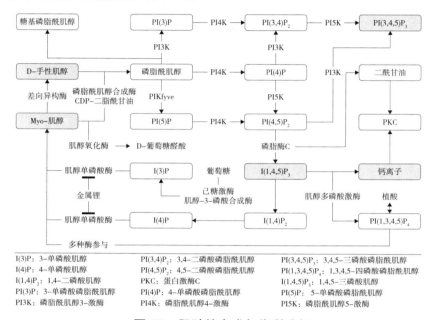

I(3)P：3-单磷酸肌醇　　　　　　PI(3,4)P$_2$：3,4-二磷酸磷脂酰肌醇　　　PI(3,4,5)P$_3$：3,4,5-三磷酸磷脂酰肌醇
I(4)P：4-单磷酸肌醇　　　　　　PI(4,5)P$_2$：4,5-二磷酸磷脂酰肌醇　　　PI(1,3,4,5)P$_4$：1,3,4,5-四磷酸磷脂酰肌醇
I(1,4)P$_2$：1,4-二磷酸肌醇　　　　PKC：蛋白激酶C　　　　　　　　　I(1,4,5)P$_3$：1,4,5-三磷酸肌醇
PI(3)P：3-单磷酸磷脂酰肌醇　　　PI(4)P：4-单磷酸磷脂酰肌醇　　　　PI(5)P：5-单磷酸磷脂酰肌醇
PI3K：磷脂酰肌醇3-激酶　　　　　PI4K：磷脂酰肌醇4-激酶　　　　　　PI5K：磷脂酰肌醇5-激酶

图 35　肌醇的合成与代谢路径

　　生殖器官是肌醇含量极为丰富的组织。卵巢能表达肌醇 -3- 磷酸合成酶，其活性受到相关基因和环境因子的调控，特定条件下会出现肌醇代谢障碍。

　　比方说，高浓度的葡萄糖会抑制肌醇的合成。一些在糖尿病动物中开展的研究已经发现它们的生殖器官所表达的肌醇 -3- 磷酸合成酶的活力下降了 50%。与此同时，葡萄糖在肠道的吸收过程中会与肌醇竞争，并在肾脏加速肌醇的分解，高升糖指数饮食可以从多个维度降低肌醇的生物利用率，而缺乏植酸的西式饮食也减少了肌醇的来源。

　　其他方面，金属锂可以抑制肌醇单磷酸酶的活力而阻碍肌醇的合成，有研究报道过患有双向情感障碍的女性使用锂疗法时有 15% 的人发生了月经异常[76,77]。

　　锂在食物中仅微量存在，正常情况下不会造成蓄积。但如果土壤受到锂电池的污染则可能影响到所有农作物，要知道几乎所有电子产品都会用到锂电池。目前还不清楚长期慢性摄入微量锂是否与多囊卵巢综合征相关。

最后是 D- 手性肌醇（DCI），它在差向异构酶的作用下从 Myo- 肌醇转化而来，胰岛素可以激活差向异构酶，但在胰岛素抵抗的状态下，差向异构酶的活力会变弱。

事实上，研究已经证实了 2 型糖尿病患者的肌肉中没有 DCI，而伴有胰岛素抵抗的多囊女性其肝脏、肌肉、脂肪细胞和卵泡颗粒细胞则可能缺乏 DCI。

不过截然相反的是，多囊女性的卵泡膜细胞似乎没有胰岛素抵抗，因为她们的卵泡膜细胞平均含有 3.6 倍于健康女性的 DCI，而卵泡液中更是高达 76 倍，被激活的差向异构酶促进 MI 向 DCI 转化，使得卵泡缺乏 MI 的同时又被过量的 DCI 所毒害。

10.1.7 肌醇是如何发挥作用的？

肌醇的起效原理非常复杂，目前还没有研究可以揭开它的神秘面纱，但为了便于你理解肌醇的生理功能，我把现有的科研成果做了归纳总结。

接下来的讲解会涉及细胞信号通路。我承认这些知识堪比火星文，如果你在阅读时无法参透这些晦涩难懂的专业术语，我同意你跳过这一小节。

作为一种遍布全身所有细胞的营养物质，肌醇本身没有"特异功能"，但是肌醇的衍生物不仅参与了细胞骨架的构建，还可以作为 FSH 和胰岛素的第二信使（图36），具有提高激素信号传输效率的作用。

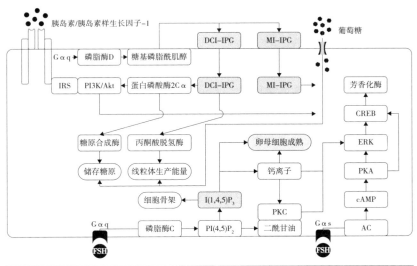

MI–IPG：Myo-肌醇磷酸聚糖
DCI–IPG：D-手性肌醇磷酸聚糖
PI(4,5)P₂：4,5-二磷酸磷脂酰肌醇
I(1,4,5)P₃：1,4,5-三磷酸肌醇

PKC：蛋白激酶C
PKA：蛋白激酶A
AC：腺苷酸环化酶
cAMP：环磷酸腺苷

IRS：胰岛素受体底物
PI3K/Akt：磷脂酰肌醇3-激酶/蛋白激酶B
ERK：细胞外信号调节激酶
CREB：环磷酸腺苷效应元件结合蛋白

图 36　细胞的胰岛素和 FSH 信号通路

作为 PIP_3 的原料，MI 的起效原理显而易见，它可以通过支持胰岛素 PI3K/Akt 信号通路来促进细胞"吃"血糖，临床试验表明 MI 可以降低胰岛素和血糖水平。

有研究还发现，多囊女性的葡萄糖转运蛋白、钠离子肌醇转运蛋白和单磷酸腺苷依赖的蛋白激酶水平都是偏低的，但令人难以置信的是，MI 可以通过恢复钠离子肌醇转运蛋白来活化单磷酸腺苷依赖的蛋白激酶，进而提高葡萄糖转运蛋白的水平，增加卵泡颗粒细胞对葡萄糖的摄取，最终改善卵母细胞的能量供应。

另外，由 FSH 激活的磷脂酶 C 可以催化 PIP_2 释放出 IP_3，IP_3 可以调节线粒体和内质网的钙离子释放，促进卵母细胞成熟，联合蛋白激酶 C（PKC）来增强细胞外信号调节激酶（ERK），最终提高卵泡颗粒细胞的芳香化酶产量，促进雄激素向雌激素转化，即 MI 支持 FSH 的信号传输。

至于 DCI，它的起效原理是科学界的一大新发现。胰岛素或胰岛素样生长因子 -1 刺激形成的磷脂酶 D 可以使糖基磷脂酰肌醇释放出 D- 手性肌醇磷酸聚糖（DCI-IPG），DCI-IPG 作为第二信使可以激活有别于 PI3K/Akt 的另外一条胰岛素信号通路[69-75]。

现有研究发现，DCI-IPG 至少有 3 种活性：一是通过激活丙酮酸脱氢酶来加速葡萄糖氧化成能量；二是借由蛋白磷酸酶 2C α 来激活糖原合成酶；三是借由蛋白磷酸酶 2C α 来激活 PI3K/Akt 信号通路。DCI-IPG 的神奇效应使得它能够降低血糖，从而减轻胰岛素抵抗和高胰岛素血症[69-75]。

一篇发表在《临床内分泌代谢杂志》上的研究报告指出，多囊女性口服二甲双胍可以刺激 DCI-IPG 的释放。另外一篇同类型研究报告证实了抗糖尿病药物吡格列酮也具有同样的作用。调节 DCI-IPG 浓度可能是这两种降糖药的降糖机制之一[78,79]。

总而言之，MI 和 DCI 在细胞的信号传输中各司其职，MI 的最大贡献在于促进卵母细胞成熟，而 DCI 在管理糖代谢方面表现突出。

10.1.8　哪种肌醇更适合你？

既然 MI 和 DCI 各有所长，那么多囊女性应该选择哪种呢？

答案是：非常个性化。

对于伴有胰岛素抵抗的多囊女性，她们的肝脏、肌肉、脂肪和卵泡颗粒细胞在胰岛素的刺激下无法顺利激活差向异构酶，这些细胞表现为极度缺乏 DCI。补充 DCI 可以在一定程度上促进第二信使 DCI-IPG 生成，从而促进细胞"吃"血糖或合成糖原。也就是说，那些会发生胰岛素抵抗的细胞很喜欢 DCI。

需要区别开来的是，多囊女性的卵泡膜细胞似乎不会发生胰岛素抵抗，它们在胰岛素的刺激下反而表达了大量的差向异构酶，最终促进 MI 向 DCI 转化。

对于没有胰岛素抵抗的多囊女性，补充过量的 DCI 是雪上加霜，过量的 DCI-IPG 不仅会介导雄激素的合成，而且 MI 的耗竭还会损害 FSH 的信号传输。

这个理论模型得到了许多研究的支持。意大利奇斯生殖医学中心曾招募过 54 名没有胰岛素抵抗且 BMI 平均为 25 的多囊女性开展了一项临床试验，以测试不同剂量的 DCI 对卵母细胞质量的影响[80]。

研究人员将 54 名受试者分成 5 组，A 组服用 DCI 300mg/d，B 组服用 DCI 600mg/d，C 组服用 DCI 1200mg/d，D 组服用 DCI 2400mg/d，E 组服用安慰剂。

研究结果表明，DCI 不是越多越好，超过 600mg/d 的 DCI 对没有胰岛素抵抗的多囊女性的卵母细胞质量有负面影响（DCI 在大剂量使用时可能会抑制芳香化酶活性）。

还有一些尚未公开发表的研究报告也指出，一些借助 DCI 恢复自发性排卵月经的多囊女性在接受 6 个月 DCI（1000mg/d）治疗后再次经历闭经；停止补充 DCI，她们的月经会在 2 个月内恢复。补充 DCI（2400mg/d）会在 6 周内增加多囊患者的睾酮水平。

不仅如此，二甲双胍已被证实可以提高 DCI-IPG 的产量，而恰恰就有研究表明促排卵时联用二甲双胍会导致多囊女性对促性腺激素的反应恶化，甚至降低了临床妊娠率以及胎儿的活产率[81,82]。

正如你所担心的那样，由于不是靶向治疗，所以补充 DCI 在减轻外周组织的胰岛素抵抗之余，也有可能促进卵泡膜细胞合成 DCI-IPG，而过量的 DCI-IPG 已被发现会介导卵泡膜细胞合成雄激素。

那么，这是否意味着多囊女性不适合补充 DCI 呢？

事情没有那么简单。DCI 实实在在地降低了胰岛素水平，相较于高胰岛素血症刺激合成的 DCI 和 DCI-IPG，DCI 不过是糖基磷脂酰肌醇的原料而已，其促进作用显然比不上胰岛素诱导的级联放大效应。

也就是说，补充 DCI 可以通过降低胰岛素水平来抑制卵泡膜细胞表达差向异构酶以及磷脂酶 D，然后减少内源性 DCI 以及 DCI-IPG 的生成，最终抑制卵泡膜细胞合成雄激素，所以卵泡膜细胞可以说是因祸得福。

总而言之，尽管卵泡膜细胞本身不喜欢 DCI，但补充 DCI 却解决了卵泡膜细胞更痛恨的高胰岛素血症，这使得卵泡膜细胞对 DCI 又恨又爱。

面对这种尴尬的局面，制定适宜的 DCI 补充量就显得格外重要。其原则一定是在不增加卵泡膜细胞的 DCI-IPG 产量的前提下尽量满足有胰岛素抵抗的细胞，而卵泡膜细胞则可以坐收胰岛素降低之利。"过犹不及"这个词最适合用来形容 DCI。

现在我们能肯定的是，没有胰岛素抵抗的多囊女性不适合补充大量 DCI。但那些有胰岛素抵抗的多囊女性要补充多少 DCI 呢？谜底将在本节末揭晓。

现在我们要先确定另外一件大事，那就是 Myo- 肌醇（MI）怎么样？

标准答案是：MI 适合所有多囊女性。

你知道吗？一场关于肌醇在多囊卵巢综合征中是否具有应用价值的国际共识会议于 2013 年在欧洲召开，参会人员包括 16 名相关领域的专家，其中 15 人来自欧洲，1 人来自中国香港，会议最终达成了初步共识[83]：尽管目前还没有得出明确的结论，但现有的临床试验给出了令人信服的证据，肌醇在治疗多囊卵巢综合征方面是卓有成效的。单独补充时，Myo- 肌醇比 D- 手性肌醇更有优势，而两者按一定比例补充时，似乎有广阔的应用前景。

10.1.9　肌醇的安全性如何？

半数致死量常用于评价某种物质的毒性强弱。

假设我现在让一群老鼠按每千克体重 14mg 的剂量吃下砒霜，如果在 14 天内有一半的老鼠因此而死掉，那么砒霜的半数致死量就是 14mg/kg。换句话说，一定时间内能使一半受试动物死亡的剂量就是某种物质的半数致死量。

物质的半数致死量越小，其毒性就越强。肌醇的半数致死量是 10g/kg，这远远大于食盐的 3g/kg 和果糖的 4g/kg[84,85]。你可以掂量掂量肌醇究竟有多安全。

在临床试验方面，若干研究已经指出肌醇是非常安全的营养成分，成人即便摄入量高达 30g/d 也没有观察到严重不良反应，偶发不良反应是当剂量大于 12g/d 时可能导致部分人出现腹泻、恶心、口干、头晕和头痛[86]。

肌醇是非常安全的，美国食品药品监督管理局将肌醇列为公认安全的物质。最后，安全第一，如果你在使用过程中出现不良反应，请向你的主管医生、营养师寻求帮助。

10.1.10　如何科学补充肌醇？

为了探索最佳的肌醇补充方案，意大利罗马大学的诺迪奥教授对比了 Myo- 肌醇和 D- 手性肌醇在不同配比下的疗效差异，他的研究成果于 2019 年 6 月发表在《欧洲医药科学评论》上[87]。

诺迪奥教授的研究表明，当 MI 和 DCI 按 40 ∶ 1 联合补充时，可以最有效地恢复自然排卵的月经周期，降低游离睾酮水平和 LH/FSH 值，升高雌二醇和孕酮水平。如果 MI 和 DCI 按 80 ∶ 1 或 20 ∶ 1 联合补充，疗效次之。而 5 ∶ 1、2.5 ∶ 1、1 ∶ 3.5 或 0 ∶ 1 的配方则疗效不佳。而且随着 DCI 占比的提高，其疗效会越来越差。

你也许会问，为什么偏偏是 40 ∶ 1 脱颖而出呢？

因为健康女性的血浆 MI ∶ DCI 就是 40 ∶ 1，按此比例补充可以模拟女性对 Myo- 肌醇和 D- 手性肌醇的自然需求。

这听上去很有道理，但我们不禁要问，难道这就是肌醇补充的全部真相吗？

值得辩证思考的是，有一项出自西班牙的研究给出了不一样的观点。这是一项多中心的双盲随机对照试验，研究人员给 60 名正计划采用试管婴儿技术辅助怀孕的女性分别按 40 ∶ 1 和 3.6 ∶ 1 补充肌醇，结果却发现后者的妊娠率比前者高出 153%，而且胎儿活产率是前者的 1.75 倍。

相互矛盾的证据提示我们，多囊女性是千人千面的，不同的人由于身体状况的差异可能会对肌醇产生不一样的需求。

基于已有的科学证据，现阶段我会给出以下补充建议（表 24）。

表 24　肌醇的推荐补充量

人群	推荐用量
普通多囊女性	每天 2 ～ 4g Myo- 肌醇或每天 2 ～ 4g 混合肌醇（MI ∶ DCI ＝ 40 ∶ 1）
存在肥胖或胰岛素抵抗的多囊女性	短期内（约 3 个月）使用 300 ～ 1200mg/d D- 手性肌醇，之后依具体情况进行调整。
特殊情况	请遵从你主管医生、营养师的建议

下面谈谈肌醇的吸收利用率。

一篇发表在《卵巢研究》杂志的文献指出，100mg/d α - 乳白蛋白与 4g/d Myo- 肌醇搭配服用可以使 Myo- 肌醇的吸收率翻倍，帮助那些对肌醇不起反应的多囊女性恢复卵巢活力。

这项研究招募了 37 名非肥胖的无排卵多囊女性，她们都接受过 4g/d Myo- 肌醇治疗了 3 个月，但结果只有 23 人（62%）恢复了排卵。为了搞清楚为什么不是所有人都对 Myo- 肌醇起反应，研究人员检测了这两拨人的血浆 Myo- 肌醇浓度。

结果发现，那些恢复排卵的人其血浆 Myo- 肌醇浓度是 38μmol/L，而对 Myo- 肌醇不起反应者其血浆 Myo- 肌醇浓度只有 17μmol/L。

于是研究人员再次尝试给无排卵的 14 人补充 Myo- 肌醇，不一样的是，这次她们搭配了 100mg/d α - 乳白蛋白，而令人欣慰的事情就这样发生了，3 个月后有 12 人恢复了自发性排卵月经，她们的血浆 Myo- 肌醇浓度也提高到了 35μmol/L。

如此看来 α - 乳白蛋白着实令人期待，但可惜现在存在一个问题，那就是 α - 乳白蛋白资源非常稀缺，几乎不可获取。因此，多囊女性需要采取更灵活的方案。

肌醇的药代动力学数据告诉我们，单次服用 2g/4g/6g Myo- 肌醇所产生的血浆浓度均在 2 小时达到峰值，并在历经 12 小时后回落到基线，这意味着每天只需服用 2 次 Myo- 肌醇即可覆盖全天 24 小时。除此以外，单次服用 6g Myo- 肌醇所产生的血浆峰值浓度是 2g Myo- 肌醇的 3 倍，或许这就是解决方案。

其他关于肌醇的小知识：

1. 肌醇是天然存在于自然界中的营养成分，Myo- 肌醇从玉米浸泡液中提炼而来，而角豆提取物的有效成分是 D- 手性肌醇，这两种肌醇均带有自然的甜味。

2. 我国把 Myo- 肌醇归类到营养强化剂，婴幼儿奶粉几乎都含 Myo- 肌醇，但是添加量达不到治疗所需的剂量，而角豆提取物则被纳入天然香料类目管理，各种固体饮料或普通食品都可以按需适量地使用。

3. 肌醇无须搭配胆碱补充，鸡蛋和肉类就含有丰富的胆碱。

10.2 N- 乙酰半胱氨酸是谷胱甘肽之源

谷胱甘肽是一种内源性抗氧化剂，它可以支持细胞应对慢性炎症和氧化应激，保护卵泡免受 "恐怖分子"（自由基）的袭击。

N- 乙酰半胱氨酸（NAC）是一种经人工修饰过的半胱氨酸，它可以促进细胞合成谷胱甘肽，有效提高机体的抗氧化能力。

接下来，我们主要讨论 NAC 在多囊卵巢综合征治疗中的应用。

10.2.1　N- 乙酰半胱氨酸能治疗多囊卵巢综合征吗？

发表在《生育与不孕》杂志上的一篇临床试验报告曾分析过 31 名肥胖的以及 6 名体重正常的多囊女性在 6 周内补充 3000mg/d 或 1800mg/d NAC 后的疗效，结果发现，NAC 成功地使那些原本伴有高胰岛素血症的多囊女性总睾酮水平平均下降了 12%[88]。

出自印度的一项临床试验观察到 1800mg/d NAC 或 1500mg/d 二甲双胍分别使

得多囊女性的总睾酮水平下降 30% 和 13%，NAC 还轻微改善了痤疮和多毛症[89]。

无独有偶，一项在平均 BMI 不超过 24 的多囊女性中开展的研究也指出，1800mg/d NAC 和 1500mg/d 二甲双胍分别使得受试者的游离睾酮水平下降 22% 和 15%，而且两种治疗方案均能使 35% 左右的人恢复自发性排卵月经[90]。

一项基于 8 个临床试验共纳入 910 名多囊女性的荟萃分析表明，多囊女性服用 NAC 可以收获更高的自发排卵率和婴儿活产率[91]。

在辅助怀孕方面，已有至少 7 项共纳入 1545 人的临床试验指出，在使用克罗米芬或来曲唑促排卵时每天补充 1200 ~ 1800mg NAC 可以提高排卵率和妊娠率[92-98]。

在预防流产方面，孕期补充 600mg/d 的 NAC 降低了不明原因流产的风险，增加了活产的概率，个中原理可能是 NAC 降低了孕期的高氧化损伤[99]。

总之，现有的临床试验表明 NAC 有助于治疗多囊卵巢综合征。

10.2.2　N- 乙酰半胱氨酸还有哪些用途？

和专一性的药物不同，NAC 是"多才多艺"的补充剂，我们可以从相关研究中看到 NAC 在生活方方面面的潜在应用价值[100-119]：

1. 降低一般流感的发病频率，并能减轻症状的严重程度；
2. 提高血清谷胱甘肽水平，减少炎症性痤疮的病灶数；
3. 减轻拔毛、咬指甲、抠皮肤和赌博成瘾等强迫症症状；
4. 缓解戒烟和戒毒时的戒断症状；
5. 有助于排出重金属铅；
6. 保护肝脏，治疗对乙酰氨基酚（感冒药）中毒；
7. 有助于预防造影剂肾病，保护血液透析患者残余的肾功能；
8. 延缓慢性阻塞性肺疾病恶化；
9. 吸入式的 NAC 已被批准用于治疗黏痰阻塞引起的呼吸困难。

总之，NAC 在特定情况下可以起到保护肝、肾、肺的作用。

10.2.3　N- 乙酰半胱氨酸是如何发挥作用的？

慢性炎症和氧化应激是多囊卵巢综合征等慢性疾病的共同特征，减轻慢性炎症和降低氧化应激是治疗慢性疾病的基本原则。NAC 可以通过促进谷胱甘肽合成来保护卵泡并提高细胞生命活力。

图 37 向我们展示了谷胱甘肽的合成以及循环利用的过程[120-134]，你可以对照

着示意图来理解我接下来说的话。

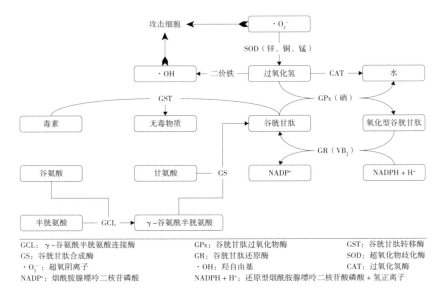

GCL：γ-谷氨酰半胱氨酸连接酶   GPx：谷胱甘肽过氧化物酶   GST：谷胱甘肽转移酶
GS：谷胱甘肽合成酶   GR：谷胱甘肽还原酶   SOD：超氧化物歧化酶
$\cdot O_2^-$：超氧阴离子 $\cdot OH$：羟自由基   CAT：过氧化氢酶
$NADP^+$：烟酰胺腺嘌呤二核苷磷酸 $NADPH + H^+$：还原型烟酰胺腺嘌呤二核苷酸磷酸 + 氢正离子

图 37   谷胱甘肽的合成与循环利用

谷胱甘肽的全名叫 γ-L- 谷氨酰基 -L- 半胱氨酰甘氨酸，它是由 1 分子的 L- 谷氨酸、1 分子的 L- 半胱氨酸和 1 分子的甘氨酸组合而成的小分子肽。

细胞合成谷胱甘肽需要 γ- 谷氨酰半胱氨酸连接酶和谷胱甘肽合成酶的参与。基因的差异可以导致酶活力有高有低。对于基因正常的个体，限制谷胱甘肽合成速度的关键不在于酶活力的高低而是半胱氨酸的含量。NAC 可以提供半胱氨酸，而某些植物中的植化素可以提高 γ- 谷氨酰半胱氨酸连接酶的活力以提高谷胱甘肽的产量，例如姜黄素。

谷胱甘肽在循环过程中需要谷胱甘肽过氧化物酶和谷胱甘肽还原酶的参与。谷胱甘肽过氧化物酶需要矿物质硒来激活，谷胱甘肽还原酶需要维生素 B_2 来激活。某些植物中的植化素可以提高谷胱甘肽过氧化物酶的活力以加速清除过氧化氢，例如水飞蓟素。

在解毒的时候，谷胱甘肽转移酶能促进谷胱甘肽与毒素的结合，最终降低毒素的毒性，姜黄素和西蓝花可以提高谷胱甘肽转移酶的活力。

我和你的身体一样，都得靠这套谷胱甘肽抗氧化防御网络才能在这个充满毒素的世界里生存。一般情况下，谷胱甘肽是可以循环利用的，除非你吃的食物质量很差、喝的水不太干净、吸的空气有污染、用的日化用品不合格……

细胞承受的压力越多，被消耗的谷胱甘肽就越多。在疾病状态下，谷胱甘肽更是会被大量消耗。一旦失去了谷胱甘肽的保护，细胞的活力就会下降，伴随而来的就是整体精神状态的低迷。

补充 NAC 可以为细胞注入新的谷胱甘肽，虽然这并不能治愈疾病，但却可以为细胞重新搭建抗氧化防御网络以应对氧化应激。

事实上，有随机对照试验评估过 NAC 对卵母细胞的影响，结果发现 NAC 可以恢复生长分化因子 -9 的表达，减少卵泡的闭锁和停滞，提高试管婴儿促排卵阶段获得的卵母细胞数量和质量，降低未成熟卵母细胞的比率。以上这些效果都未曾在二甲双胍组观测到，这再次表明 NAC 在多囊管理中具有优越性。

总之，NAC 的作用是促进细胞合成谷胱甘肽，它能通过降低氧化应激来保护卵泡并提高外周组织对胰岛素的敏感性，从而降低睾酮水平并提高自发排卵的概率。

10.2.4 N-乙酰半胱氨酸的安全性如何？

NAC 被写入了世界卫生组织的基本药物清单 [135]，在合理用量下，它是最有效和最安全的药物之一。

需要注意的是，有动物实验研究表明饮酒前补充 NAC 可以预防肝损伤，但饮酒后补充 NAC 反而会使肝脏损伤更严重 [136]。

NAC 有一股酸臭味，最常见的不良反应是恶心、呕吐和腹泻，其他偶发的不良反应有胸闷、皮疹、瘙痒、低血压、呼吸困难和血管性水肿 [137]。这些不良反应在注射给药时的发生率为 0.24% ~ 2.11%[138]，目前还没有关于口服 NAC 时不良反应发生率的详细报道，理论上会比注射时更低。

NAC 的不良反应有时与胱硫醚 β - 合成酶（CBS）基因突变相关。胱硫醚 β - 合成酶负责把同型半胱氨酸代谢成胱硫醚，这是身体的转硫途径，某些情况下的突变会上调胱硫醚 β - 合成酶的活力而使得同型半胱氨酸不足，但同时却导致身体积累大量的硫和氨。

需要区分开来的是，在胱硫醚 β - 合成酶基因突变的类型中有超过 50% 表现为酶活力下降，而酶活力升高的情况占 30% 不到，酶活力升高的群体可能对所有硫都是敏感的，他们甚至无法耐受太多的蛋黄、大蒜、洋葱、韭菜和西蓝花，还有即将谈及的硫辛酸。

10.2.5　如何科学补充 N- 乙酰半胱氨酸？

NAC 在美国以营养补充剂的形式销售，在国内有处方药和非处方药。任何关于 NAC 的使用应咨询医生或有相关知识背景的专家，以下补充建议仅供参考。

由于谷胱甘肽的口服吸收率极低，且价格昂贵，所以我更推荐疗效确切又经济实惠的 NAC。参考现有的临床试验，NAC 的用量是每天 1200 ~ 1800mg，美国绝大部分 NAC 补充剂的规格是 600mg/ 粒，通常每天服用 2 ~ 3 次，每次 1 粒。

如果餐后服用出现恶心或反酸，可以改为餐前服用。如果餐前服用出现上腹部不适，提示可能存在消化道溃疡，此时应改为餐中服用。如果调整服用方法后未能缓解相关不适，又或者 NAC 给你造成了其他一些不适，那么请你放弃补充 NAC。

补充 NAC3 ~ 6 个月后一般会使体内的谷胱甘肽补充到最满，而谷胱甘肽在体内可以形成自循环，在不接触大量毒素的情况下长期补充 NAC 是没有必要的。

10.3　硫辛酸能改善糖代谢

硫辛酸是淡黄色有强烈的酸味的物质，这种兼具水溶性和脂溶性的天然抗氧化剂在线粒体内充当各种代谢酶的辅因子。硫辛酸在食物中仅微量存在，但由于细胞能以正辛酸（羊脂酸）为原料合成硫辛酸，所以迄今为止还没有文献报道过硫辛酸缺乏症。

接下来，我们看看硫辛酸有哪些应用价值。

10.3.1　硫辛酸能治疗多囊卵巢综合征吗？

有资料显示，硫辛酸可以增强胰岛素信号的传输，提高细胞的"吃"血糖效率。这使得科学家相信硫辛酸是有希望对抗多囊卵巢综合征的。

出自美国加州大学的研究通过"正常血糖—高胰岛素钳夹试验"发现按 1200mg/d 的剂量服用硫辛酸可以使细胞对胰岛素的敏感性提高 13.5%，而且 6 名体重正常的受试者中有 2 名未服用避孕药的多囊女性在服用硫辛酸期间月经周期数增加[139]。

还有一项出自意大利的研究表明，46 名肥胖的多囊女性在接受 D- 手性肌醇（1000mg/d）联合硫辛酸（600mg/d）治疗后，她们的 HOMA-IR 下降了 47%，2/3 的受试者在治疗期间恢复了自发性排卵月经[140]。

另外一项出自意大利的研究甚至指出，单独使用硫辛酸（400mg/d）治疗 3 个月就能降低肥胖型多囊女性的 HOMA-IR（平均降低 38%）和 BMI（平均降低 2）[141]。

事实上，硫辛酸在那些有糖尿病家族史的多囊女性中表现出了更好的效果，当硫辛酸与 Myo- 肌醇或 D- 手性肌醇联合使用可以提高有效率。

上述研究结果给了我们一些提示，那就是硫辛酸可以改善糖代谢，这对于伴有胰岛素抵抗的多囊女性来说是个好消息。但如果我们再仔细点看，就会发现硫辛酸的效果其实并不显著，而且很多时候会和肌醇的效果相混淆。

10.3.2　硫辛酸能治疗糖尿病吗？

硫辛酸一直以来都被认为是糖尿病患者的滋补品，尽管它并不能从根本上治愈糖尿病或降低血糖，但硫辛酸对糖尿病神经病变具有一定的疗效。

一项纳入了 4 个随机对照试验共涉及 1258 人的荟萃分析指出，给伴有神经病变的糖尿病患者每周静脉注射 3 次硫辛酸（每次 600mg）可以缓解神经病变相关症状 [142]。我国已批准静脉注射或口服硫辛酸用于治疗糖尿病神经病变 [143]。

10.3.3　硫辛酸是如何发挥作用的？

现有的研究已经表明，硫辛酸不仅可以激活基因表达 γ- 谷氨酰半胱氨酸连接酶来促进细胞合成谷胱甘肽，而且能在清除自由基的同时增加谷胱甘肽、辅酶 Q_{10}、维生素 C 和维生素 E 的循环利用，它有全能抗氧化剂的美称。硫辛酸活化胰岛素信号通路的原理应该与 NAC 是一样的。

10.3.4　硫辛酸的安全性如何？

在以大鼠为实验对象的研究中，连续两年每天补充 60mg/kg 的硫辛酸没有表现出副作用，剂量达到 180mg/kg 时大鼠表现出食欲下降和体重减轻，剂量达到 2000mg/kg 时观察到急性损伤，而且硫辛酸在可产生毒性的剂量下会对细胞起到促氧化的作用 [144-147]。

在人体实验中 [148-151]，补充 1800mg/d 或 2400mg/d 硫辛酸持续 6 ~ 7 个月没有观察到严重不良反应。一项持续时间长达 4 年的研究也认为硫辛酸是安全的，一些偶发的不良反应有恶心、呕吐、腹泻、头晕、皮疹、皮肤瘙痒等。

10.3.5　如何科学补充硫辛酸？

硫辛酸在美国以营养补充剂的形式销售，在国内是处方药。任何关于硫辛酸的使用应咨询医生或有相关知识背景的专家，以下补充建议仅供参考。

硫辛酸的推荐用量为 600 ～ 1800mg/d，餐前 30 分钟或餐后 2 小时服用更好吸收。

由于硫辛酸和 NAC 的功能有一定的重叠，而且现有证据可信度不如 NAC，所以我一般推荐多囊女性选择 NAC 而不是硫辛酸；当然，肥胖型多囊女性减肥时辅以硫辛酸可能是有益的，但减肥主要靠饮食和运动，硫辛酸不是必须的。

10.4　辅酶 Q_{10} 能保护卵泡

心脏的跳动需要线粒体来"发电"，精子的游动需要线粒体来供能，卵泡的生长发育同样需要线粒体来驱动，这些富集线粒体的组织细胞最需要辅酶 Q_{10}。

如果把细胞和线粒体比作汽车和发动机，那么辅酶 Q_{10} 就是火花塞。没有辅酶 Q_{10}，线粒体就无法为细胞提供充足的能量。

每 100g 猪心含有 11.8 ～ 28.2mg 辅酶 Q_{10}。我们每天可从饮食中摄入 3 ～ 6mg 辅酶 Q_{10}，占血浆辅酶 Q_{10} 总量的 25% 左右，其余靠自身合成[152-157]。

多样化的饮食和正常的生物合成能力为健康个体提供了充足的辅酶 Q_{10}，目前没有发现健康个体出现缺乏辅酶 Q_{10} 的典型症状，但处于某些疾病状态下的人辅酶 Q_{10} 的需求量增加，比方说多囊卵巢综合征。

10.4.1　辅酶 Q_{10} 能治疗多囊卵巢综合征吗？

不管有没有多囊卵巢综合征，氧化应激都是卵泡杀手。辅酶 Q_{10} 作为一种最常见的线粒体营养素，被认为具有提升卵母细胞线粒体功能的作用。

为了验证辅酶 Q_{10} 的功效，北京妇产医院生殖医学科曾招募 169 名卵巢反应不良的患者开展了一项临床试验，A 组 76 人在开始试管婴儿的前 2 个月补充 600mg/d 辅酶 Q_{10}，B 组 93 人直接开始试管婴儿。研究表明，辅酶 Q_{10} 可以增加回收的卵母细胞数，同时提高胚胎质量和受精率[158]。

不仅如此，由埃及曼苏拉大学妇产科开展的研究还发现，多囊女性使用克罗米芬促排卵时补充 60mg/d 辅酶 Q_{10} 不仅可以提高排卵率（66% vs 16%）和妊娠率（37% vs 6%），而且使用人绒毛膜促性腺激素"破卵"当天的子宫内膜也更厚（8.8mm vs 7.0mm）[159]。

一篇于 2018 年刊登在《临床内分泌代谢杂志》上的研究报告指出，每天补充 200mg 辅酶 Q_{10}，持续 8 周，可以使总睾酮水平和 HOMA-IR 均下降 30%[160]。

我相信不止我一人对辅酶 Q_{10} 情有独钟，许多生殖医学科医生都乐意向患者推荐这种功效确切的脂溶性抗氧化剂，因为它可以很好地黏附到卵泡膜表面，从而起到对抗脂质过氧化的作用。

10.4.2 辅酶 Q_{10} 还有哪些用途？

辅酶 Q_{10} 最广为人知的用途是保护心血管。作为拓展阅读，这里我为你罗列一些有关辅酶 Q_{10} 的科研成果[161-179]：

1. 心肌病越严重的患者，其辅酶 Q_{10} 水平就越低；

2. 辅酶 Q_{10} 可以改善心力衰竭患者的左心室射血分数（11 个随机对照试验，总样本量 227 人）；

3. 辅酶 Q_{10} 可使心力衰竭患者的死亡率下降 31%（14 个随机对照试验，总样本量 2149 人）；

4. 辅酶 Q_{10} 可以轻微地降低收缩压，但不能代替降压药（17 个随机对照试验，总样本量 684 人）；

5. 辅酶 Q_{10} 可以改善血管内皮功能（5 个随机对照试验，总样本量 194 人）；

6. 辅酶 Q_{10} 可以改善术后心脏功能并缩短住院时间；

7. 辅酶 Q_{10} 可以提升精子计数和精子总运动性能。

正常的妊娠晚期，孕妇的血浆辅酶 Q_{10} 水平会自然升高；自然流产和先兆流产者的血浆辅酶 Q_{10} 水平较低；妊娠期胆汁淤积者的脐带血辅酶 Q_{10} 水平较低；妊娠中期补充辅酶 Q_{10} 降低了先兆子痫的发生率。

需要客观看待的是，尽管辅酶 Q_{10} 在心血管疾病防治中具有重要意义，但它不能作为单一疗法治愈冠心病，你应该把它当做"打辅助"的称职队友。

10.4.3 辅酶 Q_{10} 是如何发挥作用的？

和硫辛酸类似，辅酶 Q_{10} 也是线粒体"发电"时的辅因子。有科学家坚信一切慢性疾病都可以归因于线粒体的老化，只要能治愈线粒体就能治愈一切疾病。

但令人失望的是，不管是硫辛酸还是辅酶 Q_{10}，它们一旦脱离试管进入临床试验就不能表现出"灵丹妙药"应有的霸气。

由细胞自行合成的硫辛酸和辅酶 Q_{10} 确实很强大，但口服补充的硫辛酸和辅酶 Q_{10} 由于无法很好地穿透线粒体膜富集到线粒体上，所以大多数时候只能在细胞膜的层面发挥抗氧化作用。这就是为什么硫辛酸和辅酶 Q_{10} 虽然可以减轻胰岛素抵抗和保护细胞但效果却没有预想的那么神奇的原因。

被泼了一盆冷水是有点不开心，但这恰恰就是科学，只有理性地看待营养素的功效才能给出恰如其分的建议，至少辅酶 Q_{10} 的功效没有令我失望。

10.4.4　辅酶 Q_{10} 的安全性如何？

在人体试验中[180-186]，补充 $600 \sim 3000mg/d$ 辅酶 Q_{10}，持续 $8 \sim 30$ 个月，均没有发现严重不良反应，一些偶发的不良反应有恶心、呕吐、腹泻、皮疹、腹部不适等。

10.4.5　如何科学补充辅酶 Q_{10}？

辅酶 Q_{10} 有两种，一种是橙黄色的氧化型泛醌，另外一种是米白色的还原型泛醇。血液循环中 95% 的辅酶 Q_{10} 以泛醇的形式存在，口服泛醇可以被直接吸收，而泛醌要在肠道中被还原为泛醇后才能进入血液循环。

有资料显示，泛醇的吸收利用率高于泛醌。但由于泛醇的售价比泛醌贵，而且现有的临床试验已经证实了泛醌也可起效，所以我建议用性价比更高的泛醌。

除此之外，我们应该知道辅酶 Q_{10} 是脂溶性物质，预先将辅酶 Q_{10} 溶于脂肪的油剂型软胶囊比粉末状胶囊或片剂有更高的吸收率[187]。目前市售的泛醇无一例外都是以油剂型胶囊来封装的，而泛醌既有油剂型的，也有粉末状的和片剂的。我推荐你选购油剂型的泛醌，即认准类似于鱼油那种胶囊的氧化型泛醌。

泛醌辅酶 Q_{10} 的日常保健量是每天早餐后服 $30 \sim 100mg$。如果需要提高卵泡质量，建议每天早、晚餐后各服 $100 \sim 300mg$。

10.5　褪黑素调节卵泡发育

褪黑素是一种天然存在于番茄、草莓、樱桃、核桃、桑叶、枸杞、葛根、甘草、当归和益母草等食材或药材中的植物激素。松果体是调节体内褪黑素水平使之呈昼夜节律变化的主要器官。肠道和卵巢也能合成褪黑素。

你可能还没反应过来为什么我要介绍褪黑素，但认真学习接下来的内容你就会惊讶于它在治疗多囊卵巢综合征中的价值。事实上，卵泡的发育受褪黑素的调节。

10.5.1　多囊女性缺褪黑素吗？

一篇刊登在《人类生殖杂志》上的研究报告指出，多囊女性的血清褪黑素浓度比非多囊女性高 95%[188]。发表在《生育与不孕》杂志上的一篇研究报告还指出，多囊女性尿液中的 6- 硫酸盐褪黑素浓度要比非多囊女性高 79%[189]。

蹊跷的事情发生了——美国得克萨斯大学的研究告诉我们多囊女性卵泡液的褪黑素浓度反而比健康女性低 29%[190]。

现在还没有科学家知道为什么多囊女性的卵泡液褪黑素浓度较低，但我们知道的是大卵泡（直径＞ 18mm）卵泡液的褪黑素浓度是小卵泡（直径＜ 10mm）的 2.3 倍，排卵前的卵泡液褪黑素浓度可以达到血清褪黑素浓度的 3 倍之多[191]。这意味着当卵泡液的褪黑素浓度不足时，有可能影响到卵母细胞成熟。

10.5.2 褪黑素能治疗多囊卵巢综合征吗？

极少有人把多囊卵巢综合征和褪黑素联系到一起，而那些领悟到两者相关性的科学家已经做出了令人啧啧称奇的随机对照试验。

韩国江南生育中心的科学家做过一项研究，他们发现如果往培养基中添加褪黑素来培育那些未成熟的卵泡，那么多囊女性在接受胚胎移植时就有更高的成功率[192]。

我在讲解肌醇的时候也曾提到过一项研究，即 3mg 褪黑素与 4g Myo- 肌醇联合使用比单独使用 Myo- 肌醇更能提高卵母细胞和胚胎的质量[39]。一项在我国多囊女性中开展的研究还指出，多囊女性的卵泡液褪黑素浓度不到健康女性的一半，褪黑素治疗（体外实验）可以防止卵泡颗粒细胞凋亡，上调 CYP19A1 基因的表达，促进睾酮向雌二醇转化[193]。

最令人喜出望外的是，刊登在《生殖科学杂志》上的一篇研究报告甚至指出褪黑素非常有效，因为 40 名体重正常的多囊女性在睡前口服 2mg 褪黑素治疗 6 个月后，有 95% 的人经历了月经周期的改善，她们的月经周期数从 2.56 次 / 半年增加到 4.04 次 / 半年，总睾酮水平平均下降 26%，AMH 水平平均下降 30%[194]。

荷兰鹿特丹应用科技大学生殖医学中心早年的一项研究表明，褪黑素能显著降低健康女性的促黄体生成素水平[195]。动物实验也发现，褪黑素能通过下调亲吻素的表达来降低下丘脑分泌促性腺激素释放激素（GnRH）的脉冲频率。

从上述研究来看，褪黑素是有望用于治疗多囊卵巢综合征的。

10.5.3 褪黑素是如何发挥作用的？

大部分人对褪黑素的理解只停留在它是一种睡眠助剂，但现在我得告诉你它实际上还是一种极强的抗氧化剂，它可以通过提高超氧化物歧化酶和谷胱甘肽过氧化物酶的活力来搭建卵泡的抗氧化防御网络，进而保护卵泡免受氧化损伤，最终提高卵母细胞的质量并延缓卵巢的衰老。

褪黑素单凭抗氧化功效就足以突显其价值，不过我还想说，你绝对不会料到褪黑素竟然能抑制 *CYP17A1* 基因，这意味着褪黑素可以削弱雄激素合成酶（17α- 羟化酶和 17,20- 裂解酶）的活力，防止卵泡膜细胞生产过多的雄激素[196]。

你已经折服于褪黑素了吗？但我还没说完呢。褪黑素还有一项鲜为人知的技能，那就是调节骨形态发生蛋白 -15 和生长分化因子 -9 的表达，这两种蛋白质与卵泡的发育和排卵以及卵母细胞的成熟密切相关[197-199]。

你看褪黑素就是藏得那么深，以上这些还不是它的全部实力，现有的临床试验还发现褪黑素可以提高脂连蛋白水平，诱导白色脂肪向褐色脂肪转变[200,201]。

最后不得不强调的是，在昼夜节律紊乱的情况下，雌性动物的原始卵泡起跑节律也会变得不规律，这可能和褪黑素的分泌紊乱有关（昼夜节律的紊乱还会引起其他体内环境因子的改变，褪黑素是其中最有代表性的一个）。

出自上海中医药大学的研究发现，持续暴露于人造光源的大鼠会出现发情期错乱，血清雄激素水平比对照组平均高 199%，83% 的大鼠发生卵巢多囊样改变。不仅如此，出自上海交通大学的研究还表明，持续性的黑暗环境（缺乏光照）会诱发多囊卵巢综合征，这会干扰生物钟基因的表达，导致卵巢多囊样改变、卵泡颗粒细胞凋亡增加、LH/FSH 升高、睾酮水平升高、性激素结合蛋白水平下降、胰岛素和胰岛素样生长因子 -1 水平升高。补充褪黑素，可以改善上述各种生理生化异常。

这不禁让我们联想到：1 ～ 3 岁的幼儿拥有最高的血清褪黑素浓度，但到了青少年时期则会下降 80%，而且青春期夜间褪黑素水平下降与性早熟有关（性早熟意味着卵泡的发育提前了）。一个在青春期刻苦学习的女生，白天待在教室里很少接触自然光，晚上还得挑灯夜战，当卵巢接收不到正确的褪黑素信号（松果体分泌褪黑素的节律紊乱）时，原始卵泡就容易抢跑并堆积在卵巢里，这是多囊卵巢综合征发病的契机，也是褪黑素的抗多囊卵巢综合征机制。

综上所述，规律的明暗交替变化对卵泡的规律发育非常重要，昼夜节律紊乱会导致生物钟基因表达异常以及褪黑素分泌紊乱，这是继肾上腺应激、胰岛素抵抗、肠道菌群紊乱、环境毒素蓄积和慢性炎症后的第六大多囊卵巢综合征诱发因素。

10.5.4　褪黑素是如何调节睡眠的？

有人说晚上 10 点到次日凌晨 2 点是"美容觉"时间，这是有道理的，因为这恰好就是褪黑素的表演时间，它需要你乖乖地沉浸在睡梦中才能尽情地施展抗氧化本领。我可以斩钉截铁地说，睡觉不仅是优秀的抗多囊药，还是最棒的减肥药和抗衰老药。

健康人的褪黑素分泌呈白天低夜晚高的节律，阳光会抑制松果体合成褪黑素而使你头脑清醒，夜幕降临后松果体就开始分泌褪黑素并邀请你进入梦乡。

农耕时代，人们遵循日出而作、日入而息的生活规律，夜晚没有灯光，家家户户在黄昏时分就开始吃晚饭，入夜不久后便能入睡，第二天被太阳或鸡啼叫醒。

这种顺应自然的生物钟，可以使你的大脑和肾上腺得到充分的休息，褪黑素也可以在睡梦中清除自由基，保护卵泡不被"恐怖分子"袭击。

然而现实情况是，城市里满大街都是流光溢彩的 LED 灯，家里还有电视和手机等数不清的电子产品，光怪陆离的夜生活破坏了祥和的自然规律。

与蜡烛的光不同，目前已有多个随机对照试验指出，LED 灯和电子屏幕散发出的蓝光会抑制松果体分泌褪黑素并破坏睡眠节律而使你彻夜难眠[202-205]。

还有一些干预试验证实了睡前玩手机会导致褪黑素分泌延迟，但如果睡前 2 小时佩戴琥珀色眼镜则可以改善睡眠质量[206,207]。

那么，你一定会好奇，口服补充褪黑素会奏效吗？

曾有一位金融行业的朋友因失眠向我寻求帮助，我了解到他每天晚上都要"盯盘"美国股市到凌晨 2 点多，于是便推荐他尝试一下褪黑素。令我尴尬不已的是，褪黑素的效果竟然好到让他怀疑那是安眠药！

在随机对照试验方面，已有研究观察到补充褪黑素可以缩短各类人群入睡所需时间并改善睡眠质量[208-225]，研究对象有原发性失眠的老人，有因失眠影响到发育的儿童，有跨越至少 5 个时区的出行者，也有轮班工作的工人。

一篇发表在《睡眠医学评论》上的基于 12 个随机对照试验的荟萃分析也指出，褪黑素对原发性失眠和睡眠时相延迟综合征是有效的[226]。

令人感到不解的是，已有研究发现，抑郁症患者血清和脑脊液的褪黑素水平是偏低的[227,228]。但我见证过一位失眠的抑郁症患者补充褪黑素后没有效果，那位患者甚至还做过唾液的褪黑素检查并证实是偏低的。

出于好奇，我亲自体验了一下褪黑素，结果只能用糟糕透顶来形容。这主要是我平时 22:30 就上床睡觉，而且只需 2 分钟不到就能睡着，但体验褪黑素期间我反而需要辗转反侧 30 分钟才能入睡，甚至整晚都朦朦胧胧睡不踏实。

我只能遗憾地说，褪黑素能否改善睡眠是因人而异的，现有的研究成果还不足以帮我们精准判断哪些情况下的失眠人群适合补充褪黑素。

10.5.5　褪黑素还能修复溃疡？

虽然这个话题和多囊卵巢综合征并不相关，但作为拓展阅读对你或许有用。

彼得是一名 35 岁的胃食管反流病患者，反酸和烧心已经折磨他 2 年了。他的主治医生发现他的食管上有一条 6cm 长的巨大溃疡面，于是彼得被要求长期服用奥美拉唑和小苏打这两种最常见的胃酸抑制剂。

遗憾的是，胃酸抑制剂没能缓解彼得的不适，他甚至连喝苹果汁也会呕血。由于疼痛太过剧烈，彼得因无法正常进食而暴瘦 40kg。

西药治疗无果后彼得开始尝试自然疗法，这次医生给他开具了褪黑素和 B 族维生素的营养处方。彼得永远都不会忘记这次治疗经历，因为他服用了第一粒胶囊的 2 小时后就兴奋地吃下了一整只烤鸡，他的食管不疼了！经过 9 个月的治疗，内镜检查显示彼得的食管溃疡面已经完全消失。该案例由巴西的索萨医师提供，文章于 2006 年发表在《松果体研究》上[229]。我想你一定很好奇这是怎么一回事，那么我告诉你，肠嗜铬细胞合成的褪黑素是松果体的 400 倍，那些患有胃食管反流病或十二指肠溃疡的患者，他们的血清褪黑素水平比健康人低得多，而且褪黑素的化学结构与奥美拉唑相似，它本身就有抑制胃酸分泌并促进溃疡愈合的作用[230-234]。

彼得的康复绝非运气使然，一项基于 351 人的临床试验指出，接受奥美拉唑（20mg/d）治疗的胃食管反流病患者其症状消退率为 65.7%，而接受褪黑素（6mg/d）治疗的受试者其症状消退率是 100%[235]。

到了 2010 年，《胃肠病学期刊》又刊登了一篇随机对照试验研究报告，该研究再次表明褪黑素可以有效缓解胃灼热并降低食管压力[236]。陆陆续续地，又有一些临床试验证实褪黑素可以促进胃溃疡愈合，具有显著的胃黏膜保护作用[237-239]。

10.5.6　褪黑素的安全性如何？

由于苯二氮䓬类安眠药具有众所周知的戒断反应，因此有人担心褪黑素也有类似的依赖性，甚至有人拍脑袋猜想服用褪黑素会让身体以为"那我就不用自己分泌了"。

然而从现有的研究来看，额外服用褪黑素并不会抑制松果体的功能，人体自身产生的褪黑素主要是受光照的调节。已有一些大型随机对照试验发现，褪黑素分泌没有性激素那样的负反馈调节，无论是否额外补充，松果体都会按昼夜节律分泌褪黑素，而且长达 6 ~ 12 个月的使用没有显示出成瘾性或戒断反应 [240-248]。

当然有一点需要注意，如果诱发失眠的原因没有治疗到位，那么停止补充褪黑素后睡眠状态就会被打回原形，甚至可能变得更加糟糕。因此，褪黑素不是根治失眠的灵丹妙药。

其他方面，一些跟踪随访了 2 年的研究指出，褪黑素不会导致严重的不良反应，但可能诱发头痛、头晕、嗜睡、烦躁、短暂抑郁 [249]。

褪黑素有抑制促性腺激素、防止性早熟的作用，这种作用常常被曲解为褪黑素会导致不孕，但实际上褪黑素不会破坏生殖细胞，它只是让生殖细胞进入休息状态。因此，在补充过量褪黑素的情况下，男性会出现性欲低下，这是因为雄激素的合成受到了抑制，但停用后可以恢复正常，不对生殖细胞造成损伤。而非多囊女性补充大剂量褪黑素会降低下丘脑分泌 GnRH 的脉冲频率，使卵泡发育速度减缓，造成月经延后。当然这些不良反应在低剂量下是很少发生的，而且对于雄激素水平本身就偏高、GnRH 本身就以快频脉冲式分泌的多囊女性，此时补充褪黑素反而是有益的。

10.5.7　如何科学补充褪黑素？

用褪黑素调理多囊卵巢综合征，推荐用量为每天 2 ~ 3mg（最适宜量有待进一步研究）；用于改善睡眠，推荐用量为每天 0.5 ~ 5mg；用于修复食管或胃黏膜溃疡，推荐用量为每天 6 ~ 10mg。通常于睡前 30 ~ 60 分钟服用。补充褪黑素期间，如果睡眠质量恶化或精神状态不佳，请停止服用。

需要注意的是，补充褪黑素只能减轻昼夜节律紊乱带来的伤害，无法从根本上纠正昼夜节律紊乱导致的生物钟基因表达异常。因此，要想恢复机体正常的褪黑素分泌节律就不能单靠口服褪黑素，更重要的是培养健康的生活方式。

很多女生都有熬夜和晚起的不良习惯，尽管睡眠时长也有 8 小时，但此时的褪黑素分泌节律和早睡早起时是不一样的。而且大部分人白天几乎不晒太阳，晚上却长时间暴露于人造光源下，当身体接收到这种不符合自然规律的明暗信号的交替刺激时，就会使卵泡的发育节律变得不规律。

所以，相比于补充褪黑素，我更建议改变生活方式。有关如何调节昼夜节律方面的内容请参考第 2 部分第 11 章。

10.6　白芍甘草茶和温经汤

白芍甘草茶和温经汤出自我国张仲景所著的《金匮要略》，后经日本人发扬光大并借助现代科学手段证实了这两个药方有助于降低睾酮水平及调节 FSH 和 LH。

10.6.1　白芍甘草茶和温经汤能治疗多囊卵巢综合征吗？

1982—1994 年，至少有 3 项出自日本的研究指出白芍甘草茶可以使多囊女性的睾酮水平下降 58% 或降至正常范围[250-252]。

一篇于 1999 年刊登在《新英格兰医学杂志》上的研究报告还表明，每天服用 7g 甘草片会使健康男性的总睾酮在 7 天内下降 35%[253]。后续的研究不仅得出了类似的结论，还发现甘草可以降低健康女性的睾酮水平[254,255]。

温经汤的疗效更是令人惊讶，它似乎可以双向调节 FSH 和 LH。目前已有至少 5 项出自日本的研究指出温经汤可以帮助患有多囊卵巢综合征、功能性下丘脑性闭经或高泌乳素血症的女性恢复自发性排卵月经[256-260]。

10.6.2　白芍甘草茶和温经汤是如何发挥作用的？

基于现有的研究，我们已经知道甘草和白芍的组合可以削弱 17,20- 裂解酶的活力并提高芳香化酶的活力，这意味着卵巢生产的雄激素少了，而且能更好地把雄激素代谢成雌激素[250-255,261]。

关于温经汤，中医认为它具有温经散寒和养血祛瘀的功效，特别适用于血虚和循环不畅的女性，尤其是下腹部寒冷的女性。日本大阪蓝野大学的研究人员通过现代科学手段证实了温经汤可以显著增加下肢血流量[262]。

10.6.3　白芍甘草茶和温经汤的安全性如何？

甘草不仅是盐皮质激素受体的激动剂，还可以通过削弱 11β-HSD2 酶的活力来减少皮质醇向可的松转化，最终增强盐皮质激素和皮质醇的作用，这种作用机制使得甘草有引起血压升高的可能[263-265]。

现有的临床试验尚未报道白芍甘草茶或温经汤会导致严重不良反应，一些偶发的不良反应有恶心、呕吐、腹胀、腹泻、疲倦、头痛、头晕、排卵疼痛等。

10.6.4 如何科学服用白芍甘草茶和温经汤？

白芍甘草茶和温经汤都是中药典籍里的验方，任何关于白芍甘草茶和温经汤的使用请咨询专业的中医师，以下建议仅供参考。

白芍甘草茶通常是 3g 白芍搭配 3g 甘草泡茶饮用，每天 2 ~ 3 次。晚上饮用白芍甘草茶可能会导致失眠。

温经汤含有麦冬、当归、阿胶、芍药、川芎、人参、桂枝、生姜、甘草、半夏、吴茱萸和牡丹皮，中医师往往会依据"望、闻、问、切"的结果对配方进行加减，所以在这里无法给出标准化的服用量建议。

10.7 黄连素媲美二甲双胍

黄连素又名小檗碱，它是从黄连和黄柏等植物中提取的，具有显著的广谱抑菌作用。黄连素已成为家喻户晓的肠胃炎常用药。

这里之所以提到黄连素，是因为这种物美价廉的植物提取物其实还藏了一手媲美二甲双胍降糖功能的绝活，这在多囊卵巢综合征的治疗中同样有效。

10.7.1 黄连素能治疗多囊卵巢综合征吗？

哈尔滨医科大学曾在 150 名计划采用试管婴儿技术辅助怀孕的多囊女性中开展过一项临床试验，以比较黄连素和二甲双胍的疗效。结果表明，黄连素比二甲双胍更能减少促排卵药 FSH 的用量，而且怀孕率和活产率也更高 [266]。

一篇刊登在《欧洲内分泌学杂志》上的临床试验报告指出黄连素比二甲双胍更能对抗多囊卵巢综合征 [267]。研究人员招募了 89 名伴有胰岛素抵抗的多囊女性并将她们分成 3 组，A 组每天服用 1500mg 黄连素和 1 片避孕药，B 组每天服用 1500mg 二甲双胍和 1 片避孕药，C 组只服用避孕药作为对照。经过 3 个月的治疗，A 组和 B 组受试者的体重分别平均下降 7.8% 和 7.0%，腰围平均减小 8.2cm 和 4.1cm，总睾酮水平平均下降 22% 和 19%，低密度脂蛋白胆固醇水平平均下降 14% 和 7%，高密度脂蛋白胆固醇水平平均升高 12% 和 5%；A 组有 3 人反馈口苦，B 组有 9 人抱怨腹部不适。

从这些研究的结果来看，黄连素似乎要比二甲双胍更加优秀，特别是在减小腰围和调节血脂方面是二甲双胍望尘莫及的。

10.7.2   黄连素是如何发挥作用的？

AMPK 的全名叫 Adenosine 5'-monophosphate (AMP)-activated protein kinase，翻译成中文是单磷酸腺苷依赖的蛋白激酶，它是细胞中一种负责调节血糖平衡的关键分子。和二甲双胍一样，黄连素也是 AMPK 的激活剂 [268-271]。

锻炼可以激活 AMPK，黄连素可以激活 AMPK，绞股蓝可以激活 AMPK，二甲双胍也可以激活 AMPK。AMPK 被激活后可以增强骨骼肌的"吃"血糖和燃脂能力，增强肝脏的燃脂和生酮能力，抑制脂肪和胆固醇的合成。

黄连素主要通过提高细胞的糖、脂代谢能力来减轻高胰岛素血症，从而防止卵巢生产过多的雄激素，这和二甲双胍的作用原理别无二致。

如果说二甲双胍是神药，那么黄连素也配得上这个称号，因为黄连素的起效原理还包括调节肠道菌群、降低炎症反应、抑制脂质过氧化、增强脂连蛋白活性、诱导癌细胞自噬和凋亡、对抗肝脏和肾脏纤维化，等等。

10.7.3   黄连素的安全性如何？

黄连素可以使某些西药产生更高的血药浓度。例如，黄连素和阿奇霉素联合使用时会因阿奇霉素的半衰期被延长而导致 hERG（一段基因）抑制增强，这被认为是有心脏毒性的 [272]。切记：黄连素不应该与阿奇霉素等大环内酯类抗生素联用，其他禁忌药物还有华法林、硫喷妥钠、环孢菌素 A、甲苯磺丁脲等。

黄连素本身没有什么毒性，一项纳入了 14 个随机对照试验共涉及 1068 人的荟萃分析指出，黄连素的不良反应都是轻微的恶心、腹胀、腹泻和便秘 [273]。

10.7.4   如何科学服用黄连素？

黄连素在美国以营养补充剂的形式销售，在国内是非处方药，任何关于黄连素的使用应咨询医生或有相关知识背景的专家，以下建议仅供参考。

在多囊卵巢综合征的临床试验中，黄连素的用量是每天 1500mg，通常建议平均分到早、中、晚三餐服用，即早、中、晚餐前或餐中各 500mg。

黄连素产品有每粒 500mg 的，也有每片 50mg 或 100mg 的。我不建议多囊女性服用单片含量低的黄连素产品，因为你得每餐吃 5 ~ 10 片，很麻烦；此外，有些黄连素产品含有滑石粉和聚山梨酯 -80 等极具争议的辅料，应避免使用。

黄连素是小檗碱，复方黄连素还添加了其他中药，不要混淆两者。

10.8 水飞蓟素能消痤疮吗？

每个姑娘都渴望永葆青春靓丽，但绝对没有人愿意永葆痤疮。对于特别容易长痤疮的多囊女性来说，寻求安全有效的消痤疮疗法显然迫在眉睫。

从发病机制来看，痤疮的产生至少和 4 个因素相关：一是皮脂分泌旺盛；二是毛囊皮脂腺口堵塞；三是痤疮丙酸杆菌感染；四是产生炎症滋生痤疮。

这里需要明确一点，多囊女性长痤疮主要和皮脂分泌旺盛有关，而炎症则贯穿于所有类型痤疮的发病过程。在皮脂分泌旺盛的前提下，如果仅仅是毛囊皮脂腺口堵塞，会出现黑头或白头；如果还被细菌感染，就会发展成可怕的脓包。

换句话说，多囊女性对抗痤疮的秘诀是减少皮脂分泌以及抗炎。

这完全可以通过下调一些环境因子来实现，例如降低雄激素、胰岛素和胰岛素样生长因子 -1，减少支链氨基酸和棕榈酸，避免压力和情绪波动等[274-278]。

要下调这些环境因子，饮食上除了要选择低胰岛素指数的主食外，还要避免任何形式的乳制品，因为牛奶就富集有胰岛素样生长因子 -1、双氢睾酮前体物、支链氨基酸和棕榈酸。

当你发现饮食已经阻止不了痤疮的蔓延时，不妨请水飞蓟素来帮忙，这是一种从奶蓟草提取而来的天然黄酮类化合物，具有抗氧化和抗发炎的作用。

10.8.1　水飞蓟素能治疗多囊卵巢综合征吗？

伊拉克巴格达大学的研究人员发现，只要补充 210mg/d 水飞蓟素就可以在 8 周内减少一半的痤疮病灶数，同时谷胱甘肽水平提高了 170%，而与氧化和炎症相关的丙二醛和白介素 -8 则分别下降了 39% 和 80%[101]。

另外一项研究比较了每天 750mg 水飞蓟素和每天 1500mg 二甲双胍的疗效。结果表明，水飞蓟素可以在 3 个月内使总睾酮水平和 HOMA-IR 分别降低 26% 和 35%，而二甲双胍组仅降低了 4% 和 25%[279]。

10.8.2　水飞蓟素还有哪些用途？

水飞蓟素还有两个作用：一是护肝，二是降糖。这些作用貌似和多囊卵巢综合征风马牛不相及，但看完接下来的讲解你就会发现原来它们是有关联的。

一篇刊登在《临床内分泌与代谢杂志》上的研究报告指出，多囊女性比健康女性容易发生非药物性肝损伤，她们的转氨酶水平升高和高雄激素血症相关[280]。

　　水飞蓟素便是一种有效的肝脏保护剂。

　　事实上，欧洲人使用水飞蓟素治疗肝脏疾病已经有 2000 多年的悠久历史了，而且早在 1989 年就有临床试验指出，肝硬化患者每天口服 420mg 水飞蓟素，服用41 个月，可以使生存率提高 49%[281]，这无疑奠定了水飞蓟素的护肝药地位。

　　接下来是关于降糖的。一项纳入了 5 个随机对照试验的荟萃分析指出，水飞蓟素可以使 2 型糖尿病患者的空腹血糖和糖化血红蛋白水平分别降低 1.5mmol/L 和1%[282]，这间接表明了水飞蓟素可以帮助细胞减轻胰岛素抵抗。

10.8.3　水飞蓟素是如何发挥作用的？

　　得益于抗氧化和抗炎的特性，水飞蓟素能减轻肝细胞的胰岛素抵抗，使血糖和雄激素水平继发性下降，最终通过抗炎和抗皮脂分泌的机制改善痤疮。

　　至于肝脏保护方面的应用，水飞蓟素可以上调谷胱甘肽水平，从而阻止自由基和化学毒素对细胞膜的破坏，具有抗纤维化以及促进肝细胞修复和再生的作用。

10.8.4　水飞蓟素的安全性如何？

　　小鼠和大鼠的单剂量口服试验表明，水飞蓟素的半数致死量大于 2g/kg。大鼠按 2.5g/kg 或狗按 1.2g/kg 的剂量连续服用 12 个月，未显示任何毒性或不良影响[283]。在人类中开展的研究也表明水飞蓟素是安全的，一些偶发的不良反应有恶心、腹泻、胀气、头痛、食欲差、过敏反应等。

10.8.5　如何科学服用水飞蓟素？

　　水飞蓟素在美国以营养补充剂的形式销售，在国内是处方药，任何关于水飞蓟素的使用请咨询医生或有相关知识背景的专家，以下建议仅供参考。

　　水飞蓟素来源于奶蓟草。标准化的奶蓟草提取物通常按照 30∶1 的比例从奶蓟草种子中提取而来。大多数奶蓟草提取物含有 80% 的水飞蓟素。也就是 3g 的奶蓟草种子可以得到 100mg 的奶蓟草提取物，其中含有 80mg 水飞蓟素。

　　市售的奶蓟草提取物产品规格多为 150 ~ 300mg/ 粒，每粒含有 120 ~ 240mg水飞蓟素，典型用量是每天早、晚餐后各 1 ~ 2 粒。

　　这里我要强调一点：有研究发现产妇每天服用 420mg 微粉化的水飞蓟素可以使每日产奶量增加 85%[284]，这对于奶水不足的产妇来说是好事（乳汁中没有检测到水飞蓟素的存在），但对于泌乳素偏高的多囊女性来说则应谨慎服用水飞蓟素。

10.9 圣洁莓能降泌乳素吗？

病理性的高泌乳素血症会诱发闭经，尽管这不是那么常见。但轻度的泌乳素升高却可以发生于 30% 的多囊女性中，这使得我们不得不重视。

圣洁莓是穗花牡荆的果实。德国委员会 E 已批准将圣洁莓提取物用于治疗月经失调（非特指多囊卵巢综合征）和经前期综合征[285]。

10.9.1 圣洁莓能治疗多囊卵巢综合征吗？

1993—2000 年，至少有 3 项出自德国的随机对照试验指出，圣洁莓提取物可以降低泌乳素水平，使将近 60% 的受试者恢复自发性排卵月经[286-288]。

不仅如此，一项出自土耳其巴斯肯特大学的研究甚至表明，每天服用 40mg 圣洁莓提取物可以使泌乳素水平和乳房疼痛度分别下降 44% 和 72%，该疗效与每天服用 5mg 溴隐亭（一种用于治疗高泌乳素血症的常用药）不分伯仲[289]。

此外还有 3 个案例报告指出，圣洁莓提取物对垂体微腺瘤同样有效，其中一位患者甚至因为症状减轻而差点被漏诊[290-292]。

在缓解经前期综合征方面，一篇刊登在《英国医学期刊》上的临床试验报告指出，每天补充 20mg 圣洁莓提取物可以在 3 个月内使 52% 的受试者经前期综合征症状得到缓解[293]。另外 9 个随机对照试验也得出了类似的结论[294-302]。

更令人惊讶的是，一项出自德国共纳入 1571 人的研究还表明，圣洁莓提取物对黄体功能不全导致的月经紊乱有高达 90% 的改善率[303]。

当然，在对抗多囊卵巢综合征方面，目前只有动物实验指出圣洁莓提取物可以抑制卵巢生产雄激素，同时降低多囊大鼠的 LH/FSH 并恢复排卵功能[304,305]。不过，与圣洁莓提取物同为多巴胺 D2 受体激动剂的卡麦角林已被发现可以降低人类泌乳素和雄激素水平，使多囊女性的月经周期更加规律[306-309]。

综合上述研究，圣洁莓提取物能否治疗多囊卵巢综合征还没有定论，但圣洁莓提取物确实有助于降低泌乳素、缓解经前期综合征症状以及改善黄体功能不全。

10.9.2 圣洁莓是如何发挥作用的？

圣洁莓提取物属于多巴胺 D_2 受体激动剂，这个功能使得圣洁莓提取物具有抑制腺垂体分泌泌乳素的作用，该作用机制与溴隐亭和卡麦角林一致，而且现有的证据也支持多囊女性存在低多巴胺能，这与泌乳素和 LH 水平升高相关[310-313]。

我见证过不少多囊女性仅靠圣洁莓即可维持规律的月经，这是值得研究的，或许圣洁莓可以通过调节多巴胺能来双向调节 LH/FSH。

除此以外，圣洁莓提取物和罂粟都属于阿片受体激动剂，这使得圣洁莓提取物可以发挥镇痛和舒缓情绪的作用[314]。当然，圣洁莓是没有成瘾性的。

10.9.3   圣洁莓的安全性如何？

现有临床试验没有发现圣洁莓会导致严重不良反应，一些偶发的不良反应有恶心、口干、疲劳、痤疮、头痛、皮疹、心动过速等[315,316]。

10.9.4   如何科学服用圣洁莓？

圣洁莓属于草药，在美国以营养补充剂的形式销售，任何关于圣洁莓的使用应咨询医生或有相关知识背景的专家，以下建议仅供参考。

我不主张多囊女性把圣洁莓作为调理多囊卵巢综合征的首选补充剂，但我赞成那些伴有高泌乳素血症的多囊女性在医生同意的情况下用圣洁莓替换掉溴隐亭。原因是目前还没有随机对照试验认可圣洁莓在促进自发性排卵月经方面的作用，但在降低泌乳素方面的功效是确切的，而且大多数多囊女性并没有垂体微腺瘤，她们的泌乳素只是轻度升高，此时使用溴隐亭是不必要的。更何况，溴隐亭导致的不良反应涉及面广、发生率高，例如 49% 的人恶心、19% 的人头痛、17% 的人头晕、13.9% 的人疲劳、13.5% 的人鼻炎、12.5% 的人便秘，等等。

圣洁莓提取物产品种类繁多，既有规格为 4mg/ 粒的 10 ∶ 1 提取物，也有规格为 20mg/ 粒的（6 ~ 12）∶ 1 提取物，甚至还有酊剂，具体的用量建议请参考产品说明书。

此外，关于圣洁莓提取物的服用方法，我建议有排卵的女性只在排卵后服用，这样可以提高黄体功能并为下一颗卵泡的发育做准备；无排卵的女性应每天规律服用，一旦恢复排卵则只在黄体期服用。

10.10   黑升麻可以帮助排卵吗？

黑升麻原产于北美地区，这种草药传统上用于缓解女性的更年期症状，现在有科学家发现黑升麻具有促排卵的潜力，能单独使用或与克罗米芬联合使用，以提高多囊女性的促排卵治疗成功率。

10.10.1　黑升麻能治疗多囊卵巢综合征吗？

一篇于 2008 年发表在《生殖医学杂志》上的临床试验报告指出，119 名不明原因不孕且使用克罗米芬促排卵失败 5 次以上的女性在使用黑升麻提取物（120mg/d）联合克罗米芬（150mg/d）治疗后，妊娠率是单独使用克罗米芬的 2.7 倍[317]。

该研究的作者后续又招募了 194 名不孕和多囊女性进行重复试验，结果再一次表明黑升麻提取物联合克罗米芬促排卵可以提高妊娠率 102%、增加内膜厚度 47%[318]。

不仅如此，埃及米尼亚大学妇产科的卡莫等人还在 100 名多囊女性中直接对比了黑升麻提取物和克罗米芬的促排卵疗效[319]。A 组 50 人在月经第 2 ～ 11 天服用黑升麻提取物（40mg/d），B 组 50 人在月经第 2 ～ 6 天服用克罗米芬（100mg/d），两组受试者均按要求连续服用 3 个周期。

激动人心的时刻到了，仅治疗 1 个周期，A 组的 LH/FSH 就平均下降了 39%，而 B 组仅下降了 13%；3 个周期过后，A 组的 LH/FSH 平均下降了 66%，而 B 组仅下降了 59%。另外，A 组的子宫内膜平均增厚 194%，而 B 组的效果仅为 129%。

真的没有什么消息比这些研究的结果更令人热泪盈眶了，你应该比我更清楚要降低多囊女性的 LH 有多么艰难，所幸你现在又多了一个解决方案。

10.10.2　黑升麻是如何发挥作用的？

黑升麻的促排卵作用机制目前仍然是个谜，但现有的研究告诉我们，黑升麻可以降低多囊女性的 LH 并能缓解更年期潮热。黑升麻可能是通过调节 γ- 氨基丁酸和 5- 羟色胺等神经递质或其受体来实现对下丘脑 GnRH 和腺垂体 LH 分泌脉冲频率的调节的[320]。

10.10.3　黑升麻的安全性如何？

黑升麻不仅不具备雌激素活性，反而具有抗雌激素活性，因此，黑升麻对乳腺和子宫可能具有保护作用（使子宫肌瘤缩小，使乳腺癌风险降低）[320]。

有一份病例报告指出黑升麻有肝脏毒性，但美国药典委员会审查了 30 多份研究报告后均没有发现黑升麻会导致肝脏损伤[321]。一项纳入了 5 个随机对照试验的荟萃分析也没有发现黑升麻具有肝脏毒性[322]。那份病例报告后来被认为是患者误食了其他形似黑升麻的有毒草药造成的。安全起见，补充黑升麻期间应监测肝功能。

2007 年，一项出自德国涉及 6141 人的大规模临床试验指出，短期使用黑升麻（6 ～ 12 个月）没有导致严重不良反应 [323]，其他资料显示偶发不良反应有恶心、呕吐、头痛、皮疹和阴道少量出血 [324]。

10.10.4　如何科学服用黑升麻？

黑升麻属于草药，在美国以营养补充剂的形式销售，任何关于黑升麻的使用请咨询医生或有相关知识背景的专家，以下建议仅供参考。

我不主张将黑升麻作为多囊女性的常规治疗药物，但可以作为肌醇治疗无效后的备选药物或短期内使用的促排卵药物。

黑升麻可以从月经第 2 天开始连续服用 10 天以辅助促排卵。

对于长期无排卵的多囊女性，可以直接服用黑升麻 10 天，并在服用黑升麻的第一天起开始记录每天清晨静卧状态下的舌下体温。

如果你观察到体温在停止服用黑升麻后的 2 周内升高 $0.3℃$ 或以上并一直保持在高温状态，则说明你排卵了，你的月经将在升温后的 14 天左右大驾光临。

如果你观察到体温在停止服用黑升麻后的 2 周内没有上升，那么请重新开始服用黑升麻 10 天并继续监测体温。若坚持 3 个周期仍然无效，则停止服用。

黑升麻异丙醇提取物推荐量为早、晚餐前各 20mg。如果相关产品的黑升麻提取物含量标注不清，请参考具体产品的说明书服用。

10.11　锯棕榈可以防脱发吗？

历史上，印第安人曾用锯棕榈来治疗脱发和痤疮。后来科学家发现这种浆果原来可以抑制 5α - 还原酶，从而减少睾酮被代谢成双氢睾酮。

一项纳入了 14 个随机对照试验共涉及 4280 名男性的荟萃分析指出，锯棕榈可以缓解由前列腺增生引起的尿流不畅和夜尿问题 [325]。另外，有证据表明锯棕榈的抗前列腺增生功效和非那雄胺相当 [326]。在抗脱发方面，已有临床试验指出锯棕榈有效，只是其效果要比非那雄胺弱一些 [327,328]。

遗憾的是，目前还没有临床试验证实它可以帮助多囊女性对抗脱发。从机制上看，锯棕榈可能是有效的，但你不能指望它能彻底治愈脱发就是了。

对于脱发严重的多囊女性，可以在医生或有相关知识背景的专家的指导下服用锯棕榈浆果提取物，常规用量为每次 320mg 标准化产品，每天 1 次。

10.12   留兰香可以降睾酮吗？

留兰香又名绿薄荷，在马格里布地区留兰香常用于制作薄荷茶，如果客人拒绝主人提供的薄荷茶会被视为粗鲁。我宁愿当个粗鲁的人也不敢喝那玩意儿，因为留兰香茶真的具有降睾酮的作用。

2010 年就有一项出自英国的研究指出，留兰香茶可以在 30 天内使伴有多毛症的多囊女性游离睾酮水平下降 29%[329]。

这原本是一件值得高兴的事情，但可惜该研究的时间跨度太短，所以还无法证实留兰香茶具有减轻多毛症或恢复自发性排卵月经的功效。而且有些研究发现，连续 5 天每天饮用 500mL 留兰香茶（含 10g 留兰香）会使多囊女性的 FSH 和 LH 分别升高 18% 和 27%[330]（这两项指标同时升高通常提示卵巢功能受损）。

科学家最初关注到留兰香是因为他们当地的男性常常在饮用 4 杯留兰香茶后因为性欲减退而被送往医院。阿克尔多安等人最先在大鼠中开展了有关留兰香茶的研究，并发现雄性大鼠在饮用留兰香茶后生殖细胞出现了异常，同时睾酮水平比饮用白开水的大鼠低 76% 之多[331]。

这一发现引发了人们的担忧，于是其他科学家又在雄性大鼠中重新评估了留兰香茶的潜在毒性。一篇于 2014 年发表的研究报告指出，少量留兰香茶没有生殖毒性，但长期或大量饮用留兰香茶可能会对生殖细胞产生不可逆的损伤[332]。此外，还有一些资料显示留兰香茶可能有肝肾毒性[333]。

对于留兰香这种功效不是十分确切又明确有些负面消息的植物草药，我认为多囊女性还是不要冒险为好。

10.13   绞股蓝可以降血糖吗？

绞股蓝是我国南方人的常饮茶，它有"平民人参"和"不老长寿草"的美誉。药理学研究发现，绞股蓝可以激活与长寿相关的沉默信息调节蛋白 1（Sirtuin1）、与抗氧化相关的核因子红系 2 相关因子 2（Nrf2）、与葡萄糖摄取相关的单磷酸腺苷依赖的蛋白激酶（AMPK），抑制阻碍胰岛素信号传输的蛋白酪氨酸磷酸酶 1B（PTP1B）[334]，从而起到降血糖、降血脂、抗应激、抗溃疡、抗衰老、抗突变、护肝肾、护胰腺、护生殖和提高免疫力的作用。

也许你非常期待我宣布绞股蓝可以"绞杀"多囊卵巢综合征，但遗憾的是，我在所有数据库里都没有检索到相关的研究。不过基于绞股蓝的 AMPK 激活作用以及 PTP1B 抑制作用，绞股蓝应该有助于减肥、改善血糖和胰岛素抵抗。事实上，目前已有研究指出绞股蓝不仅能促进减肥，还可以帮助糖尿病患者降低空腹血糖和糖化血红蛋白[335-337]。

在安全性方面你大可放心，现有的动物实验和临床试验均没有发现绞股蓝会导致严重不良反应，一些偶发的不良反应是恶心和肠蠕动加快[335-339]。

我会推荐那些爱喝茶的、有胰岛素抵抗的多囊女性改喝绞股蓝茶。

10.14　白藜芦醇是万能药吗？

白藜芦醇是一种天然存在于葡萄和桑椹中的多酚类化合物，它一直以来都被商家鼓吹有延寿和抗衰老的神奇功效。我可以肯定地告诉你这是一场骗局，即便你每天都喝葡萄酒也不可能延长寿命，甚至还要面临酒精中毒的风险。

白藜芦醇虽然不能延年益寿，但它有助于对抗炎症和胰岛素抵抗。

第一篇有关白藜芦醇用于治疗多囊卵巢综合征的随机对照试验研究报告于 2016 年发表在《临床内分泌代谢杂志》上，该研究发现每天服用 1500mg 微粉化的白藜芦醇可以使多囊女性的总睾酮和空腹胰岛素分别下降 23% 和 32%[340]。

其他研究表明，白藜芦醇可以阻止血小板聚集，改善心肌梗死患者的左心室舒张功能和血管内皮功能，降低超敏 C- 反应蛋白和肿瘤坏死因子 -α 的水平[341-349]。

我无意拔高或贬低白藜芦醇，但客观上讲它确实有用，只是不像体外实验表现得那样疗效非凡罢了。体外实验时，研究人员会将细胞直接浸泡在含有高浓度白藜芦醇的培养基中，而口服往往难以达到那样的血药浓度。前述针对多囊女性的临床试验就用到了 1500mg/d 微粉化的白藜芦醇，该剂量是常规用量的 6 倍。

综合考量后，我的观点是不提倡多囊女性服用白藜芦醇。春夏时节吃点桑椹我是绝对赞成的，这种水果的白藜芦醇含量可以达到 3.12 ~ 9.45mg/100g，足足是葡萄的 10 ~ 35 倍，而且含糖量不超过 15%。

10.15　维生素和矿物质有用吗？

水不是什么包治百病的灵丹妙药，但不喝水我们可能连 7 天也活不了。就像水一样，若没有维生素和矿物质，我们将在 3 个月内出现夜盲症、佝偻病、坏血病、脚气病、癞皮病、甲状腺肿大……

虽然这些营养缺乏病在当代中国已不常见，但必须引起重视的是，能量营养素过剩和微量营养素亚缺乏却普遍存在，而且有些维生素和矿物质缺乏还与多囊卵巢综合征有很强的相关性。

我强烈建议所有多囊女性养成均衡膳食的习惯，以获取充足的维生素和矿物质来维护最佳健康状态。对于有特殊生理状况的人，还应该结合实际情况精准补充维生素和矿物质。

接下来，我将逐一介绍各种维生素和矿物质的作用和补充建议。这些内容并非全都围绕多囊卵巢综合征展开，但作为拓展知识，这些内容对提高整体健康水平是有帮助的。

10.15.1　维生素 A 保护黏膜

小测试：你缺乏维生素 A 吗?

请根据实际情况在下表中勾选过去 3 个月你所经历的症状或事件，然后借助评分标准来判断你是否缺乏维生素 A。

症状或事件	是	否
很少吃叶类蔬菜（菠菜、小白菜、枸杞叶、豆瓣菜等）	☐	☐
每周吃不到 2 次西蓝花	☐	☐
每周吃不到 2 次胡萝卜	☐	☐
每周吃不到 5 个鸡蛋黄	☐	☐
每月吃不到 1 次动物肝脏	☐	☐
低脂饮食	☐	☐
每天面对手机或电脑超过 5 个小时	☐	☐
眼睛很难适应昏暗的环境	☐	☐
容易发生呼吸道感染	☐	☐
容易发生尿路感染	☐	☐
容易发生妇科炎症	☐	☐
有缺铁性贫血	☐	☐

（续表）

症状或事件	是	否
有胆结石	☐	☐
眼睛干涩	☐	☐
阴道干涩	☐	☐
皮肤干燥	☐	☐
容易腹泻	☐	☐

每出现一个"是"得 1 分，"否"得 0 分。总分超过 5 分，表明你可能缺乏维生素 A；总分超过 10 分，表明你很可能缺乏维生素 A。

维生素 A 与皮肤、眼睛、口腔、阴道和呼吸道的健康密切相关，充足的维生素 A 可以支持基因健康地表达并维持正常的免疫反应。

维生素 A 的食物来源主要是鸡蛋黄和动物内脏。深颜色蔬菜中含有的 β - 胡萝卜素是维生素 A 的前体，细胞可以将 β - 胡萝卜素转化成维生素 A。

一篇发表在《柳叶刀》上的流行病学调查报告显示，世界范围内每年有将近 67 万名 5 岁以下儿童因缺乏维生素 A 而死亡，其次才是缺乏锌、铁、碘[350]。

一篇于 2011 年发表在《英国医学期刊》上的荟萃分析指出，补充维生素 A 可以使 5 岁以下儿童的死亡率降低 24%[351]。

按照世界卫生组织的统计，自 1998 年以来，维生素 A 补充剂已经避免了 40 多个国家合计 125 万名儿童因缺乏维生素 A 而死亡[352]。

对于成年人来说，摄入充足的维生素 A 有助于维持黏膜免疫防御能力，许多反反复复的妇科炎症和呼吸道感染其实都与维生素 A 亚缺乏有关。

而事实上，维生素 A 缺乏症自新中国成立以来便是我国最突出的营养问题，即便是跨入了千禧年，《中国居民营养与健康状况监测报告（2010—2013）》仍然指出，城市居民有高达 71% 的人存在维生素 A 摄入不足的风险。

但令人揪心的是，普通百姓包括备孕女士都普遍担心维生素 A 中毒，这种错误的认知是必须及时纠正的。

当然，维生素 A 或 β - 胡萝卜素并不是越多越好，没有任何证据表明大量补充维生素 A 和 β - 胡萝卜素可以延长健康人或患病个体的寿命。

维生素 A 和 β - 胡萝卜素都是脂溶性的，维生素 A 蓄积确实会导致中毒，过量补充合成的 β - 胡萝卜素则会增加全因死亡率和患癌的风险[353-355]，而饮食来源的 β - 胡萝卜素则与较低的全因死亡率相关[356]。此外，β - 胡萝卜素蓄积还会导致部分女性皮肤发黄，这和 β - 胡萝卜素摄入过量以及铁缺乏有关，但这种现象在铁营养良好的情况下是不常见的，因为铁可以催化 β - 胡萝卜素转变成维生素 A。

综上所述，我建议你多吃红薯叶、枸杞叶、豆瓣菜、西蓝花和胡萝卜等深颜色的蔬菜来补充 β - 胡萝卜素，另外还应该偶尔吃点猪肝或猪血来保证铁摄入充足。如果需要额外的维生素 A 支持，我会推荐沙棘油，它含有完整的类胡萝卜素。

10.15.2　维生素 D 能抗多囊卵巢综合征

小测试：你缺乏维生素 D 吗？

请根据实际情况在下表中勾选你所经历的症状或事件，然后借助评分标准来判断你是否缺乏维生素 D。

症状或事件	是	否
过去 3 个月每周吃不到 5 个鸡蛋黄	☐	☐
过去 3 个月每周喝不到 5 瓶牛奶	☐	☐
过去 3 个月每周吃不到 2 次蘑菇	☐	☐
在长江以北的城市定居	☐	☐
从小就喜欢宅在家里而不是到户外玩耍	☐	☐
学生时代的体育课大多数成了自习课	☐	☐
平均每周户外活动时间不足 150 分钟	☐	☐
夏天外出会打伞或戴帽	☐	☐
夏天外出会涂防晒霜	☐	☐
去海滩玩会涂防晒霜	☐	☐
父母不矮但你很矮	☐	☐
驼背或小腿不够直	☐	☐
骨密度下降或骨质疏松	☐	☐
患有自身免疫性疾病	☐	☐
冬季比夏季情绪低落	☐	☐
出生后没有补充过维生素 D_3	☐	☐

每出现一个"是"得 1 分，"否"得 0 分。总分超过 5 分，表明你可能缺乏维生素 D；总分超过 10 分，表明你很可能缺乏维生素 D。

很多人都不知道，我国的《婴儿喂养指南》明确指出，纯母乳喂养的婴儿出生后数日就应该开始补充 400 IU/d 的维生素 D_3，但不需补钙 [357]。

请问，你当年补充维生素 D_3 了吗？你家宝宝呢？

没有的话，请不要问我为啥你腿短、腿弯还体弱多病，因为维生素 D 的作用远不止预防佝偻病和骨质疏松，它有着令所有科学家都为之着迷的功效，包括抗多囊。

在降睾酮方面，一项出自美国耶鲁大学医学院的研究发现，每天补充 8533 IU 维生素 D_3 可以在 3 个月内使多囊女性的总睾酮水平下降 12%[358]。

另外一项随机对照试验的结果表明，多囊女性每天补充 4000 IU 维生素 D_3 可以有效地降低游离睾酮指数和空腹胰岛素水平，而且炎症标志物超敏 C- 反应蛋白的水平也显著下降 [359]。

在缩短月经周期方面，一篇发表在《临床内分泌代谢杂志》上的研究报告指出，如果给多囊女性每周补充 50000 IU 维生素 D_3，那么她们的月经周期就可以从原来的 80 天缩短到 60 天 [360]。

一项出自奥地利的研究指出，每周补充 20000 IU 维生素 D_3，持续 3 个月，可以使 30% 的多囊女性月经频率得到改善；当补充时间长达 6 个月时，则有 50% 的人反馈月经频率有改善 [361]。

在辅助生育方面，一项涉及 540 名多囊女性的研究表明，当血清 25- 羟维生素 D_3 水平低于 30 ng/mL 时，胎儿的活产率比血清 25- 羟维生素 D_3 水平高于 30ng/mL 者低 44%；当血清 25- 羟维生素 D_3 水平高于 45 ng/mL 时，胎儿的活产率则可以提高到血清 25- 羟维生素 D_3 水平低于 45ng/mL 者的 4.46 倍。对于促排卵妊娠的多囊女性，血清 25- 羟维生素 D_3 水平每增加 1ng/mL，会使胎儿活产的可能性增加 3%[362]。

不仅如此，一篇刊登在《人类生殖》杂志上的研究报告还指出，在 2700 名接受辅助生殖技术的女性中，仅有 26% 的人血清 25- 羟维生素 D_3 是充足的；与那些缺乏维生素 D 的女性相比，维生素 D 充足的女性妊娠成功率要高出 34%[363]。

这可能是你第一次知道维生素 D 有如此大的本领，但我已经见怪不怪了。这种极为低调的维生素被肝肾活化后会升级为 1,25- 二羟维生素 D_3，这种类似于激素的维生素可以对 0.5% ~ 5% 的基因起到积极的调节作用 [364]。

维生素 D 调节着细胞的分裂、分化以及免疫和炎症，维生素 D 可以给基因发出正确的指令以确保细胞能正常地工作和分裂，维生素 D 能让免疫系统在有条不紊地消灭病原体的同时不至于误伤"自己人"。

下图（图 38）向我们展开了维生素 D 的合成与代谢路径。从图中我们可以看出，通过食物摄入或经皮肤合成的维生素 D_3 最终都要被肝肾活化后才能转变成具有活性的 1,25- 二羟维生素 D_3。

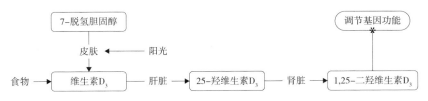

图 38　维生素 D 的合成与代谢路径

我知道还有很多人误以为晒太阳就够了，不用额外补充维生素 D，但这个想法太天真了。

我国金域检验中心提供的血清 25- 羟维生素 D_3 检测数据显示，在收集到的 1404335 份样本中，血清 25- 羟维生素 D_3 缺乏率高达 77%（< 30 ng/mL）。如果将人群以地域来划分，那么长江以北的人血清 25- 羟维生素 D_3 缺乏率高达 84%。

在标准方面，美国《内分泌学会临床实践指南》认为，血清 25- 羟维生素 D_3 的检测值小于 20 ng/mL 为缺乏，20 ～ 30 ng/mL 为不足[365]。研究维生素 D 的先驱霍利克认为，血清 25- 羟维生素 D_3 介于 30 ～ 100 ng/mL 是充足且不中毒[366]。

我跟你打个赌，如果你不玩户外运动，将很有可能缺乏维生素 D，不要心存侥幸地认为鸡蛋、牛奶可以救你，更不要相信区区 400 IU/d 维生素 D_3 就够，不信就去医院测一测。

如果缺了怎么办呢？

中国营养学会于 2013 年将成人维生素 D_3 的推荐摄入量从原来的每天 200 IU 提高到每天 400 IU，但这个量仍然是杯水车薪。

对于 18 岁以上的男女（包括怀孕和哺乳期的女性），美国《内分泌学会临床实践指南》委员会推荐每日至少补充 600IU 维生素 D_3，缺乏时则应每天补充 6000IU。要维持血清 25- 羟维生素 D_3 长期不低于 30 ng/mL，有些人需要每天补充至少 1500IU 维生素 D_3，还有一些人需要每天补充 2000IU 以上[365]。

这里的维生素 D_3 是指营养性的胆钙化醇而不是骨化三醇。骨化三醇是一种已经活化的药用维生素 D_3，适用于佝偻病和骨质疏松的短期治疗，但它不能纠正血清 25- 羟维生素 D_3 的缺乏，如需长期治疗应首选营养性的维生素 D_3。

不瞒你说，我曾连续 1 年每天补充 7000 IU 维生素 D_3 才将血清 25- 羟维生素 D_3 提高到 36 ng/mL，这说明我的坑从出生时就挖得很深，直到现在才开始填。

在我管理的多囊社群中，我通常建议大家根据血检的 25- 羟维生素 D_3 浓度来制订合适的补充量。如果检测结果显示血清 25- 羟维生素 D_3 浓度低于 20 ng/mL，则每天补充 5000 IU；如果检测结果介于 20 ～ 30 ng/mL，则每天补充 2000 IU。3 个月后，视复查结果再调整补充量。

10.15.3　维生素 E 没必要补

作为曾经的"网红"商品，维生素 E 已被市场营销人员捧上了天，我不知道他们是如何臆想出维生素 E 具有各种神奇功效的。

维生素 E 是能抗氧化，但它不能美容；维生素 E 是叫"生育酚"，但它既不能提高生育能力，也不能增加胎儿的活产率。事实上，很少有人缺乏维生素 E，补充维生素 E 甚至可能与腹痛和胎膜早破的风险增加相关 [367-369]。

成年人的维生素 E 需求量为每天 14mg。30g 大豆油就有 28mg 维生素 E，3 个山核桃也有 10mg 维生素 E，如果再算上其他食物，还怎么可能会缺？再说了，维生素 E 一点儿都不矫情，它耐酸、耐高温，即便是炒菜也破坏不了多少维生素 E。

你知道吗？不饱和脂肪酸含量越高的食物其维生素 E 含量也越高，排在第一位的是坚果，其次是豆类，然后是全谷物，最后是鱼类。维生素 E 存在的意义是为了防止不饱和脂肪酸被氧化，而以饱和脂肪酸为主的肉类则无须大量的维生素 E。

额外补充维生素 E 而没有需要保护的不饱和脂肪酸的话，那么维生素 E 反而会起到促氧化的作用，这是有害的。一项纳入了 19 个临床试验共涉及 135967 名受试者的荟萃分析发现，补充高剂量的维生素 E（267mg/d）会增加全因死亡率，但在低剂量下可能会降低全因死亡率 [370]。

总结来说，超量补充维生素 E 的作用是养肥商家的钱包，维生素 E 既不能美容也不能治疗多囊，吃点坚果和豆类补充维生素 E 对健康非常有益。

10.15.4　维生素 K 保护骨骼

维生素 K 和多囊没什么关系，但维生素 K 是血管和骨骼的守护神。

维生素 K 分为维生素 K_1（叶绿醌）和维生素 K_2（甲基萘醌），根据化学结构的差异，维生素 K_2 可以细分为 MK-4、MK-7 等。

维生素 K_1 主要存在于绿叶蔬菜中，维生素 K_2 通常由肠道细菌合成，肉类含有 MK-4，纳豆等发酵豆制品含有 MK-7。

维生素 K 的具体作用可以概括为两个方面：一是参与凝血；二是促进钙沉积在骨骼。

新生儿出血症是一种常见的维生素 K 缺乏症。为了预防出血，几乎所有医院都会给新生儿注射维生素 K_1。当然，对于成年人来说，只要规律地食用绿叶蔬菜，维生素 K 缺乏症是不常见的。

在额外补充的情况下，我们通常只讨论维生素 K_2。维生素 K_2 有"指引"钙沉积于骨骼而不是动脉血管的作用，它还能促进成骨细胞的生长和分化。因此，维生素 K_2 对健康的最突出贡献是减少动脉的钙化和硬化，促进骨骼健康。现有的一些临床试验已经指出，补充维生素 K_2 可以增加骨密度、降低骨折的发生风险[371-382]。

值得一提的是，对肝癌患者而言，补充维生素 K_2 不仅可以降低肝癌的复发率和死亡风险，而且能延长患者的生存时间。

关于补充建议，维生素 K_1 通常没必要补充，MK-4 的推荐量是 1.5 ~ 45mg/d，而 MK-7 的推荐量是 90 ~ 360μg/d。选择其中一种即可，我推荐 MK-7。

10.15.5　维生素 C 促进胶原蛋白合成

小测试：你缺乏维生素 C 吗？

请根据实际情况在下表中勾选你过去 3 个月所经历的症状或事件，然后借助评分标准来判断你是否缺乏维生素 C。

症状或事件	是	否
每天吃不到 400g 新鲜蔬菜	☐	☐
每周吃不到 5 次新鲜水果	☐	☐
很少吃橙子、鲜枣、猕猴桃	☐	☐
主动吸烟或生活在二手烟的环境中	☐	☐
以下情况超过 3 个：皮肤松弛无弹性、缺铁性贫血、骨密度下降、关节疼痛、疲倦、沮丧、多疑、厌食	☐	☐
经常牙龈肿胀或出血	☐	☐
皮肤出现淤血点	☐	☐
伤口愈合缓慢	☐	☐
牙齿松动	☐	☐
尿酸高	☐	☐

每出现一个"是"得 1 分，"否"得 0 分。总分超过 3 分，表明你可能缺乏维生素 C；总分超过 5 分，表明你很可能缺乏维生素 C。

维生素 C 最主要的功能是促进胶原蛋白合成，长期缺乏维生素 C 将损害全身所有需要胶原蛋白的组织，例如皮肤、牙龈、血管、关节和骨骼。

维生素 C 在刺梨、鲜枣、山楂、橙子、香菜、芦笋、黑醋栗、番石榴、余甘果、猕猴桃、灯笼椒、花椰菜、豆瓣菜和西蓝花等蔬果中含量丰富。典型的维生素 C 缺乏症在定期食用水果的人群中是不常见的，但亚缺乏的可能性仍然存在。

值得一提的是，有研究发现多囊女性和同年龄、同体重的健康女性相比，她们的血尿酸水平要高出 2 倍[383]，而维生素 C 恰好有降尿酸的作用（13 个随机对照试验）[384]。

简而言之，如果你没法吃到 200g/d 的新鲜水果或发现血尿酸水平升高，可以适当补充点维生素 C（日常补充 100 ～ 200mg/d，特定情况可以用到 2000mg/d 或以上）。

10.15.6　B 族维生素推动代谢

B 族维生素是一系列可以推动体内物质代谢的水溶性维生素的总称，下面我将带你逐一了解它们的作用，具体的补充建议会在总结部分给出。

维生素 B$_1$（硫胺素 thiamine，苯磷硫胺 Benfotiamine）

维生素 B$_1$ 的学名叫硫胺素，它是第一个被发现的 B 族维生素，主要作用是推动糖转化为能量，并参与维护神经、心脏以及消化系统的正常运作。

健康个体每天摄入 1.2 ～ 1.4mg 硫胺素即可满足所需，它们可以来自全谷物、蛋类、肉类、豆类和坚果。在饮食均衡的情况下，严重的硫胺素缺乏症并不常见，但是酗酒会加速硫胺素的流失，这可能诱发脚气病。

脚气病和臭脚无关，这是一种累及消化系统、神经系统和心血管系统的严重硫胺素缺乏症，其临床表现通常是心率加快、呼吸急促、手脚麻木、肌肉无力、食欲不振、精神萎靡等。

如今，对于大多数人来说，典型的脚气病已不常见，更多的是慢性亚缺乏，此时的症状是疲劳、易怒、沮丧、腹胀等。

其他方面，有案例报告指出，如果给桥本甲状腺炎、溃疡性结肠炎或克罗恩病患者补充 600mg/d 的硫胺素，那么即便他们原本不缺，也能有效缓解疲劳。

另外值得一提的是苯磷硫胺，这是脂溶性的维生素 B$_1$，大剂量的苯磷硫胺已被发现可以用于减轻糖尿病引起的并发症。

维生素 B$_2$（核黄素 Riboflavin，磷酸核黄素 R5P）

维生素 B$_2$ 又名核黄素，磷酸核黄素是它的活性形式，这个维生素的主要作用是推动物质代谢，例如线粒体在制造能量的过程中需要用到维生素 B_2，叶酸在活化的过程中需要用到维生素 B_2，谷胱甘肽在再生过程中需要用到维生素 B_2，等等。

蛋黄、牛奶、肝脏、肉类、豆类和蔬菜等食物均含有核黄素，饮食均衡的情况下不容易缺乏。如果缺乏，会表现为贫血或贝赫切特综合征。

所谓贝赫切特综合征，是指眼部出现伴有怕光和流泪等症状的炎症，口部发生舌炎（胀痛或地图舌）、唇炎（胀痛或干裂）以及口角炎（口角呈乳白色或糜烂），还有生殖器官方面的炎症（阴囊炎或外阴炎）。除此之外，女性的阴道壁干燥以及阴道黏膜充血和溃疡也与缺乏维生素 B_2 有一定的关联。

补充核黄素可以导致尿液呈黄绿色，这是正常现象，无须担心。在不缺乏的情况下额外补充，有助于治疗偏头痛 [385-389]。对于 *MTHFR* 基因变异的个体，维生素 B_2 还能促进 5- 甲基四氢叶酸的生成，帮助降低同型半胱氨酸水平。

维生素 B_3（烟酸 Niacin，烟酰胺 Nicotinamide）

维生素 B_3 主要有烟酸和烟酰胺两种，它们的主要作用是推动物质代谢，例如碳水化合物和脂肪被转化成能量的过程中需要维生素 B_3，DNA 的修复需要维生素 B_3，等等。

维生素 B_3 在食物中广泛存在，每天 15mg 维生素 B_3 即可满足日常所需，细胞也能在维生素 B_2 的催化下以色氨酸为原料合成维生素 B_3。不过在一些贫困地区，维生素 B_3 缺乏症仍然存在。其典型症状是皮炎、腹泻和痴呆。

补充大剂量的烟酸具有确切的降血脂功效，每次 1g、每天 2 次可有效升高高密度脂蛋白胆固醇，并降低低密度脂蛋白胆固醇和甘油三酯 [390-397]。大剂量的烟酸，特别是以缓释片形式使用超过 3g/d 时会引起胰岛素抵抗和肝损伤。因此，请不要在没有专业人士指导的情况下自行服用高剂量烟酸。

相比之下你会更喜欢烟酰胺，烟酰胺虽然不能降血脂，但临床试验发现烟酰胺可以提亮肤色、帮助美白，而且烟酰胺治疗痤疮的效果不比抗生素差，这也是为什么很多护肤品都添加烟酰胺的原因 [398,399]。

我也很喜欢烟酰胺，它是一种强效镇静剂，每次 1g、每天 2 次可以有效缓解焦虑和恐慌。有案例报告指出，烟酰胺的效果可以媲美苯二氮䓬类药物 [400]。

在不良反应方面，烟酰胺在超过 6g/d 时可能会引起恶心和呕吐，超过 9g 时可能会引起肝损伤。因此，请不要在没有专业人士指导的情况下自行服用高剂量烟酰胺。

维生素 B₅（泛酸 Pantothenic Acid）

维生素 B$_5$ 学名泛酸，主要作用是推动物质代谢，例如碳水化合物和脂肪被燃烧释放能量的过程中均需要维生素 B$_5$，肾上腺在制造抗压激素时也需要维生素 B$_5$，等等。

维生素 B$_5$ 在食物中广泛存在，缺乏症不太常见。如果缺乏，可能表现出一些能量不足的症状，例如消化功能障碍、低血糖、疲劳、抑郁、失眠等。

额外补充泛酸，可能具有抗组胺的作用，有一些资料提示每天补充 500mg 以上的泛酸可以有效缓解过敏性鼻炎，而且没有抗组胺药物的副作用[401-404]。

维生素 B₆（吡哆醇 Pyridoxine，磷酸吡哆醛 P5P）

P5P 是维生素 B$_6$ 的活性形式，是细胞内 100 多个酶促反应中的辅酶，其主要作用是推动物质代谢，例如色氨酸转变成血清素的过程需要 P5P，酪氨酸转变成多巴胺的过程需要 P5P，谷氨酸转变成 γ - 氨基丁酸的过程也需要 P5P，等等。

维生素 B$_6$ 和神经系统疾病有密不可分的关系，缺乏维生素 B$_6$ 将导致大脑无法合成神经递质，进而诱发各种情感障碍。

维生素 B$_6$ 在食物中广泛存在，饮食均衡的情况下不容易缺乏，但如果出现情绪低落或焦虑、抑郁等情感障碍，又或者伴有舌炎、结膜炎、口角炎、口腔溃疡、脂溢性皮炎和铁粒幼细胞贫血等表现，就要考虑维生素 B$_6$ 缺乏了。

在缺乏维生素 B$_2$ 的情况下，吡哆醇不能转变成 P5P，即缺乏维生素 B$_2$ 就会缺乏维生素 B$_6$。有少数人会因为基因缺陷导致细胞不能很好地利用核黄素和吡哆醇，只能利用磷酸核黄素（R5P）和磷酸吡哆醛（P5P）。这些活性的维生素 B$_2$ 和维生素 B$_6$ 在食物中也有，但显然不够他们用。

如果你发现自己经常出现缺乏维生素 B$_2$ 和维生素 B$_6$ 的症状，可以尝试补充一些活性维生素 B$_2$（磷酸核黄素，R5P）和活性维生素 B$_6$（磷酸吡哆醛，P5P）。

维生素 B₇（生物素 Biotin）

维生素 B$_7$ 在食物中广泛存在，缺乏时可以导致皮炎和脱发，没有生吃鸡蛋清习惯的人通常不会缺乏生物素。让人意想不到的是，生物素可能有抗糖尿病的作用。

一项在日本开展的临床试验指出，使用格列本脲 10mg/d 治疗效果不佳的糖尿病患者单独补充生物素 9mg/d，可以使空腹血糖在 1 个月后从平均 12.9mmol/L 下降到平均 7.1mmol/L，联合格列本脲 2.5mg/d 可以使空腹血糖维持在正常范围[405]。

后续的研究又发现，对于 1 型糖尿病患者，补充生物素可以增强胰岛素的治疗效果[406,407]，但给 2 型糖尿病患者补充生物素不会有很明显的降糖效果[408]。

你可能会好奇区区生物素凭什么能降血糖，那是因为生物素是一种天然的葡萄糖激酶激动剂，生物素可以促进肝脏和胰岛 B 细胞合成葡萄糖激酶，葡萄糖激酶可以促使葡萄糖进入糖酵解途径（糖代谢的第一步）[409]。

基于活检的研究发现，2 型糖尿病患者的肝脏中葡萄糖激酶的活性较健康人低[410]。基于转基因的研究发现，编辑大鼠的基因使其葡萄糖激酶高表达可以逆转糖脂代谢紊乱[411]。葡萄糖激酶基因缺陷会导致肝脏无法合成正常量的葡萄糖激酶而造成糖代谢紊乱。

在 2 型糖尿病患者中，有 2%～5% 的人属于青少年发病的成人型糖尿病（MODY2），这是一种由于葡萄糖激酶基因突变而导致的糖尿病，非常容易被误诊。如果你在 25 岁前就发现空腹血糖轻度升高且糖耐量异常但餐后 2 小时血糖升幅小于 3mmol/L，而且不是很胖并有明显的糖尿病家族史但又不是很严重的话，应合理怀疑一下 MODY2。

生物素可能适用于 1 型糖尿病患者和 MODY2 型糖尿病患者。

维生素 B$_9$（天然叶酸 Folate，普通叶酸补充剂 Folic Acid，5- 甲基四氢叶酸 5-MTHF）

简单点说，叶酸的作用是预防胎儿神经管畸形。

复杂点说，叶酸的作用是传递一碳单位，维护顺畅的甲基化反应。

图 39 是叶酸参与的一碳单位传递和甲基化循环示意图。说实话，如果能够参透该图中各物质间的相互联系，你就会透彻地理解营养基因组学。不过我也知道这些概念已经超越了一般读者的理解能力，你可以选择跳读，我不会有意见的。

食物中天然存在的叶酸叫 Folate，第一代人工合成的叶酸叫 Folic Acid，而人体血液和组织中的叶酸主要是 5-MTHF，中文名称为 5- 甲基四氢叶酸。

不管是 Folate 还是 Folic Acid，它们都需要在体内先借助一些酶的帮助才能活化成 5- 甲基四氢叶酸，这 3 种叶酸在循环过程中会产生一碳单位。

孕早期是胎儿神经管形成的关键时期，此时细胞分裂十分活跃，由于一碳单位的作用就是参与 DNA 合成，所以缺乏叶酸会导致 DNA 复制出错。

叶酸的另外一个作用是推动同型半胱氨酸代谢。5- 甲基四氢叶酸最终要将甲基交付给 S- 腺苷蛋氨酸，S- 腺苷蛋氨酸是最直接的甲基供体，S- 腺苷蛋氨酸再将甲基交给 DNA 或蛋白质的过程就称为甲基化反应。DNA 甲基化可以关闭某些基因，而蛋白质甲基化则可以抑制或激活某些基因的表达，这就形成了表观遗传。

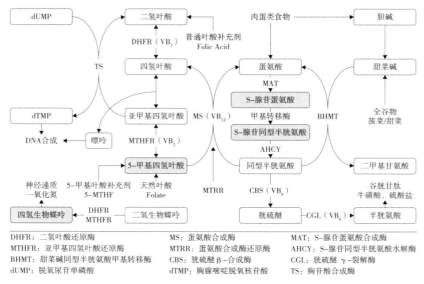

DHFR：二氢叶酸还原酶　　　　　　　　MS：蛋氨酸合成酶　　　　　　　　MAT：S-腺苷蛋氨酸合成酶
MTHFR：亚甲基四氢叶酸还原酶　　　　　MTRR：蛋氨酸合成酶还原酶　　　　　AHCY：S-腺苷同型半胱氨酸水解酶
BHMT：甜菜碱同型半胱氨酸甲基转移酶　　CBS：胱硫醚β-合成酶　　　　　　　CGL：胱硫醚γ-裂解酶
dUMP：脱氧尿苷单磷酸　　　　　　　　dTMP：胸腺嘧啶脱氧核苷酸　　　　　TS：胸苷合成酶

图 39　叶酸循环与甲基化循环

　　如果延伸到物质代谢的层面，那么由 S-腺苷蛋氨酸主导的甲基化反应还调节着 50 多种化学物质的合成，例如磷脂酰胆碱、肾上腺素、褪黑素、肌酸等。

　　说回叶酸的话题。Folate 的生物利用率其实只有 Folic Acid 的 80%，不过 Folate 的优势在于它能在肠道中被有效地转变成 5-甲基四氢叶酸，而 Folic Acid 则需要先进入血液并在肝脏和其他组织中被代谢。

　　Folic Acid 的吸收率高不是什么好事，因为已经有一些研究指出，Folic Acid 有时无法被正常代谢，过量时会在血液中积累并抑制二氢叶酸还原酶（DHFR）和亚甲基四氢叶酸还原酶（MTHFR），它不仅不能弥补叶酸循环障碍的缺陷，还可能增加患癌的风险[412-426]。

　　需要注意的是，当 *MTHFR* 基因发生突变时，天然叶酸 Folate 或普通叶酸补充剂中的 Folic Acid 均不能产生足够的 5-甲基四氢叶酸。

　　如果 *MTRR* 基因突变或缺乏维生素 B_{12}，则会使 5-甲基四氢叶酸和同型半胱氨酸不能被代谢回四氢叶酸和蛋氨酸，这会导致细胞缺乏一碳单位和 S-腺苷蛋氨酸，而同型半胱氨酸也会居高不下，最终增加流产和中风的发生风险。

　　表 25 是杨等人于 2013 年在我国 15357 名汉族人中进行的 *MTHFR* 和 *MTRR* 基因多态性分布情况的统计分析，表格第二列的高酶活力是指野生的标准基因，而中等酶活力和低酶活力都是变异体（多态性），百分比表示有多少人属于该类型[427]。

表 25 *MTHFR* 和 *MTRR* 多态性的人群分布情况

基因序列	高酶活力	中等酶活力	低酶活力
MTHFR C677T	31.6% CC 型	45.2% CT 型	23.2% TT 型
MTHFR A1298C	77.5% AA 型	18.6% AC 型	3.9% CC 型
MTRR A66G	67.7% AA 型	25.7% AG 型	6.6% GG 型

由此可见，汉族人中有许多人的 *MTHFR* 和 *MTRR* 基因并不完美，它们不能很好地表达相应的酶，补充普通叶酸补充剂后，细胞无法将它转变成 5- 甲基四氢叶酸。他们缺乏真正能起作用的叶酸。

因此，孕期每天补充 400μg 普通叶酸补充剂这一建议并不适合所有人。对于那些 *MTHFR* 基因突变的个体，直接补充 5- 甲基四氢叶酸才行，这种叶酸才能顺利地被代谢回四氢叶酸继续传递一碳单位。

MTRR 基因突变的个体，通常伴有高同型半胱氨酸血症，此时除了要补充足够的 5- 甲基四氢叶酸外，还要补充甜菜碱（500 ~ 4000mg/d）。

甜菜碱可以直接激活甜菜碱同型半胱氨酸甲基转移酶来代谢同型半胱氨酸，而不需要理会 MTHFR 和 MTRR 基因是否突变。目前已有 9 个随机对照试验证实了甜菜碱具有无比强大的降同型半胱氨酸功能 [428-436]。

补充甜菜碱还可以促进细胞合成 S- 腺苷蛋氨酸。所有人都需要恰到好处的 S- 腺苷蛋氨酸来甲基化我们的 DNA 和蛋白质。

总之，吃叶酸就吃 5- 甲基四氢叶酸。通常建议在孕前 3 个月即开始每天补充 5- 甲基四氢叶酸 400 ~ 800μg 且持续至孕期结束，请认准 "5-MTHF" 这个英文。

维生素 B12（氰钴胺素 Cyanocobalamin，甲钴胺 Mecobalamin，腺苷钴胺 Adenosylcobalamin，羟钴胺 Hydroxocobalamin）

维生素 B12 是 DNA 合成时的辅因子，维生素 B12 可以促进甲基转移和红细胞的发育、成熟，维生素 B12 与神经系统的健康密切相关，缺乏维生素 B12 可以导致巨幼红细胞贫血、神经损伤、记忆力差、抑郁、疲劳、嗜睡、头痛等。

肉类是维生素 B12 的主要来源，植物性食物几乎不含维生素 B12。胃酸不足或内因子缺乏可以导致维生素 B12 吸收不良，因此，素食者和胃病患者应该补充维生素 B12。

最常见的维生素 B12 补充剂有 4 种：第一种是自然界不存在的氰钴胺素；第二种是能支持蛋氨酸合成酶代谢同型半胱氨酸的甲钴胺；第三种是常用于治疗慢性巨

幼红细胞贫血和神经性疼痛的腺苷钴胺；最后一种是具有清除一氧化氮和氰化物作用的羟钴胺。

关于 B 族维生素的总结

B 族维生素的关键作用是推动物质代谢，它们参与维护细胞的正常生理功能，许多所谓的"亚健康"症状，实际上都与 B 族维生素缺乏有关。

B 族维生素是水溶性的，它们每天都会随尿液排出体外，身体的储备量非常有限，所以饮食来源的 B 族维生素是否充足决定了你会不会缺乏它。

现实情况是，大多数人的饮食并不均衡，富含 B 族维生素的全谷物和动物内脏又往往摄入不足，有的人还常年以吃快餐或加工食品为主，这就会导致他们容易缺乏 B 族维生素。

如果怀疑自己缺乏 B 族维生素，可以补充一些复合维生素 B，这类产品通常含有齐全的维生素 B，一粒胶囊即可满足一天所需。

在治疗级剂量下，苯磷硫胺能治疗糖尿病神经病变，核黄素能缓解偏头痛并降低同型半胱氨酸水平，烟酸能降低甘油三酯和低密度脂蛋白胆固醇水平，烟酰胺能缓解焦虑和恐慌并提亮肤色，泛酸可以作为天然的抗组胺药，P5P 和 5-MTHF 能促进血清素和多巴胺等神经递质的合成，生物素能稳定葡萄糖激酶缺陷型糖尿病患者的血糖水平。

不推荐任何人根据症状采用高剂量 B 族维生素进行自我治疗，服用高剂量 B 族维生素前请咨询医生或有相关知识背景的专家。

10.15.7 钙有时能救命

子痫是孕妇在妊娠晚期、临产时或新产后发生的一种凶多吉少的急症，是产科四大死亡原因之一。患者可能并发脑出血、肾衰竭、心脏骤停和吸入性肺炎，临床表现主要有翻白眼、手足抽搐、全身强直、口吐白沫等。

先兆子痫是指妊娠 20 周后发现高血压和尿蛋白，同时还可能出现水肿、头痛、眼花、恶心和呕吐等非特异性症状。

为什么要提到这个呢？因为增加钙的摄入量可以降低先兆子痫的发生率。

澳大利亚有 5 家医院曾经联合招募过 456 名孕妇开展了一项临床试验，以评估每天补充 1800mg 钙是否可以预防先兆子痫。研究结果显示，补钙可以使先兆子痫和早产的发生风险均下降 56%[437]。

世界卫生组织也曾在 8325 名女性中开展过一项临床试验，以评估平时钙摄入量不足 600mg/d 的女性在妊娠时补充 1500mg/d 的钙是否有益。该研究再次证实，补钙可以使严重先兆子痫的发生率下降 24%，孕妇和新生儿的死亡率分别下降 20% 和 30%[438]。

一项纳入了 13 个随机对照试验共涉及 15730 名受试者的荟萃分析指出，每天补充至少 1000mg 的钙可以使得先兆子痫的发生风险下降 55%，在原本低钙摄入量的女性中更是将风险降低了 64%[439]。

不仅如此，维生素 D 与先兆子痫相关性的研究指出，血清 25-羟维生素 D_3 低于 12ng/mL 的孕妇比血清 25-羟维生素 D_3 高于 20ng/mL 的孕妇发生先兆子痫的风险高 123%[440]。在我国东南地区，基于 13806 名孕妇开展的研究也指出，血清 25-羟维生素 D_3 水平偏低者比正常者的先兆子痫发生风险高 216%[441]。

维生素 D 的研究之所以不参考随机对照试验，是因为补充维生素 D 不是一蹴而就的，许多人可能要通过 1 年的时间才能填满"大坑"，在孕期突击补充维生素 D 是无济于事的，除非你在孕前 1 年就开始补充，否则随机对照试验可能会得出无效的结论。

我们来总结一下。

1. 多囊女性平时可以多吃香菜、芥菜、油菜、油麦菜、豆瓣菜、芝麻菜、小白菜、大白菜和羽衣甘蓝。这些嫩茎或叶类蔬菜的钙含量非常高，如果从营养密度的角度来对比钙含量，每千卡小白菜的钙含量其实是牛奶的 2.75 倍。

2. 多囊女性平时应补充 300 ~ 500mg/d 的钙，以弥补不喝牛奶导致的钙不足。如果能将血清 25-羟维生素 D_3 维持在 40ng/mL 以上，那么补钙就不是必须的。

3. 建议孕前将血清 25-羟维生素 D_3 补到至少 30ng/mL，同时应在整个孕期补充 1500 ~ 2000 IU/d 的维生素 D_3 和 500mg/d 的钙。

4. 钙剂应平均分配到早、晚餐后服用，而且钙剂应首选不会消耗胃酸的柠檬酸钙或氨基酸螯合钙。如果你觉得自己的消化能力强到可以用碳酸钙我也不反对，但很多人都说这会导致便秘。

10.15.8 镁辅助降血压

小测试：你缺乏镁吗?

请根据实际情况在下表中勾选你过去 3 个月所经历的症状或事件，然后借助评分标准来判断你是否缺乏镁。

症状或事件	是	否
每天吃不到 400g 新鲜蔬菜	☐	☐
每周吃不到 3 次坚果（巴旦木、榛子、核桃等）	☐	☐
每周吃不到 3 次豆类（黄豆、红豆、绿豆等）	☐	☐
每周吃不到 3 次粗粮（黑米、燕麦、荞麦等）	☐	☐
主食是白米饭或面食	☐	☐
排便不规律或便秘	☐	☐
经前期综合征或痛经	☐	☐
失眠或入睡困难	☐	☐
难以集中注意力	☐	☐
情绪低落或抑郁	☐	☐
很容易感到焦虑	☐	☐
肌肉抽搐或震颤	☐	☐
经常头痛	☐	☐
用利尿剂降血压	☐	☐
患有肾结石	☐	☐

每出现一个"是"得 1 分，"否"得 0 分。总分超过 5 分，表明你可能缺乏镁；总分超过 10 分，表明你很可能缺乏镁。

镁的名气虽然没有钙那么大，但镁的重要性绝不是钙所能比拟的。镁是数百种代谢酶的辅因子，它参与推动物质代谢，缺镁与高血压和糖尿病等慢性疾病的发生风险增加相关，严重缺镁还会扰乱钙的正常代谢。

《欧洲临床营养学杂志》刊登过一篇研究报告，这项纳入了 22 个随机对照试验共涉及 1173 人的荟萃分析指出，补镁可以降低血压[442]。另一项研究发现，如果给缺镁的人每天补充 450mg 镁可以将其血压降低 20.4/8.7 mmHg[443]。

一篇出自《柳叶刀》杂志共涉及 10141 人的临床试验研究报告还指出，静脉注射硫酸镁可以将子痫的发生风险减半[444]。其他同类型的研究也得出了相似的结论[445-455]。

除此以外，一些随机对照试验还指出，每天补充 300 ~ 638mg 镁可以轻微地降低空腹血糖并改善葡萄糖耐量，每天补充 250 ~ 750mg 镁可以在随后的 2 年内使 71% 的受试者骨密度增加 1% ~ 8%[456-461]。

中国营养学会制定的镁推荐摄入量为成年人 330mg/d、孕妇 370mg/d。不吃坚果和粗粮是难以达到这个标准的，这也是为什么我会提倡吃蔬菜、坚果、豆类和全谷物的原因。关于补镁的具体建议，饮食均衡的情况下补充剂是非必须的，但假如上面的测试得分超过 10 分，你应该试着每天补充 150 ~ 300mg 镁，首选氨基酸或柠檬酸形式的产品。

10.15.9　锌的缺乏率高

小测试：你缺乏锌吗？

　　请根据实际情况在下表中勾选你过去 3 个月所经历的症状或事件，然后借助评分标准来判断你是否缺乏锌。

症状或事件	是	否
每天吃不到 100g 鱼类或肉类	☐	☐
每周吃不到 1 次海鱼或贝类	☐	☐
每周吃不到 3 次坚果（巴旦木、榛子、核桃等）	☐	☐
粗粮没有彻底浸泡和加热	☐	☐
偏素食、很少吃肉	☐	☐
指甲上有白色斑点	☐	☐
容易患呼吸道感染	☐	☐
患有胃炎或胃溃疡	☐	☐
反复口腔溃疡	☐	☐
经常长痤疮	☐	☐
食欲不佳	☐	☐
味觉减退	☐	☐
患有慢性湿疹	☐	☐
容易腹泻	☐	☐
情绪低落	☐	☐

每出现一个"是"得 1 分，"否"得 0 分。总分超过 5 分，表明你可能缺乏锌；总分超过 10 分，表明你很可能缺乏锌。

　　锌是 300 多种代谢酶的辅因子，与生殖和免疫功能密切相关，在胰岛素的合成、分泌以及信号传输中也起着重要作用。

　　缺锌对多囊女性最大的伤害是卵泡发育停滞，其次是使脱发更严重，还有就是会增加孕妇早产以及生下低出生体重儿的风险。

中国疾病预防控制中心营养与健康所于 2016 年发表的调查报告指出，我国 35.6% 的居民锌摄入量低于平均需要量，达到推荐摄入量的人仅占 46.5%[462]。

许多研究都已表明，多囊女性的血清锌浓度确实比健康女性低，而且往往伴有铜过量问题，失衡的锌铜比例与睾酮和促黄体生成素升高之间存在显著相关性[463]。

有意思的是，其实补锌就能够排铜，随机对照试验也告诉我们补锌可以轻微改善多囊女性的脱发症状[464]。

我还建议以下人群补锌，因为他们都有缺锌的风险[465-467]：

1. 早产儿或低出生体重儿（出生时体重 < 2.5kg）；

2. 摄入富锌食物（猪肝、肉类和海鲜等）不足的幼儿；

3. 儿童和青少年、孕妇和哺乳期妈妈、65 岁以上的老人；

4. 素食者、厌食者、腹泻者。

基于随机对照试验和荟萃分析，我们再来看看锌的其他用途[468-485]：

1. 锌可以在一定程度上减轻抑郁症状。

2. 锌可以增强维生素 A 的功能，降低儿童呼吸道疾病的发病率。

3. 锌可以减轻儿童腹泻的严重程度并提高生存率。世界卫生组织和联合国儿童基金会建议将补锌作为治疗幼儿腹泻的一环。

4. 锌可以促进溃疡黏膜的愈合并减轻便秘、腹泻、胃灼热和上腹部疼痛，肌肽锌的疗效优于盐酸西曲酸酯。

5. 锌比维生素 C 更可靠地缩短了感冒的持续时间（2.63 ~ 3.69 天），并能缓解感冒期间的不适症状。学龄前儿童补锌可以降低缺勤率和抗生素使用率，老年人补锌可以将感染发生率从原来的 88% 降低到 29%。

总之，锌是非常重要且容易缺乏的微量元素，多囊女性、孕妇、老人、儿童和青少年都应该根据个人的饮食情况适当补锌。

锌补充剂有氧化锌、硫酸锌、肌肽锌、柠檬酸锌、葡萄糖酸锌、吡啶甲酸锌和甘氨酸螯合锌。一般情况下，选择柠檬酸锌或甘氨酸螯合锌即可。如果用于治疗胃溃疡或胃炎，则首选肌肽锌。

锌的推荐补充量是 10 ~ 30mg/d，长期超过 40mg/d 会导致铜缺乏和锌中毒。推荐在每年的流感高发季连续补充 2 ~ 3 个月。

10.15.10　铁切勿盲目补

小测试：你贫血吗？

　　请根据实际情况在下表中勾选你过去 3 个月所经历的症状或事件，然后借助评分标准来判断你是否贫血。

症状或事件	是	否
每周吃不到 2 次红肉（牛肉、羊肉、猪肉等）	☐	☐
很少吃橙子、鲜枣、猕猴桃	☐	☐
从来不吃猪肝或猪血	☐	☐
每年都会去献血	☐	☐
异常子宫出血	☐	☐
脸色暗沉或发黄	☐	☐
嗳气或消化不良	☐	☐
口腔溃疡反复发作	☐	☐
注意力不集中	☐	☐
乏力或虚弱	☐	☐
月经量大	☐	☐
手脚冰凉	☐	☐
血压低	☐	☐
气短	☐	☐
脱发	☐	☐
耳鸣	☐	☐
头晕	☐	☐
多梦	☐	☐
心悸	☐	☐

每出现一个"是"得 1 分，"否"得 0 分。总分超过 5 分，表明你可能贫血；总分超过 10 分，表明你很可能贫血。

铁最广为人知的作用是参与合成血红蛋白并运输氧气，缺铁性贫血是全世界最常见的营养缺乏症，贫血的症状说白了就是组织细胞缺氧的"求救信号"。

除了贫血，缺铁还会增加铅蓄积的风险，削弱甲状腺过氧化物酶的活力并限制甲状腺素 T_4 向 T_3 转化，最终影响甲状腺素的正常运作[486-489]。

需要注意的是，贫血还有溶血性贫血和再生障碍性贫血等类型，不同类型的贫血有不同的治疗方案，非缺铁性贫血患者补充铁反而有害。铁超载的罪状罄竹难书，这种强大的促氧化剂会给细胞造成致命的破坏，大大增加癌症、糖尿病、神经系统疾病和心脑血管疾病的患病风险。

如果通过贫血自测表发现有贫血的可能，请到正规医院血液科就诊，明确贫血的原因后才能对症下药。

作为普适的营养建议，中国营养学会推荐成年女性每天摄入 20mg 铁，孕妇在孕早期、孕中期、孕晚期和哺乳期的每日推荐摄入量分别是 20mg、24mg、29mg和 24mg。

动物性食物是铁的良好来源，牛肉和猪血中的血红素铁吸收率高。红枣所含的铁不多，且吸收率低，补铁不能靠红枣。但是，红枣含有丰富的环磷酸腺苷，它可以作为第二信使刺激骨髓干细胞造血。

对于闭经的多囊女性而言，没有失血就意味着铁流失不多，所以这类人不容易发生缺铁性贫血。而异常子宫出血型的多囊女性，则容易发生缺铁性贫血。

10.15.11　碘是把双刃剑

碘是甲状腺素的关键成分，甲状腺素的作用是促进新陈代谢和生长发育，缺碘或碘过量均可导致甲状腺生病。

成年人缺碘会导致甲状腺肿大或甲状腺功能减退，孕妇伴有甲状腺功能减退会增加流产的风险。胎儿从母体获取的碘不足则会患上不可逆的克汀病，这是一种和神经系统发育不良相关的严重智力障碍。

幸运的是，全国性的加碘盐政策已基本消灭了这种营养缺乏病，但伴随而来的是局部地区的碘营养过剩，大多数人在慢性碘营养过剩下会表现为亚临床甲状腺功能减退或桥本甲状腺炎，即单纯的 TSH 升高或伴有甲状腺过氧化物酶抗体（TPOAb）和甲状腺球蛋白抗体（TgAb）升高。

目前用于评估人群碘营养状况的指标是尿碘中位数。表 26 中的尿碘参考范围由世界卫生组织、联合国儿童基金会和国际控制碘缺乏病理事会共同制定[490]。

表 26 不同人群的尿碘中位数评价标准

人群	尿碘中位数（μg/L）	碘营养状况
6 岁以上儿童和普通成人	＜ 100	不足
	100 ～ 200	适宜
	200 ～ 300	超足量
	≥ 300	过量
孕妇	＜ 150	不足
	150 ～ 250	适宜
	250 ～ 500	超足量
	≥ 500	过量
哺乳期妇女	＜ 100	不足
2 岁以下儿童	≥ 100	适宜

我国 2005 年发布的面向 11761 名 8 ～ 10 岁儿童的调查数据显示，尿碘浓度不足 100μg/L 的占到了 15.8%，尿碘浓度为 100 ～ 200μg/L 的占 26.1%，尿碘浓度为 200 ～ 300μg/L 的占 27.5%，而尿碘浓度超过 300μg/L 的达到了 30.6%。这足以说明不同个体的碘营养状况差异极大。碘营养状况和当地的水碘含量以及饮食习惯有密切的关系，加碘盐政策在未来应考虑因地制宜。

中国营养学会为成年人制定的碘推荐摄入量为 120μg/d，孕妇为 230μg/d，最高可耐受摄入量为 600μg/d。我国在 2007 年时将食盐的加碘量从原来的 20 ～ 60mg/kg 下调到 20 ～ 30mg/kg，相当于每天吃 6g 碘盐能获得 120 ～ 180μg 碘。这个加碘量对于大多数人来说是适宜且充足的，但对于口味重、吃盐多的人就显得有点多了。

对于没有甲状腺疾病的人，正常地食用加碘盐即可。至于海带、海草、紫菜和裙带菜等高碘海洋蔬菜不应高频率地食用，但偶尔一次没有问题。

对于没有甲状腺疾病的孕妇，应在正常食用加碘盐的同时每周食用 1 ～ 2 次海带或紫菜等高碘海洋蔬菜。如果不喜欢吃海洋蔬菜，也可以直接补充配方科学的复合维生素与矿物质产品。

对于已经患有甲状腺疾病的朋友，一定要先评估碘营养状况。

1. 中枢性甲状腺功能减退和碘无关，这是原发自下丘脑和腺垂体的疾病；

2. 亚急性甲状腺炎和碘无关，这是由病原体感染引起的急症；

3. 弥漫性毒性甲状腺肿的病因不是碘过量，但摄入过多的碘会加重病情；

4. 甲状腺功能减退既可以是缺碘造成的也可以是碘过量造成的，桥本甲状腺炎与较高的碘摄入量有显著相关性，但桥本甲状腺炎患者仍然可能缺碘。

总之，碘是一把双刃剑，少了、多了都不行。

10.15.12　硒保护甲状腺

桥本甲状腺炎患者和多囊女性要关注硒。

人类基因组编码的蛋白质中有 25 种需要插入硒，其中最广为人知的硒蛋白是谷胱甘肽过氧化物酶和甲状腺素脱碘酶。谷胱甘肽过氧化物酶可以促进过氧化氢和谷胱甘肽的结合并使其转变成无害的水，甲状腺素脱碘酶可以促进甲状腺素 T_4 转变成 T_3。

目前已有 7 个随机对照试验评估了硒对桥本甲状腺炎的治疗作用，其中 5 个研究指出有效[491-495]，1 个研究指出无效[496]，1 个研究指出效果不佳[497]。这里的有效是指硒可以降低 TPOAb 或 TgAb 的水平。

5 个指出硒有效的研究使用的是每天补充 200μg 硒（硒代蛋氨酸）的方案，而指出硒无效的研究使用的是每天补充 200μg 硒（亚硒酸钠）的方案，指出硒效果不佳的研究使用的是每天补充 166μg 硒（硒代蛋氨酸）的方案。那么原理是什么呢？**硒对甲状腺的保护作用可能是基于它能激活谷胱甘肽过氧化物酶和甲状腺素脱碘酶。**

注意，我还没把话说完，硒是不能乱补的！

正面的，有随机对照试验指出补硒能减轻氧化应激反应并提高多囊女性的妊娠率以及降低孕妇先兆子痫的发生率[498-503]。

负面的，有随机对照试验指出多囊女性补硒会加重胰岛素抵抗[504]，健康人群补硒会增加 55% 的糖尿病发病率[505]。《美国国家健康与营养调查》的数据显示，成年人中较高的血清硒浓度与较高的糖尿病患病率相关[506]。

这似乎是鱼与熊掌不可兼得。基于不伤害原则，最终我给出如下建议：

对于多囊女性和健康人群，我不提倡规律地补充大量的硒，但偶尔吃点海参或牡蛎等海鲜来补硒是很好的。

对于孕妇（包括合并有多囊卵巢综合征的孕妇），通过复合维生素与矿物质产品补硒（小于 100μg/d）是安全的，那些指出硒有助于降低先兆子痫发生风险的研究用到的补硒方案是每天 60 ～ 100μg。

对于桥本甲状腺炎患者（包括合并有多囊卵巢综合征的人），可以在 3 ～ 6 个月内每天补充 200μg 硒（硒代蛋氨酸）并监测 TPOAb 和 TgAb 的变化。无论结果如何，都不建议每天补充 200μg 硒超过 6 个月。

10.15.13 铬能降血糖吗？

早在 1979 年就有发表在《美国医学会杂志》上的文章指出，一些长期接受肠外营养支持的患者会出现铬缺乏症，表现为葡萄糖利用异常和胰岛素需求量增加，这些不良反应可以通过补充铬来逆转[507,508]。

研究发现，铬调蛋白可以使胰岛素信号传输效率提高 8 倍，而用其他矿物质替代铬则无效，这说明铬是铬调蛋白的唯一辅因子[509-511]。

自那时候起，科学家就对铬给予厚望，世界各地的实验室都争先恐后地开展用铬治疗 2 型糖尿病的研究，希望它能拯救糖尿病患者。

到目前为止，已有超过 30 项随机对照试验评估了铬的疗效。这些临床试验经过荟萃分析后得出的结论是，每天补充 200 ~ 1000μg 铬只能轻微地降低空腹血糖，但无助于控制糖化血红蛋白[512-515]。

需要特别注意的是，有研究指出，每天补充超过 1200μg 的铬可能导致肾功能衰竭以及横纹肌溶解，因此，任何情况下都不应该过量补充铬[516-518]。

针对多囊卵巢综合征，一项纳入了 5 个随机对照试验共涉及 268 人的荟萃分析指出，补充铬并不能降低多囊女性的空腹胰岛素水平或减轻胰岛素抵抗[519]。

事实上，在饮食均衡的情况下我们不会出现典型的铬缺乏症，但高糖饮食会导致铬经尿液的排泄增加，所以你应该关注的是饮食而不是补铬。

总之，多囊女性没有必要补铬，2 型糖尿病患者补铬的获益不大。

10.16 吃鱼油是花钱买安慰吗？

不管在哪个国家，鱼油都是非常流行的补充剂。但鱼油真的有效吗？

鱼油的有效成分实际上是 ω-3 系列脂肪酸中的二十碳五烯酸（EPA）和二十二碳六烯酸（DHA）。富含 EPA 和 DHA 的食物主要是深海鱼和磷虾，海藻则是罕有的素食 DHA 来源。

图 40 为我们展示了市面上最常见的 3 种纯度的鱼油胶囊。从左往右看，第一种是普通鱼油，每粒含有 1000mg 脂肪，其中 300mg 是 EPA + DHA，其余 700mg 为其他脂肪；第二种是浓缩鱼油，EPA 和 DHA 的总量一般是 600mg/ 粒，其余 400mg 为其他脂肪；最后一种是高纯鱼油，这种鱼油的 EPA 和 DHA 占整粒胶囊所含脂肪的 80% 以上，是我最推荐的一种鱼油。

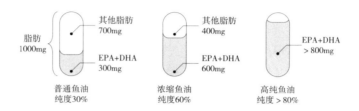

图 40 普通鱼油、浓缩鱼油和高纯鱼油的对比

此外，如果按 EPA 和 DHA 的载体形式来分类，鱼油可以分为甘油三酯型鱼油、乙酯型鱼油和再酯化甘油三酯型鱼油。

甘油三酯型鱼油是天然形式的鱼油，如果没有经过浓缩就是上图最左边的那种，如果被浓缩了就是最右边那种，市面上几乎没有纯度为 60% 的甘油三酯型鱼油。

乙酯型鱼油是经过人工改造的鱼油，多数产品的纯度在 60% 左右，但也有少数在 80% 以上。这种鱼油具有一个很容易被误解的特性，那就是它可以快速溶解塑料泡沫，但这其实不是 ω-3 脂肪酸的 "特异功能"，也和鱼油的品质好坏无关，而是所有非极性物质都具备的特性。脂肪通常都是非极性的，它们大都可以溶解塑料泡沫，但根据非极性的程度不同，溶解的速度会存在很大差异。乙酯型鱼油的非极性恰恰强于甘油三酯型鱼油，这就导致了它可以造成溶解塑料泡沫的现象，而甘油三酯型鱼油则不行。令人哭笑不得的是，国内一些鱼油卖家利用这个原理拍摄出视频，展示了不同鱼油产品对塑料泡沫的溶解情况，并宣称能溶解塑料泡沫的鱼油才是好鱼油（暗示能溶解血液里的垃圾），这种拍脑袋得出的荒谬结论枉顾科学事实，丢脸极了。相反地，乙酯型鱼油一点儿都不好，它的吸收率只有甘油三酯型鱼油的 73%[520]，这是我最不推荐的鱼油。

剩下一类是再酯化甘油三酯型鱼油，这也是经人工修饰过的鱼油，但它和乙酯型鱼油相比是有优势的，它的吸收率是天然甘油三酯型鱼油的 124%[520]。

最后，值得一提的是磷虾油，磷虾油也含有 EPA 和 DHA，而且它们以磷脂的形式存在，并被磷虾油中天然存在的虾青素保护着，这种形式的 EPA 和 DHA 最容易被肠道吸收，细胞的利用率也最高。

在鱼油的功效方面，现有的研究得出了如下结论[521-532]：

1. 基于大量随机对照试验的结果，美国食品药品监督管理局已批准高纯度鱼油产品可宣传其具有降低甘油三酯的功效。

2. 鱼油可以用于抑郁症、类风湿关节炎和系统性红斑狼疮的辅助治疗，可以在一定程度上缓解不适症状。

3. 一项于 2020 年发表在《英国医学期刊》上共纳入 40 多万人的前瞻性队列研究显示，与不服用鱼油补充剂的人相比，日常服用鱼油补充剂与全因死亡率、心血管疾病死亡率以及心血管疾病发病风险呈负相关，而且该相关性在高血压人群中更强。一篇于 2018 年发表在《新英格兰医学杂志》上的大型随机对照试验研究报告指出，每天给伴有高甘油三酯血症的人补充 4000mg EPA 可以降低心血管事件的发生率。

4. 在多囊女性中，已有的随机对照试验和荟萃分析指出，鱼油可以改善血脂并增加脂连蛋白的水平，但无法逆转多囊卵巢综合征。

5. 在孕妇中，已有的荟萃分析指出，ω-3 脂肪酸不能降低妊娠期高血压或先兆子痫的发生率，但可以降低 61% 的早产风险。

6. 在提高宝宝智商（促进神经系统的发育）方面，已有的研究不清楚在妊娠期或哺乳期补充 ω-3 脂肪酸是否有用，也就是还无定论。

有关鱼油该不该补充，我的观点很明确：从维护最佳健康状态的角度出发，我们最需要的不是补充 EPA 或 DHA，而是平衡 ω-6 脂肪酸和 ω-3 脂肪酸，也就是要多吃鱼。

关于吃鱼你要小心了，一些体型较大的掠食性鱼类容易蓄积多氯联苯和甲基汞等污染物，这些污染物不仅会影响婴幼儿的大脑发育，同时会对成年人的神经系统造成巨大的伤害。为了减少摄入甲基汞，美国食品药品监督管理局和环境保护局给孕妇和哺乳期女性提出了以下建议[533]：

1. 每周吃 225 ~ 340g 的各种鱼；

2. 选择鳕鱼、鲶鱼、三文鱼和罗非鱼等汞含量较低的鱼类；

3. 避免食用剑鱼、鲨鱼、鲭鱼、方头鱼和长鳍金枪鱼等汞含量较高的鱼类。

这里有一张世界各地 ω-3 脂肪酸建议摄入量的表格（表 27），供参考[534]。

表 27　世界各地的 ω-3 脂肪酸建议摄入量

组织机构	人群对象或用途	建议摄入量
中国营养学会	成年人	EPA + DHA：250 ~ 2000mg/d
	孕妇和哺乳期女性	EPA + DHA：250mg/d 其中 200mg 为 DHA
	0 ~ 4 岁儿童	DHA：100mg/d
日本厚生劳动省	成年男性	ω-3 脂肪酸：2000 ~ 2400mg/d
	成年女性	ω-3 脂肪酸：1600 ~ 2000mg/d
	0 ~ 18 岁男性	ω-3 脂肪酸：700 ~ 2300mg/d
	0 ~ 18 岁女性	ω-3 脂肪酸：800 ~ 1800mg/d
	孕妇和哺乳期女性	ω-3 脂肪酸：1800mg/d
国际脂肪酸和脂类研究协会	预防心血管疾病	EPA + DHA：500mg/d
	孕妇和哺乳期女性	DHA：200mg/d
美国心脏病协会	没有冠心病的成年人	每周至少食用 2 次高脂肪的海鱼
	已患冠心病的成年人	EPA + DHA：1000mg/d（鱼或补充剂）
	需要降甘油三酯的人	EPA + DHA：2000 ~ 4000mg/d（补充剂）
欧洲食品安全局	成年人	EPA + DHA：250mg/d
	孕妇和哺乳期女性	在成年人推荐量的基础上额外增加 100 ~ 200mg/d DHA
	7 ~ 24 月龄宝宝	DHA：100mg/d
	2 ~ 18 岁儿童	EPA + DHA：250mg/d

　　世界各地的相关机构都为 ω-3 脂肪酸制定了建议摄入量，你可以从深海鱼或鱼油补充剂中获取 EPA 和 DHA。以最常吃的深海鱼为例，每 100g 三文鱼根据品种以及海域的不同可能含有 250 ~ 1000mg EPA 和 470 ~ 1100mg DHA。

　　如果受条件所限无法定期吃到深海鱼，成年人可以每天补充 1 粒（每粒含 1000mg 脂肪）鱼油，首选纯度大于 80% 的天然甘油三酯型鱼油。孕妇和哺乳期女性可以在吃鱼的基础上每天再补充 1 粒海藻油（含至少 200mg DHA）或以 DHA 为主的鱼油产品（每粒含至少 200mg DHA）。

10.17 一表总结营养补充剂

表 28 各类营养补充剂的适用情况汇总

作用	支持激素的信号传输	提供抗氧化保护	提高卵母细胞质量	减轻胰岛素抵抗	降低雄激素	降低泌乳素	降低促黄体生成素	降低血糖	缓解经前期综合征	预防妊娠糖尿病
白藜芦醇	√	√		√						
绞股蓝		√		√				√		
留兰香茶					√					
锯棕榈					√					
黑升麻							√			
圣洁莓						√			√	
水飞蓟素		√		√	√			√		
黄连素		√		√	√		√	√		
温经汤		√			√		√			
白芍甘草汤					√		√			
褪黑素		√	√				√			
辅酶 Q₁₀		√	√							
硫辛酸		√		√				√		
NAC		√	√	√	√		√	√		
肌醇	√			√	√		√	√		√

注："√"代表对应的营养补充剂在特定情况下能发挥作用，但不代表所有人遇到同样情况时使用相应的营养补充剂均可发挥作用，具体到不同人时仍需个性化分析。

如果要在众多营养补充剂中选出一个冠军，那非肌醇莫属，肌醇是迄今为止在治疗多囊卵巢综合征方面最有效和最安全的营养素。我推荐多囊女性补充 Myo- 肌醇（MI）为主，以 D- 手性肌醇（DCI）为辅。

作为锦上添花的补充剂，我最欣赏的是 N- 乙酰半胱氨酸，它可以为全身细胞提供抗氧化支持，这就不仅是保护卵泡那么简单了，对你的整体健康也有益处。

还有一种不应该被埋没甚至要大力推广的补充剂是维生素 D_3，我强烈建议所有多囊女性根据 25- 羟维生素 D_3 水平来动态补充，力求将其维持在 40ng/mL 左右。

最后再次强调，有关营养补充剂的讲解仅作资讯分享，如果涉及草药或处方药请在使用前咨询专业医护人员，希望你能找到一位有深厚营养学或相关知识背景的医生与你展开协作，共同制定个性化的调理方案。

10.18　要长期依赖营养素吗？

我其实一点都不健康，因为我患有各种"不治之症"，它们包括有水依赖症、食物依赖症、空气依赖症、阳光依赖症、睡眠依赖症……

这些"疾病"比多囊卵巢综合征可怕多了，7 天不喝水会死掉，1 个月不吃食物会死掉，5 分钟不吸氧气可能也会死掉。如果你可以不吃、不喝、不睡、不吸氧气也能奇迹般地活下来，就成了吸风饮露的神仙了。

我们根本不敢想象没有水和食物以及氧气的日子，但幸运的是，只要一直依赖水、食物以及氧气，我们就能活得好好的。

你不妨思考一下治病的逻辑，请问得了"水依赖症"要怎么治疗？

当然是喝水。只要补够水，我们就不渴了，这个病就算是缓解了。当然，再高明的医生也不可能治愈"水依赖症"，你不可能喝完这杯水就顶一辈子，因为你的身体会通过排尿和出汗等途径把水分排出体外，这是人体对生命物质的动态需求。

具体到营养素也是一样的道理，但定势思维使得人们转不过弯来，总有人抱有不切实际的幻想，认为这世上真有什么神奇药丸能治愈"水依赖症"。

反正我可以肯定地告诉你，营养素绝对是有"依赖性"的，谁都必须依赖营养素才能健康地活着，没有例外。当然，你也不能拼命地补充，因为凡事讲求适度，即便是水这种最安全的营养素，你一次性喝下 3 升也是会中毒致死的。

实事求是地说，科学研究已经确定多囊女性的卵泡液缺乏 Myo- 肌醇而血液和肌肉组织缺乏 D- 手性肌醇。虽然还不清楚究竟是哪些基因在背后捣鬼，但肌醇作为一种再安全不过的天然营养成分，我们完全可以放心地"依赖"。

至于其他营养素也是这个道理，我提倡以调平衡为核心原则按需补充，即补充营养素或植物提取物是为了纠正失衡的内部环境，需不需要长期吃取决于失衡是否被纠正以及有没有遗传或外力因素在搞破坏。如果没有基因或环境因素在作乱，那么失衡被纠正后身体就可以恢复健康，但如果还有外力因素在破坏和谐有序的内部环境，那肯定需要长期借助营养补充剂来维持平衡。

我始终秉承这样一个理念，即食疗如能缓解或治疗疾病，那完全没有必要服用营养补充剂或药物，而食疗不行但营养补充剂能起效则暂不考虑药物，药物应该作为治疗或防止疾病恶化的最后一种手段。

11 压力和情绪管理方案

压力会刺激肾上腺分泌脱氢表雄酮；压力会扰乱 FSH 和 LH 的分泌脉冲导致月经紊乱；压力会削弱细胞对胰岛素的敏感性，促进脂肪在腹部堆积；压力会抑制免疫系统，增加感染的概率；压力还会抑制胶原蛋白合成导致皮肤松弛……

相信我，管理好压力是战胜多囊卵巢综合征的关键。

小测试：你的肾上腺被压力击垮了吗？

请根据实际情况在下表中勾选你所经历的症状或事件，然后借助评分标准来判断你的肾上腺有没有被压力击垮。

症状或事件	是	否
每天面对手机或电脑超过 5 小时	□	□
工作需要你全天充满激情	□	□
工作性质为高强度的脑力劳动	□	□
童年时有过心灵上的创伤	□	□
很难从紧张的状态平静下来	□	□
运动后感到疲劳而不是舒畅	□	□
压力大时会脱发或长痤疮	□	□
白天的疼痛症状不比晚上轻	□	□
咸的食物能让你更有力气	□	□
白天的精力反而不如夜晚	□	□
不喝咖啡就打不起精神	□	□
蹲下再站起来会头晕	□	□
上台演讲会手抖	□	□
容易受到惊吓	□	□

（续表）

症状或事件	是	否
容易紧张不安	☐	☐
腹部脂肪多	☐	☐
慢性疲劳	☐	☐
肌肉率低	☐	☐

每出现一个"是"得 1 分，"否"得 0 分。总分超过 5 分，提示你的肾上腺已遭受压力的迫害而处于疲劳阶段；总分超过 10 分，提示你的肾上腺快被压力击垮了。

许多人笼统地认为压力就是工作压力，但事实上我们需要面对的压力绝大多数是难以察觉的隐形压力，它们包括生理压力和精神压力。

生理压力的来源有感染、发热、脱水、毒素蓄积、慢性炎症、超敏反应、超重或肥胖、体重快速下降、血糖剧烈波动等。

精神压力的来源有熬夜和加班、吵架时的愤怒、受委屈时的伤心、上台演讲时的紧张、对工作前景的担忧、因家庭矛盾产生的焦虑、被异性骚扰衍生的恐惧、对容貌和身材不满引起的自卑、太过在意他人对自己的看法等。

压力导致的第一层伤害是迫使身体牺牲繁衍能力来维持生存，也就是刺激肾上腺抢夺更多的孕酮来合成皮质激素，这种现象叫"孕酮失窃"。你不妨想想为什么压力可以导致孕妇流产，其实就是因为孕酮被抢走了。

压力导致的第二层伤害是升高雄激素。肾上腺是雄激素的第二大来源地，而压力会促使腺垂体分泌更多的促肾上腺皮质激素（ACTH）以刺激肾上腺皮质分泌脱氢表雄酮。想想身边有没有闺蜜向你抱怨过最近压力大又开始脱发和长痤疮了？

压力导致的第三层伤害是击垮肾上腺。持续不散的慢性压力可以通过 ACTH 不断刺激肾上腺使其疲劳，这和高糖饮食加速胰腺功能衰竭是同样的道理。

是时候重视压力管理了，这将是你战胜多囊卵巢综合征的又一得力助手。本章就让我来教你如何解放大脑和肾上腺吧。

11.1 改善睡眠的小妙招

不管是睡前工作还是玩手机，我们都要为自己的行为付出代价，这些最习以为常的小事恰恰会导致我们的身体健康每况愈下。真的，别把睡眠不当回事！

新加坡国立大学的一项调查发现，那些每天晚上睡眠时间少于 6 小时的女性发生月经异常和胰岛素抵抗的概率分别是睡眠充足者的 2.1 倍和 2.58 倍 [1]。一项在健康成年人中开展的研究还指出，剥夺睡眠（1 个晚上不睡觉）会使得肾上腺在应对压力应激时分泌更多的皮质醇（该研究没有测定脱氢表雄酮的水平，但理论上会随皮质醇的升高而升高）[2]。除此以外，睡眠不足还可以导致心情烦躁和免疫力下降，并使你更渴望碳水化合物。

然而有时候不是你想睡就能睡的。有研究清楚地告诉我们，多囊女性患有睡眠障碍的可能性是健康女性的 1.5 ～ 2 倍 [3]。尤其是肥胖的多囊女性，她们往往会因为睡眠呼吸暂停引起夜间呼吸不畅而导致缺氧，这是身体又在提醒你要减肥了。

那么，怎样才能睡个好觉呢？我有妙招要传授给你。

11.1.1 昼夜节律紊乱有什么危害？

科学家研究多囊卵巢综合征，一般是给大鼠注射脱氢表雄酮或喂食来曲唑以诱导发病，但这种动物模型和人类患上多囊卵巢综合征所表现出的特征不完全一致。于是，有的科学家开始尝试使用其他方法来建立多囊卵巢综合征的动物模型。

2020 年，一项由上海交通大学医学院开展的研究为我们开启了看待多囊卵巢综合征发病机制的新视角。

这项研究将 90 只 6 周龄的大鼠随机分成 3 组，分别是对照组、恒暗组和恒亮组。对照组的大鼠按正常的昼夜节律生活，恒暗组的大鼠全天生活在黑暗环境中，而恒亮组的大鼠全天生活在明亮环境（色温 6500K，照度 600Lux）中。研究还设置了"救援组"，救援组里的大鼠有的在接受恒暗或恒亮处理后回归到有昼夜节律的生活，有的则在接受恒暗或恒亮处理期间腹腔注射褪黑素，这么做的目的是观察这些干预措施能否抵消由恒暗或恒亮处理所带来的潜在不良反应。

下面，让我们看看昼夜节律紊乱对大鼠的影响。

与对照组相比，大鼠在恒暗环境下生活 8 周后，发情周期变得错乱，卵巢里堆积了大量的窦状卵泡（缺少成熟卵泡），卵泡颗粒细胞凋亡增加，血清睾酮、LH/FSH、瘦素、胰岛素和胰岛素样生长因子 -1 水平升高，性激素结合蛋白水平下降，生物钟基因（*BMAL1* 等）表达减少。而恒亮组的大鼠其生殖功能也受到损害，但严重程度比恒暗组轻。至于救援组，重新调整昼夜节律或腹腔注射褪黑素可以促进生物钟基因的表达，降低睾酮和 LH/FSH 的水平，改善糖耐量受损和高胰岛素血症。

此外，有一项分析恒亮环境对大鼠健康影响的研究表明，连续 16 周的恒亮环境会使大鼠的发情周期错乱，卵巢呈多囊样改变，血清睾酮水平升高至实验前的 3 倍。

这种全新的多囊卵巢综合征动物模型使我们不得不深思，昼夜节律紊乱给女性带来的伤害可能是巨大的，它虽然不是多囊卵巢综合征的唯一致病因素，但至少是非常重要的危险因素之一。

现代都市人已经养成了晚睡晚起的坏习惯，虽然睡眠时间是够的，但身体的运作规律不是与太阳东升西落相一致的昼夜节律。我们错过了阳光最明媚的早上，这使得机体无法很好地抑制松果体分泌褪黑素。到了夜晚，本该进入黑暗环境准备休息，我们却选择用人造光源来对抗黑暗，尤其是电子产品散发出来的蓝光，这会抑制松果体分泌褪黑素。

白天见光少（自然光），夜晚见光多（人造光），这种非自然的昼夜节律，破坏了我们的生物钟，破坏了褪黑素的分泌节律，破坏了卵泡的发育节律。

11.1.2 遵循自然光照的昼夜节律

地球自转会产生昼夜，人类的活动和繁衍应该遵守昼夜更替这一自然法则，否则就会被惩罚。我们的眼睛和皮肤都能感知光，光是一种信号，可以用来设定生物钟。通过与大自然的沟通，身体才知道现在要做什么。

睡眠便是由明暗交替所衍生的一种生物需求。每天睡多久才够，怎么睡可以改善失眠和提高睡眠质量，实际上都应该根据昼夜节律来动态调整。

古时候人们记录时辰用日晷。不同于电子时钟，日晷所有时间度量都是依据太阳东升西落而制定的。我们会发现，夏天昼长夜短，而冬季反之。

理想的睡眠也应该遵循这个规律，并且要靠自然光照来设定生物时钟，而不是参考电子时钟或者现代人杂乱无章的生活规律。

最有效的睡眠改善方法就是跟着太阳走。我们的作息时间应该是日出而作日入而息，让晨光叫醒你，天黑前吃晚饭，入夜后就睡。

你可能觉得这太苛刻了，都市人根本做不到。我理解你的心情，但我起码能做到晚上 10 点半入睡早上 6 点半起床，我想这也足以战胜全国 90% 的人了。

我是认真的，千万不要小看作息时间，我可以向你保证，全世界范围内一定有胡吃海喝却依然长寿的老人，但你绝无可能找到一个日夜颠倒还精力充沛的怪胎。

一项纳入了 433268 人并跟踪随访了 6 年的研究发现，即便睡眠时长一样，"夜猫子"发生心理障碍的风险是"早鸟儿"的 1.94 倍，发生糖尿病的风险会增加 30%，发生神经系统疾病的风险会增加 25%，而且冠心病的发生风险和全因死亡率也有所增加 [4]。

更重要的是，我们刚才提到的昼夜节律紊乱，恰恰是诱发多囊卵巢综合征的不良生活习惯之一。

所以不要以为有 8 小时睡眠就行，早睡早起和晚睡晚起是不一样的。你最好从现在起就跟着太阳重置生物钟，调整昼夜节律，我相信你一定办得到。

为了让身体重新记忆生物时间，我建议你设置固定的入睡和起床时间，在入睡前和醒来后做一些习惯化的事，并且在白天多到户外见光，最好能看到日出和日落。

比方说，早上 6 点半醒来后到阳台上看日出、深呼吸、喝开水，上班尽量选择坐公交，午饭后可以到户外晒晒太阳，下班也搭乘公交感受光线由强到弱，晚上 9 点半后关闭所有电子产品去洗澡，10 点开始播放轻音乐，10 点半熄灯上床睡觉。

日出是一种信号，从暗到亮，从冷到暖，慢慢地唤醒生物。日落也是一种信号，从亮到暗，从暖到冷，渐渐地诱导松果体分泌褪黑素。

很多人会忽视自然光照和环境温度对健康的影响，也不晓得它们原来是调节睡眠和设置生物钟的信号。但从现在起，我希望你能给太阳一个大大的拥抱。

11.1.3 避开有损睡眠质量的因素

睡眠不好首先要想到的不是吃什么或补什么，而是要避开什么，例如灯光、噪声、冷热、酒精、咖啡因、血糖波动、思想负担和负面情绪，等等。

灯光

不少人的失眠是被电子产品害的。自从有了调光软件，我就把手机和电脑屏幕都调成了偏黄的暖色调，这样可以减少蓝光。10.5 章中我曾提到蓝光的危害，这里我再次提醒，如果想拥有舒适的睡眠，请把卧室里的灯泡换成色温低于 3000K 的偏黄偏暖型白炽灯，并在睡前 1 小时关掉所有电子产品，包括无线路由器和插座上的小光源。

噪声

你早上一定是被闹钟叫醒的吧？醒后会不会感到疲劳或烦躁呢？有一种情况是精神醒了但是生理还没醒，而导致这种情况的原因是噪声。

我强烈反对你用"叮铃铃"这种传统闹铃声，它其实是一种惊吓，会导致你的肾上腺突然兴奋。任何突兀或非自然的声音都不适合用于唤醒，也不能用于设定生物钟。

要避免这种错位唤醒，我建议你下载一些轻音乐，我会选择有海浪声或森林鸟叫声的轻音乐作为我的闹铃声。假如你家的采光条件很好，那么把床挪到窗户旁边靠太阳光和太阳的温度来叫醒你是最好的。

冷热

高温比噪声的影响更大。如果卧室太暖，会导致体温升高，使人无法安然入睡并损害睡眠质量。相反地，凉爽的卧室环境与较短的入睡时间相关，而且可以使人进入更深层次的睡眠，这就是为什么冬天比夏天睡得更沉的原因。这个道理告诉我们夏天要开空调，冬天的暖气别开太大。

酒精和咖啡因

酒精只会毒害你的大脑，别指望它能拯救你的睡眠。

至于咖啡，想睡个好觉就把它戒了吧。除了咖啡，含咖啡因的食品还包括绿茶、红茶、奶茶、可乐、巧克力和某些功能饮料。

如果睡个好觉不能成为你戒掉咖啡的理由，那我告诉你，咖啡因不仅会升高睾酮水平，还会降低细胞对胰岛素的敏感性[5-12]。

更让人难以接受的是，一篇发表在《柳叶刀》上的研究报告指出，每天饮用1杯咖啡可以导致女性在每个月经周期中怀孕的可能性减半，咖啡因消费量最高的群体其生育能力仅为低咖啡因消费群体的26%[13]。其他研究也佐证了这一点[14-16]。

还没完呢，一篇发表在《新英格兰医学杂志》上的研究报告指出，每天饮用1杯咖啡（咖啡因摄入量大于100mg/d时）与自然流产的风险升高存在显著的相关性[17]；其他的研究还发现咖啡因与胎儿的异常发育以及女性异常的月经周期呈显著的相关性[18-21]。

总之，多囊女性少喝咖啡就对了。至于绿茶和红茶，这些健康的茶饮中所含的咖啡因只有咖啡的1/3不到，适量饮用没有问题。

血糖波动

高糖或高精制碳水化合物饮食会刺激胰岛B细胞分泌大量的胰岛素，高胰岛素血症反过来会导致血糖骤降，身体为了避免低血糖必然要惊动肾上腺，于是你会在吃完大量的碳水化合物后感到困倦，但再过几个小时却表现为心慌、冒冷汗。

如果你的晚餐以淀粉类食物为主而缺少蛋白质和脂肪，那就是一顿高升糖指数高胰岛素指数餐，这样的话，你就别指望血糖不调皮了，它一定会坐上过山车玩个痛快，你就陪着它疯吧。

想睡个好觉，请坚持低升糖指数低胰岛素指数饮食，这可以让你的血糖更加稳定。

思想负担

如果你明天有什么计划，请在今晚就列出任务清单并在睡前准备妥当，这可以减轻焦虑感和思想负担。另外，我还推荐你在睡前设定一个固定模式，这个模式可以是按摩、冥想、深呼吸、听轻音乐或做伸展运动，它们都有助于提高睡眠质量。

负面情绪

不管是焦虑还是恐惧，负面情绪都会影响睡眠。

据我观察，有相当一部分多囊女性会对自己的健康状况感到担忧，毕竟多毛、脱发、痤疮已经严重影响到了自身的形象或性生活。幸运的是，如果只是害怕这个的话那你就多虑了，相信我，多囊一点都不可怕，我会带你战胜它！

如果你还有一些无法释怀的负面情绪或心结，请咨询专业的心理医生。

11.1.4　户外运动是最好的安眠药

在忙于编写本书的日子里，我仍然坚持每周二和每周四慢跑 5km（一般用时 30 分钟），每周末参加一次 10km 以上的户外徒步，偶尔做点力量训练。

我是户外运动爱好者，比较喜欢爬山。这是因为每当我征服一座山峰后，大脑就会准时地分泌令人愉悦的多巴胺和血清素，它们被称为"幸福的神经递质"，那些积累起来的血清素到了夜晚就会被转化成褪黑素进而发挥催眠和抗氧化的作用。

这可不是我瞎吹的，出自加拿大希尔布鲁克大学抗衰老中心的研究就指出锻炼可以促使大脑血清素水平升高[22]，其他一些随机对照试验或荟萃分析也指出有氧运动可以提高睡眠质量[23-29]。

更重要的是，户外运动可以令身体感受自然光照和环境温度，让细胞的生物钟更好地区分白昼和黑夜，使我们逐渐摆脱电子时钟式作息。

我建议多囊女性每周做 4 次运动，其中至少有 1 次有氧运动，尤其诚心推荐徒步这类能看到阳光的户外运动。

11.2　用深呼吸解救大脑

快节奏的生活方式是学生和白领等高强度脑力劳动者的通病。大脑持续处于紧绷状态会增强 β 脑电波并削弱 α 脑电波，这不仅会使你感到焦虑和彷徨，而且会影响你的学习和思考能力。

表 29 列出了各种脑电波的特征及意义。

表 29　各种脑电波的特征及意义

脑电波	频率	精神状态	特殊意义
δ 波	0.5 ~ 3Hz	无意识的深度睡眠状态	酣睡
θ 波	4 ~ 7Hz	无压力的深度放松状态	催眠，触发深层记忆
α 波	8 ~ 13Hz	清醒的放松状态	学习，思考，准备入睡
β 波	14Hz 以上	紧张和兴奋状态	紧张，焦虑，大脑疲劳

为了让 α 脑电波重新占据主导地位并引导你放松，你要学会借助深呼吸来按下大脑的"重启键"，这和清空手机后台程序是一个道理。

如果你是学生，请珍惜课间的 10 分钟，这是给你休息用的，你可以优哉游哉地上个厕所，再到教学楼外深呼吸一下，把和老师的答疑交流留到放学后。

如果你是白领，可以尝试著名的"番茄工作法"。

番茄工作法是弗朗西斯科于 1992 年提出的一种时间管理方法。执行番茄工作法的时候需要先设定"番茄"，这里的"番茄"是指一段可以专心工作的时间，通常用闹钟来提醒"番茄"的结束。

比方说，我将一个"番茄"设置为 25 分钟，那么我需要在 25 分钟内专注于工作而不做与任务无关的事情，当闹钟响起则休息 5 分钟，每完成 4 个"番茄"就可以休息 15 ~ 30 分钟。这里的时间都是由你定的，但一个"番茄"通常建议 25 ~ 40 分钟，而两个"番茄"间的休息时间一般是 5 ~ 10 分钟，然后每 3 ~ 5 个"番茄"可以休息 15 ~ 30 分钟。

这种时间管理方法可以极大地提高工作效率，同时也预留了充足的休息时间以促进大脑释放 α 脑电波来引导放松。让大脑从高速运转状态停下来，停止 ACTH 对肾上腺的刺激，避免脱氢表雄酮的产生，这是所有高强度脑力劳动者的必修课。

接下来，我会教你如何抓住休息的时间用深呼吸来解救大脑。

深呼吸有 7 个步骤：

1. 采取一个舒服的姿势，可以躺在地板上，也可以坐直或站立；

2. 闭上眼睛，合上嘴巴，用鼻子尽可能慢地吸气，想象空气进入腹腔；

3. 吸气的深度要深到不能再吸为止，然后屏住气 3 秒钟；

4. 用嘴巴尽可能慢地吐出气体；

5. 连续深呼吸至少 10 次；

6. 深呼吸的同时可以伸懒腰或模仿练功时的动作；

7. 想象自己置身于草原、森林、海滩、瀑布、山顶……

我向你打包票，深呼吸绝对是最有效的放松手段，望你能持之以恒地练习。

11.3　减少信息，缓解压力

我可以肯定地说，所有压力都来自信息。

问一下自己，是否每天面对手机或电脑超过 5 小时？如果是，那么减压的最佳方式就是远离手机和电脑。

我统计过自己一天要阅读多少条消息，答案是惊人的 1794 条，这些消息来自手机和电脑上的各种应用软件。我们的生活已经被无关紧要的消息给占据了，信息硬生生地把平静如水的生活打成碎片。

"信息窒息综合征"这个词是我生造的，但我相信这种病全球患病率很高。

每当我们全神贯注地阅读电子屏幕上的信息时，呼吸就会不自觉地变浅，这会导致细胞缺氧而出现疲倦或精力不济的症状，经常打哈欠就是大脑缺氧的表现。

信息过量的危害还不止这些，因为有时你会看到一些不符合心理预期的信息，此时肾上腺就会激动起来，然后瞬间释放压力激素皮质醇和雄激素脱氢表雄酮。

我强烈建议你管理好自己的信息源，避免垃圾信息的干扰，专注于对自己有益的信息，同时学会运用深呼吸按下大脑的"重启键"。

11.4　服用补充剂，助力减压

许多营养补充剂都有减轻压力、促进放松或改善睡眠的作用，例如 γ - 氨基丁酸、茶氨酸、色氨酸、α_{S1}- 酪蛋白肽、南非醉茄提取物、镁等。

11.4.1　γ - 氨基丁酸

γ - 氨基丁酸是一种天然存在于蔬菜、水果和发酵食品中的氨基酸衍生物。作为哺乳动物神经系统中最重要的抑制性神经递质，γ - 氨基丁酸的作用是镇静和促进放松。

出自日本的多项研究已经发现，发酵型 γ - 氨基丁酸可以通过增加 α 脑电波和减少 β 脑电波来促进放松和缓解焦虑，使入睡时体温迅速下降并提高睡眠质量[30-32]。

发酵型 γ - 氨基丁酸没有催眠的作用，白天服用有助于轻松地学习，睡前服用有助于提高睡眠质量。发酵型 γ - 氨基丁酸的典型用量为 100mg/ 次，每天 1 ~ 5 次。

需要注意的是，γ - 氨基丁酸有可能促进腺垂体分泌生长激素和 LH，因此，我不建议多囊女性盲目补充 γ - 氨基丁酸，使用前应咨询专业人士。

11.4.2 茶氨酸

茶氨酸是茶叶中特有的游离氨基酸，和慢生活的茶文化相称的是，茶氨酸也具有增加 α 脑电波使人心旷神怡的作用，其典型用量为 100 ~ 200mg/ 次 [33-36]。

11.4.3 色氨酸

色氨酸是血清素的原料，多摄入色氨酸可以促进血清素合成。我们已经知道多囊女性的神经组织缺乏血清素，而血清素恰恰掌管情绪和食欲，血清素偏低的人容易发生抑郁、失眠、食欲旺盛和抗拒社交。

更有意思的是，大部分血清素并非源自神经系统。研究指出，高达 95% 的血清素由肠嗜铬细胞合成，而它最需要的原料就是色氨酸 [37]。

血清素在肠道中起着促进肠蠕动的作用，可以改善便秘，而血清素的下一个产物褪黑素则可以保护卵泡和胃肠黏膜，同时还与睡眠节律的调节相关。

一顿富含碳水化合物和色氨酸的饮食往往会使人昏昏入睡，原因就在于胰岛素会促进肌肉组织"吞食"中性氨基酸，而浓度占优的色氨酸便能穿越血脑屏障进入大脑，从而促进血清素和褪黑素的合成。

和褪黑素不一样的是，色氨酸没有即时的催眠作用，它需要配合昼夜节律和饮食结构的调整才能渐渐地改善睡眠。色氨酸的推荐量为早、晚餐后各 1000mg。

11.4.4 α$_{S1}$- 酪蛋白肽

牛奶蛋白是极强的促胰岛素分泌剂，你也许早已对它深恶痛绝，然而牛奶蛋白的水解物 α$_{S1}$- 酪蛋白肽却是缓解焦虑、促进放松和提高睡眠质量的好帮手 [38-42]。

α$_{S1}$- 酪蛋白肽是法国的明星产品。1999—2019 年，至少有 9 项经过严格评估共涉及 442 人的临床试验肯定了 α$_{S1}$- 酪蛋白肽在缓解压力方面的有效性。

α$_{S1}$- 酪蛋白肽不是镇静剂，它没有成瘾性，典型用量为 150 ~ 300mg/ 次。

11.4.5 南非醉茄提取物

南非醉茄又名"印度人参"，它是阿育吠陀草药中的王者，具有 2500 多年的使用历史。这种草药传统上用于缓解压力和焦虑，具有保护神经和免疫的作用。

作为一种适应原，南非醉茄可以使下丘脑和腺垂体有序地分泌促肾上腺皮质激素释放激素和 ACTH，以防止肾上腺被无节制地刺激。诸多随机对照试验表明，南非醉茄提取物可以降低皮质醇并极大地缓解焦虑感，它的抗压功效相当可靠 [43-48]。

除此之外，还有一项动物实验发现，南非醉茄提取物联合蒺藜提取物可以对抗由来曲唑诱发的多囊卵巢综合征，恢复大鼠的动情周期和生育能力 [49]。

南非醉茄提取物的推荐用量为 300 ～ 1200mg/d。

需要注意的是，南非醉茄提取物会轻微地升高脱氢表雄酮的水平，这种影响对肾上腺疲劳的人来说是有益的，但对多囊女性来说可能是不想要的，所以谨慎的做法是咨询医生或相关专业人士的意见后再行补充。

11.5　多囊，我根本不怕你

多囊姐妹的故事

来自一位医生的肺腑之言

Vincent，非常感谢你。

作为一名多囊患者，我经历过地狱般的痛苦。那段时间公婆逼我离婚，就连老公也对我各种冷落疏远，让我一个原本外向的人都要抑郁起来了。本想下定决心离婚，但硬是没离成，最终还是促排生下一对双胞胎。

幸运的是，2018 年我曾向一位营养学老师讲述自身的情况，而后营养学老师给我介绍了你，后来就用你的方法调理。

我简直不敢相信，经过调理后，经血颜色正常了，量变多了，周期也规律了。更意外的是，2019 年 7 月竟然发现自己怀孕了。

现在心中有太多感谢的话要说，老师你就是送子观音。

我希望老师的书能让更多多囊姐妹少走弯路。中国育龄期的多囊女性太多了，许多人都要承受婆家施加的压力，真是无比痛苦，又没人可以倾诉。总之，姐妹们要相信老师的营养调理方案，它会让你身体的各方面都健康起来！

再次感谢这么牛的大咖老师，如果有机会我一定跟你学习，帮助身边的多囊姐妹。谢谢！

——Xiaoxiao，四川成都，2019-7-26

对多囊病情的担忧本身就是一种压力。在没有得到本书之前，你可能仍然身处漆黑的迷宫之中。别怕，你并不孤单，现在这条路上还有我！

换作好几年前，如果因为月经不调或多毛、脱发、痤疮去看病，有时候连医生都说不清你究竟得了什么病。但现在你应该清楚这就是多囊卵巢综合征，而且这不是什么可怕的不治之症，每位多囊女性都有希望恢复自发性排卵月经并成功怀孕。

你不需要再彷徨和无助，你手里已经握住了指南针，剩下的只是一步一步耐心地走出去罢了。虽然这座迷宫有点大，每位多囊女性的起点也不太一样，但你一定会在路上碰到越来越多的伙伴，而且你已经找到了组织——就在我这儿呢！

请你放心，多囊卵巢综合征不过是一种生活方式病，是错误的环境因子激怒了不良的基因才致使卵泡发育节奏出现故障，我教给你的一切都是为了拨乱反正。

我还有一个好消息要告诉你，那就是大多数慢性疾病是年纪大了才发病，而且会随着人的衰老而越发严重。但多囊卵巢综合征很有个性，因为大部分女性在青春期就发病，但随着年龄的增长，不排卵、不来月经的毛病反而会得到改善。

这是真的，不论是抗缪勒管激素还是雄激素，它们统统会随着人的衰老而减少。此外，原始卵泡也是用一颗就少一颗，FSH 也会不断地升高。

这些对多囊女性来说不算坏事，你不需要为了这个病而天天愁眉苦脸，只要积极面对多囊卵巢综合征，你就能成为最好的自己。已有许多研究指出，**多囊女性随着年龄的增长雄激素水平开始下降，月经周期也将变得更加规律** [50-53]。

至于怀孕，这并不算什么难事，毕竟多囊女性不孕的原因很简单，就是卵巢没有成熟的卵泡罢了，只要你能管理好饮食营养等生活方式，恢复自发排卵是指日可待的。我对你有信心，你也要相信自己。

释怀吧，多囊卵巢综合征真的没什么大不了，你之所以感到恐惧无非是对未来的不确定性而担忧。但现在你已经知道如何与它和睦相处了，那么你就和健康女性没什么两样了，你还是那个貌美如花的你，你的生活依然可以幸福快乐。

11.6 心态好就能笑到老

一个人看待事物的心态以及他处理事情的方式决定了他的情绪将如何变化。积极、正面的情绪有助于身心健康，消极、负面的情绪则会对健康不利。

人的压力大部分是内化的，来自我们内心的自言自语，我们的交感神经系统是被负面情绪或想象所启动的。

好好地理解一下"想象"这个词，它的意思是大脑对客观事物进行加工改造形成事物认识的心理过程。这种认知通常带有很强的主观性，和一个人的心态以及性格有关。

比方说"你为什么要这样做？"这句话，除了疑问之外，它本身没有任何情感基调，如果不是面对面沟通，看不到对方的表情和态度，那么不同心态的人看到这句话后可能会产生不一样的反应。

例如小梁生活在一个从小到大只有批评、谩骂的家庭，我相信当他看到"你为什么要这样做？"这句话时，内心想象到的应该是："又挨骂了，我肯定是哪里做错了。"他的情绪是低落的，他把一句原本不带情感的话想象成了一句针对他的话。

但如果换成小李（生活在表扬、鼓励的家庭）来理解，他可能会认为："太好了，领导愿意聆听我的意见。"他的心情是愉悦的，不管那句话的本意是什么，他都当成好事来处理。

因此，想象是可以调节身体功能的，同样的客观事物在不同的认知下会产生不一样的影响，有时会促进健康，有时会伤害身体。

我们常常思想悲观，我们往往执着于解不开的难题，我们总是相信而且活在自我想象的负面故事里，我们太过在意别人对自己的评价是好还是坏……

以上这些，都是想象制造出来的焦虑。

既然这样，那我们应该好好地利用想象才是，只要凡事都往好的方面想，想象给你带来的就是幸福快乐的情绪。

这个世界，不同国家间有利益冲突，男人和女人有意见分歧，甚至连小小的公司或家庭都可以有矛盾，可见人与人的世界观、人生观和价值观是有很大差别的。

如人饮水，冷暖自知。走自己的路就好，不必在意别人的看法。

最后，我教你一个释放压力和发泄情绪的好办法，那就是笑，即便是不开心的假笑也请尽情地笑出声来，因为笑的好处实在太多了。

笑可以降低皮质醇、提升内啡肽，以帮助缓解压力和提升情绪[54]；笑既可以预防压力型肥胖，也能加速新陈代谢、促进减肥[55]；笑还可以调动脸部和腹部的肌肉，使你在不知不觉间瘦脸瘦肚子。

请傻乎乎地张开嘴笑起来吧，你真的很漂亮。

12 环境毒素的排除方案

在过去几十年里，科学家们发现了一个意料之中的真相，那就是环境毒素会导致肥胖和诸多慢性疾病，包括多囊卵巢综合征。

如果你的饮食和运动计划非常完美，而且坚持服用营养补充剂，甚至还把压力管理得服服帖帖，但是月经还是没有回来，那有可能是毒素干扰了内分泌系统。

小测试：你的内分泌系统被环境毒素干扰了吗？

请根据实际情况在下表中勾选你所经历的症状或事件，然后借助评分标准来判断你的身体正在承受多大的解毒负荷。

症状或事件	是	否
每周食用剑鱼、鲨鱼、鲭鱼、方头鱼或长鳍金枪鱼超过 1 次	☐	☐
每周食用加工食品超过 3 次	☐	☐
每月吃不到 3 次大蒜或洋葱	☐	☐
每天喝水不足 1600mL	☐	☐
每周使用一次性餐具超过 3 次	☐	☐
每周认真化妆（例如涂口红、打粉底、画眼线等）超过 3 次	☐	☐
每周喷香水超过 3 次	☐	☐
每年美甲超过 3 次	☐	☐
每年烫发、染发超过 3 次	☐	☐
在实验室、印刷厂、焚烧场、加油站或发电厂等地上班	☐	☐
经常接触农药、油漆、木材、塑料制品或化妆品原料等工业制品	☐	☐
闻到浓烈的香水、香烟、汽油、清洁剂和杀虫剂的味道后，接下来的 3 天会觉得身体不适	☐	☐

（续表）

症状或事件	是	否
打碎过水银温度计或日光灯且处理不当	☐	☐
家里或公司使用地毯、地板而不是瓷砖	☐	☐
保留超市购物小票并翻看查账	☐	☐
蔬菜的浸泡时间少于 10 分钟	☐	☐
吸烟或生活在二手烟环境中	☐	☐
使用不粘的炒锅配铁铲做菜	☐	☐
使用塑料袋或纸盒装热食	☐	☐
使用太空杯装热水	☐	☐
定居的城市经常起雾霾	☐	☐
很少有大汗淋漓的时候	☐	☐
在马路边用餐	☐	☐
不是每天都有大便或每次大便量很少	☐	☐
口苦或有胆结石	☐	☐
有子宫肌瘤、乳腺增生或乳腺纤维瘤	☐	☐

每出现一个"是"得 1 分，"否"得 0 分。总分超过 20 分，提示你的肝脏正承受巨大的解毒负荷，而且内分泌系统可能已经被干扰。

　　正如你填表时所见，环境毒素在日常生活中无处不在，烟草、农药、重金属、双酚 A、塑化剂、二噁英和多氯联苯，以及 80000 多种安全性未经证实的化学物质正悄无声息地影响着人类基因的表达，使我们朝着未知的方向进化。

　　我们没有回头路可走，唯一能做的就是别再让自己成为有毒废物的垃圾场。本章我会教你如何防毒和排毒，那些在化学结构上与内源性激素相似的环境激素更是多囊女性提防的重点。

12.1　环境激素

　　环境激素又称内分泌干扰物，最常见的就是大家俗称的植物雌激素，例如大豆异黄酮和葛根异黄酮。从现有的研究来看，这些植物雌激素并没有给女性的内分泌系统带来多大的灾难，反而可能有点保护作用。

　　还有一类环境激素是人类自己生产出来的，最臭名昭著的就是双酚 A 和塑化剂，你可以在许多生活用品中找到它们的身影。

传统观念认为，胎儿的发育是严格遵守遗传程序进行的。然而，最新的科学研究已经证实胎儿的发育具有可塑性，任何环境因素都可能改变胎儿的发育进程。

良好的营养状况可以促进基因健康地表达，但那些可以模拟内源性激素的环境激素却会误导基因，使得基因在执行程序时频频出错。

早在 1992 年，霍华德教授就用"脆弱的胎儿"这一概念来强调胎儿容易受到环境化学物质的影响。霍华德教授认为，与成年后再接触到环境毒素的影响不同，在生长发育的"窗口期"暴露于环境毒素可能会酿成不可逆的悲剧。

科学研究也证实了环境毒素可以诱发代谢问题，例如肥胖和胰岛素抵抗，这些表现和多囊卵巢综合征的临床特征惊人地一致。

12.2　远离双酚 A

双酚 A 可以用来合成聚碳酸酯（用这种材质制作的塑料制品通常标有"PC"或"58"字样）、聚氯乙烯（用这种材质制作的塑料制品通常标有"PVC"或"3"字样）和环氧树脂（可用作金属包装食品罐头的内部涂层）等材料，这些材料自 1957 年以来就被广泛应用于各个领域。

日常生活中，一些可能含有双酚 A 的物品包括雨衣、光盘、头盔、太空杯、塑料盒、塑料手套、塑料玩具、塑料水管、塑料水龙头、桶装水的桶、包装用塑料膜、热敏纸（彩票、电影票、购物小票、排队号码纸用的多是热敏纸）、某些医疗器械（例如注射器、吸氧器、育婴箱、窥阴器）、金属包装的食品罐头以及旧式婴幼儿奶瓶等。

糟糕的是，双酚 A 是一种环境激素，它会干扰我们的内分泌系统。

"双酚 A 奶瓶"事件听过吧，不知道有没有人调查过那些婴儿现在都怎样了，他们中的女孩有多少人患上了多囊卵巢综合征？

来自雌性动物的实验数据表明，新生儿暴露于双酚 A，与睾酮水平升高以及成年后孕酮水平下降相关。双酚 A 使得受试动物的卵巢形态异常，双酚 A 改变了下丘脑的信号模式并诱发了不孕不育，这种改变类似于多囊卵巢综合征[1]。

还有一些基于动物的研究发现，在生命早期暴露于双酚 A 可能造成内分泌和生殖功能异常，母体在孕期接触双酚 A 会影响到胎儿，而子代在成年前接触双酚 A 比成年后再接触的伤害更大[2]。

人类研究发现，多囊女性血清中的双酚 A 水平比健康女性高，而且双酚 A 浓度与雄激素浓度和胰岛素抵抗的严重程度呈正相关 [3-5]。

一项在我国某工厂工人中开展的研究发现，高频接触双酚 A 的工人，她们尿液中的双酚 A 浓度越高，其泌乳素水平就越高；低频接触双酚 A 的工人，她们尿液中的双酚 A 浓度越高，其促卵泡成熟激素水平就越低 [6]。

除此之外，一项纳入 9 个病例对照研究的荟萃分析还指出，血清双酚 A 浓度与多囊卵巢综合征的患病率以及高雄激素血症和胰岛素抵抗呈正相关 [7]。另外一项出自山东第一医科大学的研究表明，女性经常使用塑料餐具或一次性餐具与较高的多囊卵巢综合征患病率相关 [8]。

另有研究发现，因职业关系暴露于较高水平双酚 A 的男性，其游离睾酮以及雄烯二酮水平比健康男性低 [9]，他们报告有性功能障碍和性欲减退的可能性是其他男性的 4 倍，射精困难是 7 倍，这种隐私问题的真实数据可能被低估 [10]。

够了，这种害人的东西早就该淘汰掉了。

2011 年 6 月，我国卫生部正式宣布禁止双酚 A 用于婴幼儿奶瓶。在那之前，塑料奶瓶多以含双酚 A 的聚碳酸酯材质为主。

你千万不可掉以轻心，双酚 A 不得用于婴幼儿奶瓶不等于全面禁止使用，你仍然会从金属包装的罐头食品中摄入到微量的双酚 A，你还会在各种生活用品中接触到双酚 A，它是防不胜防的。

你可能不知道，美国疾病控制与预防中心曾分析过 2517 名美国居民的尿液，结果发现有 93% 的人尿液中含有双酚 A[11]。一点都不奇怪，因为工厂排出的废物早已通过水循环流向了河流和土壤，它们最终经由食物链富集并流回我们的餐桌，这不是自食恶果是什么！除此之外，法国公共卫生监测研究所于 2011 年对在法国境内出生的 500 多名新生儿进行了研究，结果表明，产妇在分娩时可以从医疗设备中接触到高剂量的双酚 A。我们目前还不知道这意味着什么，但至少应该引起重视，比方说加强对医疗设备中双酚 A 含量的监管。

有人可能会想，双酚 A 既然可以合法地用于特定工业制品，那么只要迁移量符合国家标准就可以放心地使用。是的，如果只是偶尔、低剂量地暴露确实没什么问题，不必过于恐慌。但我的观点是，既然双酚 A 是一种有毒的化学物质，而且相关研究已经表明它与多囊卵巢综合征存在相关性，那么我们就不能麻痹大意。

为了减少暴露于双酚 A，这里我想给你 5 条建议：

1.尽量使用玻璃材质的容器装食物；

2. 尽量使用不锈钢材质的电热水壶烧过滤水；

3. 尽量不吃金属包装的罐头食品；

4. 尽量少接触塑料制品，尤其是 PC 或 PVC 材质的塑料，例如不要咬笔、咬玩具等，有研究显示口腔黏膜可以快速吸收双酚 A；

5. 不要没洗手就直接抓东西吃，培养饭前洗手的习惯，避免因接触玩具、热敏纸等含双酚 A 的东西而"病从口入"。你可以试想一个场景，即手里拿着购物小票就用手抓面包来吃，或者一边拿着电影票一边吃爆米花，这都是不可取的。

12.3　小心塑化剂

塑化剂是一系列高分子材料助剂的统称，最常见的是邻苯二甲酸酯，在塑料加工中添加这种物质可以增加塑料的柔韧性和耐久性。

可以说，塑化剂在日常生活中无处不在。PVC 材质的塑料制品可能含有塑化剂①，例如雨衣、塑料手套、塑料玩具、塑料桌布、塑料水管、塑料水龙头等。其他可能含有塑化剂的工业制品有油墨、香水、发胶、彩妆（例如粉底、BB 霜、眼影、口红、腮红、指甲油等）、洗发液、沐浴露、塑料食品包装和塑料材质的医疗用品等 [12,13]。

一篇于 2019 年刊登在《毒理科学杂志》上的研究报告指出，即便只是接触日常量的塑化剂也会破坏雌性小鼠的动情周期和生育能力，这种伤害甚至在停止暴露后仍会持续 9 个月之久 [14]。

塑化剂还有其他不良影响，那就是它会破坏磷脂酰肌醇 3- 激酶的信号传输，加速原始卵泡的募集 [15]，这不仅是对卵巢功能的一种透支，还可能导致抗缪勒管激素升高和多囊卵巢综合征。

除此之外，塑化剂给生殖系统造成的伤害很难逆转，而且这种影响可能有跨代效应，也就是母亲有塑化剂暴露史可能会导致其孩子的生殖功能受损 [16]。

对于男性而言，塑化剂不但会阻碍雄激素的合成，还具有"杀精"的危害 [17]。

---

①其他材质的塑料制品理论上均不含塑化剂（也不含双酚 A），这些材质包括聚对苯二甲酸乙二醇酯（制品上会标有"PET"或"1"字样）、高密度聚乙烯（制品上会标有"HDPE"或"2"字样）、低密度聚乙烯（制品上会标有"LDPE"或"4"字样）、聚丙烯（制品上会标有"PP"或"5"字样）和聚苯乙烯（制品上会标有"PS"或"6"字样）。矿泉水瓶多为 PET 材质，营养补充剂瓶多为 HDPE 材质，家用保鲜膜一般是 LDPE 材质，快餐盒主要是 PP 材质。

因此，我建议有意识地减少使用塑料制品，尤其是孕妇和未成年人，如非必要，尽量少化妆、少美甲、少烫发、少喷香水。这些好习惯，对你好，对环境也好。

还有就是，我建议你用天然香皂代替洗发液和沐浴液。因为天然香皂的生产工艺通常是往油脂中加入碱，这在化学上叫皂化反应。如果使用天然的油脂通入氢氧化钠进行皂化，那最常见的成品就是棕榈酸钠和椰子酸钠，它们既环保又安全。

12.4　防范污染物

环境污染是人类的灾难。尽管这个问题已经相当严峻，但部分科学家还是尽量避免谈这个问题，因为大家心里明白，这会动一些企业的"奶酪"。

除了双酚 A 和邻苯二甲酸酯，多囊女性还需要留心农药、金属镍、金属镉、二噁英、多氯联苯、多环芳烃和全氟化合物，因为已有研究指出这些污染物与多囊卵巢综合征存在一定的相关性[18-22]。

一篇刊登在《人类生殖杂志》上的研究报告指出，卵泡液中较高的多氯联苯和有机氯农药含量与较低的受精率相关，而且卵母细胞发育成高质量胚胎的可能性低[23]。

出自厦门大学生命科学学院的研究还指出，多囊女性血清中的农药和金属镍水平比健康女性高，而且金属镍蓄积与性激素结合蛋白下降相关[24,25]。有文献报道过糖尿病患者的血清金属镍浓度几乎是健康人的 2 倍[25]。

在一项涉及 252 名 18 ~ 44 岁女性的研究中，非多囊、非吸烟者的血液镉浓度每增加 1μg/L，月经周期长度会增加 9%[26]。事实上，镉有雌激素样作用，它能与雌激素受体结合，干扰内分泌系统的正常运作[27,28]。

一项由四川大学华西第二医院开展的病例对照研究发现，多囊女性比健康女性更有可能喝中药（农药和重金属）、吃水果皮（农药）、接触农药、吃用塑料包装的食品（双酚 A）或生活在垃圾焚烧厂（二噁英）附近[29]。

由加利福尼亚大学开展的研究还发现，多囊女性血清中的全氟辛酸和全氟辛烷磺酸水平要显著高于健康女性[18]。另外一项在英国女性中开展的研究也表明，多囊女性的血清和卵泡液中的全氟辛酸浓度要比健康女性高[30]。这些环境毒素会对女性的月经周期以及生殖功能造成破坏[31-33]。

从原理上分析，环境毒素可以作用于下丘脑的 GnRH 神经元，扰乱由性腺轴调控的卵泡发育节奏。事实上，现有的研究已经发现，雌性大鼠接触多氯联苯或有机氯农药会导致下丘脑表达更多的 GnRH，诱发 LH 持续升高。此外，许多环境毒素本身具有雌激素样或抗雌激素的作用，它们与雌激素受体结合后，会使内分泌系统无法协调运作。

面对环境污染，我们真的很被动，因为污染物全都可以通过水循环和食物链进入我们的身体，我能够做的是教你一些小技巧。

1. 请认真清洗蔬果。你可以先用流水把杂质冲刷干净，再用淘米水或小苏打浸泡 5 ~ 10 分钟，最后再用流水冲洗一遍。清洗和浸泡的过程应保证蔬菜完整，待清洗干净后再切。已有研究发现，在每 100mL 水中加入 1g 小苏打就可以有效去除苹果的农药残留，而且效果比某些商用清洗剂还好 [34]。

2. 肺比消化系统更容易吸收镉。香烟烟雾就含有大量的镉。不要找有吸烟恶习的男朋友，已经结婚的鼓励你老公戒烟，实在不行也请他别在室内吸烟。日常生活注意远离二手烟场所。

3. 尽量少用传统的聚四氟乙烯涂层不粘锅。尽管肉眼看不见涂层的脱落，但你可能会在不知不觉间摄入不利于生殖系统的全氟辛酸。作为不粘锅的替代品，现在已有不锈钢锅通过改变纹理结构实现了物理防粘，我推荐你选择这类炒锅。

4. 同样含有全氟辛酸的食品器皿还有电饭锅、比萨盒、薯条盒、汉堡包装纸和爆米花袋子。后面几种加工食品直接不吃就是了。而电饭锅的话，建议把内胆换成不锈钢材质的，现在已有一些温控技术可以使不锈钢内胆的电饭锅也不粘。

5. 如果你居住在公路、加油站、汽车站或垃圾焚烧厂等可能会散发出污染物的场所附近，请一定为自己的卧室配一台空气净化器。

6. 一台"土豪"手机足以换购一台空气净化器加一台净水器加一台国产手机。我坚信这个投资的回报率是很高的，国家也会感谢你。

7. 如果经济条件允许，不妨任性点，选择有机食品为国家拉动内需做贡献。

12.5　科学排毒法

没有什么营销噱头比排毒更吸引人。人们都相信排便和排尿就是排毒，这确实是排毒的必经通道。不过你忽略了一件更重要的事，那就是毒素一定要预先经过肝脏的处理才能转变成低毒可排的物质。水溶性的毒素可以通过尿液或汗液排出，脂溶性的毒素则会随着胆汁进入肠道随粪便排出。

作为最核心的物质代谢枢纽，肝脏拥有最丰富的代谢酶，功能各异的代谢酶可以应对不同种类的毒素，为肝脏保驾护航。以最常见的酒精为例，它在乙醇脱氢酶的作用下可以被代谢成乙醛，而乙醛可以被乙醛脱氢酶氧化成乙酸。

接下来，我用一张表格（表 30）向你展示 5 个关键酶所能代谢的物质，如果你希望加速某种物质或毒素的清除速度，我会教你如何加快相应的酶促反应。

表 30　参与肝脏生物转化的相关酶及其负责代谢的物质

酶	代谢物质
葡萄糖醛酸转移酶	雄激素、雌激素、胆红素、双酚 A、塑化剂、防腐剂、有机氯农药等
谷胱甘肽转移酶	重金属、自由基、致癌物、黄曲霉毒素等
乙酰基转移酶	组胺、异烟肼、磺胺类药物等
硫酸转移酶	雄激素、雌激素、酚类物质、某些环境毒素等
甲基转移酶	雌激素、多巴胺、肾上腺素、去甲肾上腺素、组胺、N- 乙酰血清素、同型半胱氨酸等

12.5.1　葡萄糖醛酸化

葡萄糖醛酸化是最重要且最普遍的酶促反应，数千种化学物质都要经过葡萄糖醛酸化才能被代谢成特定物质或低毒性物质。

葡萄糖醛酸化就像是过滤污水的滤芯，葡萄糖醛酸转移酶和葡萄糖醛酸则是滤芯里的过滤膜等耗材。如果只是过滤普通的自来水，一个滤芯也许能用 3 个月，但要是自来水被各种毒素污染了，那么滤芯的寿命就会大大缩短，此时，你不得不频繁地更换过滤膜，才能保证滤芯的正常运作。

如果我们吃新鲜的有机食物，肝脏就无须承受巨大的解毒压力，葡萄糖醛酸化则能专注于清除激素和胆红素等内源性物质。

然而由于环境污染，葡萄糖醛酸化变得很忙，不论是食品中的防腐剂还是蔬果或中药里的农药残留，它们都会与雄激素和雌激素竞争抢夺葡萄糖醛酸转移酶和葡萄糖醛酸，这会减慢激素和胆红素的清除速度。

倘若胆红素抢不过毒素，还可能诱发黄疸而使你皮肤发黄。我见证过不少多囊女性由于喝中药而出现高胆红素血症，这和中药里的农药残留可能有关系。

另外，肠道有害菌会产生 β - 葡萄糖醛酸酶，该酶会解除已被葡萄糖醛酸化"封印"的激素以及双酚 A 和塑化剂等毒素的"封印"，这会使得葡萄糖醛酸转移酶和葡萄糖醛酸无功而返，最终加速耗竭肝脏的葡萄糖醛酸转移酶和葡萄糖醛酸。

总而言之，环境激素和农药等毒素会阻碍葡萄糖醛酸化，而肠道菌群紊乱则会破坏葡萄糖醛酸化，两者均会导致雄激素蓄积和雌激素优势。

在剖析多囊的章节中，我强调过高雄激素是多囊的核心发病机制，而雌激素优势则会抑制腺垂体分泌 FSH 而使卵泡发育受阻。现在有好消息了，你可以通过加速排毒的酶促反应来促进睾酮排泄，化解雌激素优势。

葡萄糖醛酸化的速度受葡萄糖醛酸转移酶调控，基因多态性决定了葡萄糖醛酸转移酶的活力。女性群体中有 60% 的人继承了"高速版"，有 32% 的人获得了"中速版"，有 8% 的只得到了"低速版"[35]。

对于葡萄糖醛酸转移酶基因变异的人来说，他们只能"骑单车"而不能"开跑车"，她们倾向于发生药物性肝损伤和黄疸，她们也比健康女性更容易发生睾酮蓄积和雌激素优势。

有一种药物叫葡萄糖醛酸内酯，这种物质可以在人体内自然产生，是肝脏以葡萄糖为原料合成的，葡萄糖醛酸内酯的医疗用途是解毒或治疗急慢性肝炎。

我不是推荐你去吃药，我们还是讨论饮食和营养吧。

比方说葡萄糖二酸，该化合物的钙盐已被发现可以通过抑制 β- 葡萄糖醛酸酶来阻断雄激素和雌激素的再循环，并且能抵消致癌物的不良作用[36-38]。许多蔬菜水果里就含有葡萄糖二酸，例如西蓝花、苹果、橙子、西柚等。我一直不遗余力地赞扬蔬菜，其中含葡萄糖二酸就是原因之一。

如果你想加强葡萄糖醛酸化这条排毒通道，还可以补充 Myo- 肌醇。Myo-肌醇在体内会被肌醇氧化酶代谢成葡萄糖醛酸，进而与葡萄糖醛酸转移酶通力协作，共同支持葡萄糖醛酸化。

12.5.2 硫酸结合反应

硫酸结合反应可以清除雄激素、雌激素、酚类物质和某些环境毒素等。

硫酸结合反应的速度受硫酸转移酶调控，我们无法改变硫酸转移酶基因的多态性，但我们有方法加速硫酸结合反应，比方说为硫酸转移酶提供充足的硫。

硫是硫酸转移酶的得力助手，饮食摄入的硫不足会减慢硫酸结合反应。肠道菌群紊乱则会产生大量的酚类物质，它们和食品添加剂一样都会消耗硫酸转移酶和硫，并与雄激素和雌激素竞争抢夺硫，增加雄激素蓄积和雌激素优势的发生风险。

我推荐你每天吃一个蛋黄，许多人都嫌弃的那股"销魂"的味道就来自硫。在蔬菜方面，我建议你多吃富含硫的大蒜、洋葱、韭菜和西蓝花。

如果需要借助营养补充剂，我推荐 N- 乙酰半胱氨酸。

12.5.3　谷胱甘肽结合反应

肝细胞含有丰富的谷胱甘肽转移酶，它可以催化谷胱甘肽与毒素结合的反应，这种反应是细胞对抗重金属和致癌物的重要保护机制。

同样地，谷胱甘肽转移酶基因的多态性问题也是普遍存在的。不过幸运的是，姜黄和西蓝花均可以激活谷胱甘肽转移酶基因，而 N- 乙酰半胱氨酸和甘氨酸也能促进谷胱甘肽合成。

12.5.4　甲基化反应

甲基化反应基本不参与排毒，它主要服务于内源性物质代谢，比方说儿茶酚 -O- 甲基转移酶可以促进有害的 4- 羟基雌酮代谢成无害的 4- 甲氧基雌酮，而甜菜碱同型半胱氨酸甲基转移酶则可以促进同型半胱氨酸代谢为蛋氨酸。

甲基化反应需要将一个物质的甲基转移到另外一个物质上，而这些甲基完完全全来自食物中的营养素，例如胆碱、叶酸、甜菜碱、蛋氨酸等。

富含绿叶蔬菜和全谷物的饮食就有叶酸和甜菜碱，富含蛋黄和肉类的饮食就有胆碱和蛋氨酸，这些甲基供体参与了甲基化循环，而顺畅的甲基化循环可以为硫酸结合反应以及谷胱甘肽结合反应提供硫和半胱氨酸。

13 肠道菌群失衡的修复方案

每当和多囊女性谈及肠道健康，她们都觉得肠道很"疯狂"，大家都不敢相信这个消化器官竟然能操控代谢、免疫、炎症、神经、内分泌……

现在有机会让你了解这一切了，接下来我会分享这些知识，还会教你如何通过调理肠道来对抗多囊卵巢综合征并提升健康水平。

13.1 肠道和健康有什么关系？

我们的肠道里至少共生着 1000 种细菌，其数量多达 100 万亿个，相当于人体细胞总数的 10 倍，说人类是细菌的傀儡一点都不为过。

从你出生的那一刻起，你的母亲就通过阴道将菌群传给你；如果你喝的第一口是母乳而不是奶粉，那么你将从母亲的乳汁中得到超过 700 种细菌。这些细菌就是母亲赠予你的礼物，它们开始在肠道里定居并与你的基因展开协作。

在日后的人生中，你接触到的任何环境因子都可能影响肠道菌群的构成。喝了被污染的水会拉肚子，常吃富含可溶性膳食纤维的食物可以为益生菌提供养料，频繁口服抗生素会使肠道菌群多样性锐减，甚至与男朋友做爱、接吻也会改变阴道和口腔的菌群构成。

自然界绝大部分细菌都是友好的，害群之马只占少数。肠道里布满好的细菌相当于搭建了免疫的第一道防线，它们不仅可以帮你抵御有害菌的繁殖，减少内毒素诱导的全身性炎症反应，而且能训练免疫系统，教会免疫细胞识别敌友。

你真得好好感谢它们，有益菌吃下去的是你消化不了的"残羹剩饭"，但合成出来的却是对细胞有益的 B 族维生素以及能修复"肠漏"的短链脂肪酸。

只有肠道菌群平衡，肠道才能舒畅，免疫系统才会稳定，身体才会健康。

13.2 肠道和多囊卵巢综合征有什么关系?

当我们关注多囊女性的肠道菌群时，你会发现与慢性炎症相关的志贺菌属和链球菌属等有害菌的丰度增加，而与维持健康相关的 ML615J-28（软壁菌门）、S24-7（拟杆菌门）、AKK 菌属和乳酸菌属的丰度则减少（事实上，拥有这些细菌的女性会表现出较低的雄激素和抗缪勒管激素水平[1]）。

如果评估多囊女性的肠道健康状况，你会发现其血清连蛋白水平升高，这提示肠黏膜通透性增加，此时未消化的蛋白质和有害菌产生的内毒素就会借由"肠漏"入血，进而引起免疫系统的不满，最终诱发全身性慢性炎症。一篇发表在《欧洲内分泌学杂志》上的研究报告指出，连蛋白水平越高，胰岛素抵抗和闭经就越严重[2]。

最令人难以置信的，也是与 LH 和 FSH 分泌紊乱关系最密切的，就是肠道分分钟就能反过来统治大脑并主宰各类神经递质。肠道具有调节神经内分泌的作用，这种"魔性"关系被科学家称为脑 - 肠轴。

研究发现，多囊大鼠的神经组织缺乏多巴胺和血清素等抑制性神经递质，但是能刺激促黄体生成素释放的谷氨酸和去甲肾上腺素的水平则升高，这种现象已在人类的研究中观察到[3-6]。

我现在告诉你，肠道菌群能通过迷走神经与中枢神经建立通讯，也可以借由免疫诱发的炎症反应向神经组织发动进攻，还能合成各种神经递质来调节你的情绪和 LH/FSH，例如血清素、多巴胺、γ - 氨基丁酸、去甲肾上腺素等。

你能想象得到有高达 95% 的血清素来自肠嗜铬细胞吗? 你会相信我们体内 50% 的多巴胺是由肠道菌群合成而来的吗? 这都是真的。难怪大脑要对肠道菌群言听计从，难怪多囊卵巢综合征的调理要看肠道菌群的脸色。

这还不是故事的全部，假如我跟你说，肠道菌群可以通过改变胆汁酸的组成来诱发多囊卵巢综合征，你信吗?

不管你接不接受，这都是事实!

我们的肝脏可以合成胆汁酸，这些胆汁酸又被称作初级胆汁酸，它们平时储存在胆囊里，当我们吃下富含脂肪的食物就会刺激胆囊释放初级胆汁酸到肠道，随后初级胆汁酸会被肠道菌群合成的某些酶代谢为次级胆汁酸。肝脏还可以将胆汁酸与甘氨酸或牛磺酸相结合，肠道菌群合成的某些酶则能水解结合胆汁酸。

在肠道菌群紊乱的情况下，初级胆汁酸难以被代谢成次级胆汁酸。由于初级胆汁酸可以通过激活法尼酯 X 受体来抑制芳香化酶，所以初级胆汁酸的积累可能会导致雄激素无法被代谢成雌激素。由南京大学开展的相关研究已经表明，多囊女性的初级胆汁酸水平升高，而且结合型的初级胆汁酸水平还与睾酮和雄烯二酮水平呈正相关[7]。

出自北京大学第三医院的研究还发现，多囊女性的血清和粪便的甘氨脱氧胆酸和牛磺熊脱氧胆酸水平降低，这与肠道中的普通拟杆菌丰度增加有关[8]。

要知道，甘氨脱氧胆酸和牛磺熊脱氧胆酸属于结合型次级胆汁酸，它们原本可以通过激活 *GATA3* 基因来诱导肠道 3 型先天淋巴细胞分泌白介素 -22，这可以促进脂肪褐化或抑制卵泡颗粒细胞发炎，从而对抗多囊卵巢综合征。

研究人员给健康小鼠移植普通拟杆菌或多囊小鼠的粪便，结果发现，原本健康的小鼠出现了睾酮和促黄体生成素升高、卵巢多囊样改变、发情周期中断、生育能力下降、白介素 -22 下降、胰岛素抵抗……

说到这里，真相已不言而喻，即肠道菌群紊乱参与了多囊卵巢综合征的发病。

13.3　肠道菌群被什么搞乱了？

这是一个连小学生都能抢答的常识题，标准答案就是抗生素。

一项共涉及 7 万多人的研究发现，那些患有多囊卵巢综合征的女性在确诊的一年前使用过抗生素的人数比例高达 40%，而未患多囊卵巢综合征的对照组这一比例只有 28%，这篇调查报告发表在了《欧洲内分泌学杂志》上[9]。

抗生素并非只通过服药或输液进入体内，你吃的几乎所有动物性食物都可能有抗生素残留。

对于养鸡场或养猪场的场主来说，最开心的事莫过于禽畜少生病，又或者是大家都长得肥肥胖胖的卖个好价钱，而这一切都能用抗生素来解决。

这种做法可以追溯到 20 世纪 40 年代。当时的医药供应商发现，如果给幼年期的动物喂食抗生素，那么它们的增重速度会比那些不使用抗生素的动物快[10]。

在查阅文献时，我发现 1963 年的一项研究特别有意思[11]。为了搞清楚动物的生长加速现象是抗生素本身的作用还是继发于它对肠道菌群的调节作用导致的，科学家饲养了两类鸡，一类按传统方式饲养，另一类则在无菌环境下饲养。两类鸡中各有一半接受低剂量的抗生素喂食，剩下的则普通喂食。结果在传统方式饲养的鸡里，接受抗生素处理的鸡比普通喂食的鸡长得快；但在无菌环境下饲养的鸡，抗生素不会促进鸡的生长发育。这意味着，抗生素没有直接的"催肥"作用，它对鸡的生长促进作用是通过改变肠道菌群来实现的。

这样的现象在小鼠身上也会发生。有研究指出，同样给予高脂饮食，额外喂食低剂量青霉素的小鼠，它们的脂肪量比不喂食青霉素的小鼠增加了100%[12]。

随后养殖业和畜牧业的场主们很快意识到，他们只需要花很少的钱就可以使动物出栏前的体重增长 5% ~ 10%，甚至 15%。医药公司发现这里有利可图，因为他们卖给医院的抗生素只能以毫克计，卖给牧场的却能以吨计。

如今，美国 70% ~ 80% 的抗生素用于动物，这可不仅仅是为了减少动物生病，更重要的是为了增重。

在我国，广州地球化学研究所发表在《环境科学与技术》杂志的研究报告指出，2013 年中国抗生素使用总量约为 16.2 万吨，其中有 52% 用于动物，超过 5 万吨抗生素被排放进入水土环境；此外，我国抗生素使用总量占全球一半，DID（每 1000 人每日消费量）是美国的 5.5 倍，欧洲的 7.8 倍[13]。

这使我们不由自主地担心起来，如果频繁地接受抗生素治疗，又或者经常吃抗生素残留高的动物性食物，再加上不合理的饮食，那么发胖也就不足为奇了，这是肠道菌群紊乱的后果。

下面我们来看一下在人类中开展的研究。

发表在《美国医学会杂志》的研究报告指出，有 69% 的儿童在出生后的 24 个月内接受过抗生素治疗，这与日后的肥胖风险增加 11% 有关[14]。刊登在《英国医学期刊》上的研究报告不仅得出了类似的结论，而且发现抗生素每多使用一种，肥胖的风险就进一步增加[15]。

我国复旦大学的研究人员也开展过这类研究，他们对上海 586 名 8 ~ 11 岁学龄儿童的尿样进行了 21 种抗生素的测定，结果发现有 79.6% 的人检测出一种或多种，而且兽用抗生素暴露与超重或肥胖间存在关联[16]。

下面让我们关注一下食物的抗生素残留情况。

一项出自同济大学环境科学与工程学院的研究指出，我国允许用于水产养殖的抗生素只有 13 种，但抽查的 234 个样品中却发现了 32 种抗生素，一些出口到日本的鳗鱼产品时不时还会由于抗生素残留超过日本的限值而被拒收[17]。

2011 年针对 180 份牛奶样品（中国品牌）的检测表明，16.7% 的样品含有磺酰胺，40.6% 的样品含有磺胺二甲嘧啶，100% 的样品含有喹诺酮[18]。当然我要补充一点，虽然检出率非常高，但浓度实际上符合国家的兽药最高残留量规定。

其他方面，欧盟从 2006 年起禁止将抗生素用于促进动物生长；美国于 2017 年限制了动物用抗生素的种类；世界卫生组织于 2017 年发表倡议，强烈建议减少动物用抗生素的使用；我国于 2017 年发布《全国遏制动物源细菌耐药行动计划（2017—2020 年）》，推动促动物生长用抗生素逐步退出市场[19]。

面对扎心的真相，我们不能用脱离剂量谈毒性的阿 Q 精神来麻痹自己，毕竟动物只需暴露于低于治疗量的抗生素下即会发胖，人类也可能如此。因此，每个人都应该意识到有机食品的重要性。在力所能及的范围内，我呼吁大家都用实际行动来支持有机农业、有机养殖业和有机畜牧业的发展。

13.4 调节肠道菌群能逆转多囊卵巢综合征吗？

下面分享一些有趣的现象。

如果把焦虑小鼠的阴道菌群喂食给无菌小鼠，那么无菌小鼠也会变得焦虑。如果给害羞小鼠喂食具有冒险精神小鼠的肠道菌群，那么害羞小鼠也会变得活跃起来。

如果让多囊小鼠和健康小鼠同居（通过粪—口途径接种菌群），那么多囊小鼠的生殖和代谢功能会得到改善，但如果是多囊小鼠和多囊小鼠同居则不然[20]。

如果向多囊大鼠移植健康大鼠的粪便或乳酸菌，那么就有部分多囊大鼠的高雄激素血症和卵巢多囊样改变得到改善[21]。

如果给多囊女性补充益生菌和益生元，现有的随机对照试验指出，这可以减轻慢性炎症和胰岛素抵抗[22-27]。

最重要的是，有一篇于 2019 年 4 月发表在《美国微生物期刊》上的研究报告指出，乳双歧杆菌 V9 可以使 64% 的多囊女性 LH 水平显著下降，这可能是由酪酪肽介导的脑－肠轴调节作用的结果[28]，该激素被认为可以控制食欲。

听到这么多好消息确实值得高兴，但冷静点看，没有人可以拿 100 亿的益生菌去撼动足足有 100 万亿的肠道原生菌群，即便它们能 100% 耐受胃酸抵达肠道，但能不能在肠道中定植并与原生菌群和睦相处，仍然是个未知数。

当然，我不是反对你补充益生菌，相反地，我还非常鼓励你这么做。但究竟哪些菌株喜欢你的肠道环境，愿意定居下来和原生菌群打成一片，这是非常个性化的，其中乳双歧杆菌 V9 有可能成为多囊女性的一剂良药。

那么接下来，我会给你一份最严格的肠道修复方案，这将有助于复苏你肠道中的原生菌群并重建肠道平衡。

13.5　所有人都要修复肠道吗?

客观上来说,修复肠道不是所有多囊女性的必修课。但如果你本身就伴有胃肠道不适或肠易激综合征,那么修复肠道应比调理多囊更优先。

美国西达赛奈医疗中心的一篇研究报告告诉我们:多囊女性患肠易激综合征的概率是健康女性的 4 倍,有将近 42% 的多囊女性患有肠易激综合征[29]。

作为一名曾被肠易激综合征困扰多年的病友,我深知它有多么讨厌,反正我当时抱怨最多的就是腹胀和便秘,其次还有腹痛、腹泻、胃痛、反酸、打嗝等。

除了这些症状,其实还有一些看似毫不相关的问题也暗示着肠道功能紊乱,例如皮肤瘙痒、慢性疲劳、睡眠障碍、焦虑和抑郁、鼻塞和打喷嚏、自闭症和多动症、桥本甲状腺炎和类风湿关节炎等自身免疫性疾病。

作者的故事

我不过是一个久病成医的患者而已

上大三的时候,我得过一次急性胃肠炎,现在回想起来还是惊心动魄。

那天不知道怎么搞的,应该是吃了不干净的面包结果导致上吐下泻。可能一般人不会觉得这是什么大事,但那天我真的觉得自己快要挂了。

我一天之内吐了超过 8 次,拉了超过 7 次,整个人完全脱水了,到医院的时候意识已经模糊。血常规化验单出来后,护士跟我说白细胞超了 3 倍（29.7×10^9/L）。那时候的我并不清楚这意味着什么,但当护士说到你明天最好挂个门诊看看要不要住院详细检查时,我才知道事态的严重性。

我当时还年轻,有抗生素的"神助攻"细菌很快就被干掉了,只要不再上吐下泻人就精神多了。当然,我还是去门诊看了,结果被主任拉去住院了。

住院嘛,就得全身检查。

细菌导致的急性炎症倒是没有了,但检查出有肾结石和肝血管瘤。如果你是第一次听到这些名词,相信你也一定会和当时的我一样慌。幸好,医生安慰我说,这不算什么严重的问题,肝血管瘤一般都是良性的,定期体检就可以,肾结石如果没有发作也没有不适感的话就暂时不用处理。我无比感激当时帮助过我的医生和护士们。

从那以后,我每年都会体检,探望一下这对"老朋友",同时也开始关注健康。我发现身体其实一直就有很多不算疾病的"亚健康"症状,尽管我之前不怎么上心,但经历过"抢救"后，我觉得这些症状简直就如梦魇般折磨我的生活。

比方说便秘，伴有腹胀、腹痛且一周就两次的那种。

比方说鼻炎，严重到晚上只能用嘴巴呼吸的那种。

比方说胸闷，但医院所有检查都显示正常的那种。

比方说焦虑，经常莫名其妙地心慌和手抖的那种。

比方说抑郁，老觉得自己身体快要撑不住的那种。

比方说脱发，可怕到我都怀疑自己是不是青少年。

比方说手抖，每次去实验室用滴管都怪不好意思。

比方说自闭，我喜欢独处而不喜欢热热闹闹。

比方说牙龈出血，已经严重到了牙齿松动的那种。

比方说消化不良，伴有口苦以及口臭的那种。

比方说骨密度下降，大三就检查出来的那种。

这全都是真的，一点儿夸张的成分都没有，实际情况只会比你想象的还要严重。但可惜没有人能说得清我究竟是怎么了，我听到最多的建议，无非就是注意饮食和运动，还有什么每天至少一袋牛奶或多吃全麦食品之类的。

那时候的我根本不知道什么是肠易激综合征，也不知道原来这些症状就是肠易激综合征导致的，你知道我有多绝望吗？

我不愿意去耳鼻喉科看鼻炎，不希望被精神科医生当成是神经病，不想去心内科和骨科被当作罕见病例，但最终我也没在消化内科解决问题。

那时候的我格外迷信膳食指南，特别抵触中医和保健品，我就像愤青似的写过许多辟谣文章斥责自然疗法。现在回过头来看，我实在是造了太多的谣言，我的身体已经为当时的无知付出了惨重的代价。

直到有一天我了解到功能医学，我的世界才恢复了色彩。

毕业后我参加过4届由美国功能医学院举办的亚洲临床实践培训，期间我还啃了许多医学教材，我从PubMed上检索且阅读过的医学类文献不下7000篇，我发现已有许多临床试验评估过饮食疗法和营养素的功效和安全性，我还看到国外的论坛上有许多患者分享了自己的饮食营养等生活方式调理经验。

我们的健康管理团队是国内最早一批接受美国功能医学院培训的医生，大家在实践的路上都惊讶于这种全新的医学思维模式，那就是不光要看病，更要看人。

事实上，那些真正掌握了功能医学的医生都会感慨，在临床工作中遇到疑难杂症，功能医学会让他们觉得自己特别有力量。

我们当年的团队前前后后干预过不下10000名慢性病患者，他们有的成功停药，有的减少了用药量，当然也有人仍然需要靠药物控制病情，但总的来说，健康的饮食和生活习惯，适当地使用营养补充剂，可以在健康管理中发挥举足轻重的作用。

我渐渐意识到，曾经被我冤枉的自然疗法很多都是有效的，但它们有着比药物狭窄的适用范围，如果用随机对照试验来研究也许会得出无效的结论，但功能医学为我们提供了一张科学的地图去串联起人体的生理生化失衡，这样就能实现精准治疗。

我只能感慨，假如专科医生也有营养学专家的知识体系该有多好，如果能在遵守诊疗指南之余考虑个体生化代谢的独一性会是多么美妙，这就能使得成千上万的慢性病患者实现不药而愈。

我以前很爱吃全麦面包，还爱喝牛奶，但自从了解到它们是常见的引起过敏、敏感或不耐受的食物后，我开始尝试停食全麦食品和牛奶。更令人难以置信的是，排除这些食物后，我的鼻炎和抑郁竟然不再犯了，就连大便也变得更加规律了。

直到现在我还耿耿于怀的是，从小到大就没断过奶的 Vincent，竟然在大三的时候就查出了骨密度下降。我真不知道牛奶给我带来了什么好处，我还是那种愿意晒太阳的人啊，却仍然严重缺乏维生素 D（我不是说牛奶导致骨密度下降，而是说我们缺乏的是维生素 D 而不是牛奶）。

古有神农尝百草，我固然没有神农那么伟大，但作为功能医学实践者，为了改善自己的那一堆不适症状，我只能一边琢磨文献一边亲身体验。

在拿自己当小白鼠的那 2 年里，我吃过不下 70 种营养补充剂，而且几乎每种营养补充剂我都试过至少 6 个品牌，单是益生菌我就吃过 23 种。

说出来可不要吓坏你，比方说有复合维生素、盐酸甜菜碱、消化酶、谷氨酰胺、肌肽锌、甘草素、益生菌、菊粉、水苏糖、低聚果糖、低聚半乳糖、低聚异麦芽糖、低聚木糖、鱼油、磷虾油、卵磷脂、乳铁蛋白、乳清蛋白、大豆蛋白、胶原蛋白肽、复合维生素 B、维生素 D、维生素 A、维生素 K、维生素 E、维生素 C、肌醇、钙、镁、锌、硒、硅、纳豆激酶、蚓激酶、舍雷肽酶、脱氢表雄酮、S- 腺苷蛋氨酸、5-羟基色氨酸、γ- 氨基丁酸、褪黑素、茶氨酸、色氨酸、精氨酸、牛磺酸、甘氨酸、甜菜碱、硫辛酸、N- 乙酰半胱氨酸、南非醉茄、红景天、水飞蓟素、姜黄素、大蒜素、虾青素、葡萄籽提取物、西蓝花提取物、银杏提取物、吲哚 -3- 甲醇、碧萝芷、谷胱甘肽、白藜芦醇、辅酶 Q_{10}、D- 核糖、磷脂酰丝氨酸、氨基葡萄糖、紫锥菊、薄荷油、支持呼吸道的复合配方、支持肝脏的复合配方、支持抗氧化的复合配方、支持肾上腺的复合配方、支持甲基化的复合配方，等等。

以上这些，我都吃过。

疯掉了，这人脑子有病，一定是被人洗脑了！

曾经有人这么挖苦我。我很委屈，因为我宁愿失业也没卖过保健品，我也从来没向任何人推销过保健品，我受到的教育不允许我认可它们。我愿意自己吃不过是因为身体已经走投无路了，虽然一时半会死不了，但日子很难过，关键是没药治。

站着说话不腰疼。基因"富二代"的人是无法体会到这种痛苦的，而作为患者的我却能感受到身体在一天天好转，然后流连忘返于功能医学的魅力而不能自拔。

我现在每天早上排便只需要 30 秒，蹲下、拉出、纸擦、完事。我再也不要回到以前那种每个星期才排便 2 次的状态了！

调理好肠道后，消化功能的提升是立竿见影的，什么早餐没有食欲又或者口苦有口臭之类的症状我只能在记忆中找它们了。

至于脱发和手抖，这要归因于我当时患有桥本甲状腺炎。不过我已经没把这当一回事了，因为在我系统调理肠道后这个问题就自然而然地缓解了。

还有肾结石在调理后也没再看到强回声了。最初我以为是医生看错了，结果最近几年的体检报告都没显示有结石，我这才相信它离开了我。

我不是还有牙龈萎缩的问题吗？后来我才知道那是缺乏维生素 C 导致的，应该和我生活在二手烟环境下有很大关系，只是当年我以为多吃水果就够了，但我现在就会坚持额外补充维生素 C，因为我非常害怕回到过去。

问我的大学同学你就知道，我以前是个悲情人物，大体上可以用"自闭"和"郁郁寡欢"这两个标签来形容，但我现在每天都充满活力，而且无来由的焦虑和胸闷等症状也都消失得无影无踪了。

你说这讽刺不讽刺？恰恰是我曾经认为最"没有科学依据"的东西救了我。

现在，我也希望能拯救你，那就让我们言归正传吧。

究竟什么是肠易激综合征？我们看看罗马Ⅳ诊断标准。

如果你做过胃镜或者肠镜没发现任何器质性病变，但在过去 3 个月内每周至少有 1 天出现反复发作的腹痛，并与下列特征中的至少 2 项相关，那就是肠易激综合征。

1. 与排便相关；

2. 与排便频率改变相关；

3. 与粪便性状改变相关。

肠易激综合征是全球范围内最常见的胃肠功能失调，过去我们认为这种疾病不伴有任何的器质性病变，但现在看来至少肠黏膜通透性增加是存在的，而肠道菌群失调以及小肠细菌过度生长很可能是重要的诱发因素。根据症状的不同，肠易激综合征可以分为腹泻型和便秘型，另外也可以表现为腹泻和便秘交替发生。

按照罗马Ⅳ诊断标准，功能性肠病是一种脑肠相互作用失衡的疾病，过去被独立定义的功能性腹胀、功能性便秘和功能性腹泻都有着相互联系，这些疾病一方面在症状上存在某种程度的重叠，另外一方面则可能会相互转换或相互演变。

那么，面对患病率比糖尿病还高的肠道疾病，我们该何去何从？

13.6　膳食纤维真的能通便吗？

作为一名营养师，我曾经也是这么以为的，况且教材也是这么写的。直到有一天我看到了一篇研究报告才如醍醐灌顶，原来膳食纤维不一定能通便，甚至会导致便秘。

该研究报告于 2012 年发表在《世界胃肠病学杂志》上，研究招募了 63 名便秘的成年人，他们原本都因为便秘而坚持高纤维饮食（但没有因此得到改善），研究开始后他们被要求在 2 周内完全停止食用蔬菜、水果和全谷物以严格限制膳食纤维的摄入，2 周后则尽可能地减少摄入高纤维食物。在研究进行 6 个月后，其中 41 人采用的是近乎无纤维的饮食，16 人采用的是低纤维饮食，还有 6 人由于宗教信仰等原因不得不重回高纤维饮食[30]。

那究竟是哪种饮食更能改善便秘？颠覆常识的事情发生了！

表 31 统计了采用不同膳食纤维含量饮食的人在研究进行 6 个月后的各种胃肠道症状发生率，让我们看看结果如何。

表 31　不同膳食纤维摄入量对胃肠道症状的影响

症状	高纤维组发生率	低纤维组发生率	无纤维组发生率
肛门出血	67%	25%	0%
排便困难	100%	56%	0%
便秘	100%	75%	0%
腹痛	50%	13%	0%
腹胀	100%	31%	0%

此外，采用近乎无纤维饮食的人从原来平均每 3.75 天排便 1 次增加到平均每天排便 1 次，而且腹部不适症状全部消失，反而是重新采用高纤维饮食的人仍旧平均每 6.83 天才排便 1 次，还要忍受腹胀、腹痛的煎熬。

我知道你一下子无法接受，但你必须相信以下事实：婴儿完全不吃粗纤维也会有正常的大便，辟谷或禁食的人即便不吃东西也会准时有大便，因纽特人吃高脂肪低纤维的食物也不便秘。

理解粪便的组成有助于你恍然大悟，我们的粪便70%都是水分，在剩下的30%固形物中细菌就占了50%，还有10%~20%是脂肪，10%~20%是无机盐，2%~3%是蛋白质，而不可溶的膳食纤维不过是10%~20%。

对于肠道"大塞车"的人来说，增加所谓的大便体积究竟是通便还是会导致便秘，我想你现在心里已经有答案了，特别是肠易激综合征患者，膳食纤维可能会让你崩溃。

当然我要澄清一下，膳食纤维本身没有错，而是它不适合那些已经严重便秘的肠易激综合征患者，对于只是偶尔便秘的人来说，增加可溶性膳食纤维是能通便的。

可溶性膳食纤维原本就是人类与益生菌签订的共生协议，本着合作共赢和互惠互利的原则，人类需要给肠道有益菌提供居住场所以及食物，而有益菌在繁衍过程中将为人类合成营养物质并力保免疫系统有条不紊地运作。

如果你把益生菌的食物给剥夺了，那么益生菌必然要毁约。益生菌喜欢的食物其实是可溶性膳食纤维，最常见的便是菊粉。

13.7　胀气和谷物有什么关系？

肠道疾病和细菌异常活动的相关性早已得到广泛认可，而细菌的食物是碳水化合物也是不争的事实，如果小肠中存在异常生长的细菌，它们发酵碳水化合物后就可以产生大量气体导致腹胀。氢气会导致腹泻，甲烷会引起便秘。

有一种缓解胀气的方法可以说屡试不爽，那就是限制碳水化合物的摄入量。这种做法的原理相当于给细菌断食，从而抑制细菌的繁殖和发酵产气，而我们可以从优质脂肪和蛋白质中获取能量。

目前国内外最流行的肠道修复食疗方案便是特殊碳水化合物饮食以及它的补充版本低发漫饮食，这些饮食事实上还适用于溃疡性结肠炎和自闭症的治疗。

这些饮食方法不是本书介绍的重点，但鉴于它们有着相似的理念，我们完全可以精读其中的核心观点，这可以帮你缓解胀气并修复肠道。

接下来，我会带你认识碳水化合物类食物的消化过程（图41）。

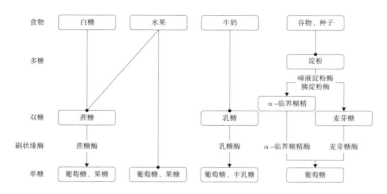

图 41　常见碳水化合物类食物的消化过程

淀粉的消化从口腔唾液淀粉酶开始，因胃液不含任何能水解淀粉的酶，所以大部分的淀粉都要交给肠道来消化。肠腔中的淀粉酶来自胰腺，胰淀粉酶可以把谷物和根茎类蔬菜中的淀粉分解为麦芽糖（双糖）和 α - 临界糊精，随后被小肠黏膜刷状缘上的麦芽糖酶和 α - 临界糊精酶分解成可被吸收的葡萄糖。

像蔗糖和乳糖这类双糖，它们的消化需要依赖蔗糖酶和乳糖酶，而葡萄糖和果糖以及半乳糖这类单糖则可以直接被小肠黏膜上皮细胞吸收。

碳水化合物类食物通过小肠后大部分会被消化吸收，剩下的是膳食纤维和低聚糖，这些不可被人体消化的"残羹剩饭"会进入结肠被细菌发酵利用，并产生乙酸和丁酸等对肠道和免疫都十分有益的短链脂肪酸。菊粉是可溶性膳食纤维，低聚半乳糖是低聚糖，它们都不容易被人体消化吸收，但细菌特别爱吃它们。

对于胃肠健康的人来说，绝大部分细菌都安居在结肠，而小肠和胃部的细菌数量则依次递减，同时各类刷状缘酶活力充沛，他们的小肠可以轻而易举地消化吸收各种谷物和蔬菜水果，因此碳水化合物并不会在上消化道发酵制造麻烦。

对于肠易激综合征或者小肠细菌过度生长的人来说，他们的肠黏膜容易被小麦中的麸质或富含凝集素的种子给"撕破"，进而损害各类刷状缘酶的活力。当他们吃下谷物或其他种子类食物时，α - 临界糊精和麦芽糖来不及被分解吸收，于是形成高渗透压引起腹泻，或积累在肠腔被细菌发酵产气导致腹胀。

许多人都听说过"乳糖不耐受"，这是一种典型的双糖酶缺乏症，只要不喝牛奶就什么问题都解决了。至于不吃谷物就能解决的"麦芽糖不耐受"或"α - 临界糊精不耐受"，似乎就没有那么多人愿意接受这个事实了。

13.8 最严格的肠道修复方案

撇开乳制品和精米精面，PCOS 饮食没有对其他食物进行严格地限制，过于宽松的食物选择范围使得 PCOS 饮食并不适合用于修复肠道。事实上，PCOS 饮食含有大量对肠道"有害"的食物，它们包括谷物和豆类以及部分蔬菜水果。

针对肠道有问题的多囊女性，我们需要参考特殊碳水化合物饮食和低发漫饮食来改良 PCOS 饮食。

接下来请你牢记一句话——没有人可以一边开车一边修理发动机。要修复肠道和平衡菌群，你需要严格遵守以下 4 条原则：

1. 移除；

2. 替代；

3. 接种；

4. 修复。

"移除"意味着要杀菌并舍弃所有会伤害肠黏膜的食物，"替代"则是借助盐酸甜菜碱和消化酶来帮助消化蛋白质和碳水化合物，"接种"的意思是补充益生菌为肠道注入新的活力，最后的"修复"是为肠道提供丁酸和胶原蛋白肽等营养素。

13.9 修复肠道就要戒掉麸质

现在有越来越多的科学家认为谷物会诱发胃肠道疾病、过敏性疾病、神经系统疾病和自身免疫性疾病。我非常认同这样的观点，因为人类食用谷物的历史相比起肉类和蔬菜水果而言确实要短得多，那些未被基因列入白名单的谷物就很可能会被免疫系统当作异物来攻击，小麦中的麸质便是最典型的代表，有些人是不能很好地消化麸质的。

你需要记住一个概念：**麸质不是谷物表面的那层麸皮，而是小麦、大麦和黑麦中特有的一种蛋白质，又名谷蛋白或面筋蛋白。只要是含有小麦的食品，就一定含有麸质，而不含小麦的燕麦麸就不含有麸质。**

不含麸质的粮食包括黑米、野米、黄米、大米（包括糙米）、小米、燕麦、荞麦、藜麦、高粱、红豆、绿豆、豌豆、蚕豆、芸豆、紫薯、红薯、白薯、木薯、芋头、土豆、山药、玉米等。

科学家最初认识到麸质是因为一种非常严重的疾病——乳糜泻。

由于其消化系统无法消化麸质，同时免疫系统也把麸质标记为敌人，所以乳糜泻患者食用小麦后会产生错误的免疫反应。

麸质走到哪儿，哪儿就会有战争，而且战况异常惨烈。战场在肠道，免疫系统就会攻击小肠绒毛导致腹痛和腹泻。战场在关节，免疫系统就会攻击软骨导致关节酸软和疼痛。战场在大脑，免疫系统就会攻击神经递质和相关代谢酶导致情绪低落和认知功能障碍……

在世界范围内，乳糜泻的患病率只有 0.2% ~ 1.9%[31]。但别忘了中国有 13.83 亿人（2016 年），即便按 0.2% 来算，也有 2766000 人正遭受乳糜泻的折磨。再说了，还有一群人没有乳糜泻但有小麦过敏或小麦敏感呢！

小麦过敏和海鲜过敏等常见的食物过敏类似，就是吃了某种食物后很快就会表现出不舒服，可能是上吐下泻，也可能是皮肤起疹子，还可能是过敏性休克。小麦过敏很容易被发现，你不会不知道。

小麦敏感不同于小麦过敏，小麦敏感的人没有乳糜泻，也不存在小麦过敏，但他们只要吃了小麦就可能表现出便秘、腹泻、腹胀、腹痛、头痛、疲劳、贫血、抑郁、焦虑、鼻炎、关节炎、疱疹样皮炎和桥本甲状腺炎等一系列健康问题，而且小麦敏感引起的症状严重程度是会叠加的，吃得越多代价越大。

小麦敏感很难被察觉，因为不适症状通常不会立刻表现出来，而是相隔两三天或一两周。也就是说，你今天吃个包子，明天吃碗面条，后天来块蛋糕，可能吃的时候还兴高采烈的，但 3 天后你鼻炎犯了，1 星期后莫名其妙地感到情绪低落和焦虑，这就属于小麦敏感。据估计，有 0.6% ~ 10.6% 的人存在小麦敏感[32]。

那么，你能吃小麦吗？

乳糜泻和小麦过敏是很好确诊的，只要抽血检测特定抗体即可，困难的是如何判断是否对小麦敏感。

判断是否对小麦敏感的最佳方法不是检测，而是排除食物和重新引入，简单来说就是坚持无麸质饮食（完全不吃小麦及其制品）1 ~ 2 个月以观察症状是否消失，然后重新进食大量含麸质的食物并观察症状是否复发。如果你在无麸质饮食期间感觉良好但吃了小麦后又重新坠入深渊，那么你很可能对小麦敏感。

对于一部分人来说，提高肠道消化功能并修复肠黏膜可以治愈小麦敏感。对于另外一部分人来说，这么做会有帮助，但无法从根本上化解免疫系统对麸质的"仇恨"，也就是他们只能不吃或尽量少吃小麦来缓解由小麦敏感引起的不适。

对于患有肠易激综合征的人来说，小麦对你的打击至少来自 3 个方面：一是淀粉，二是麸质，三是凝集素。我建议你从现在起停止食用小麦。

13.10 种子和茄科植物中的凝集素

如果你是一个原始人，估计更愿意吃甜甜的水果以及香喷喷的肉，而不愿意吃一颗硬梆梆且毫无味道的种子，即便煮熟了也是如此。

吃了来路不明的种子或野菜后，有可能会肚子痛或死去，所以原始人爸妈一定会把这件事告诉孩子，千万不能吃种子，我们要去猎杀动物！

无数的植物是人类在进入农业社会后经过不断尝试筛选出来的，有许多植物本身是有毒的，即使现在也是，比方说白毒伞和某些野菜。

你的祖先越早踏进农业社会，他们的基因就越早接触植物性食物，在试错的过程中有的人会被毒死，没被毒死的人就活了下来繁衍后代，那些耐毒的基因以及食物好坏的主观判断也就得以传承到现在。

我们不得不承认，现在所吃的食物大多数都是基于经验而非科学，尽管近百年来营养学有了很大的进步，但我们对食物的认识仍然处于懵懂状态，对食物中凝集素的认识便是其中之一。

为了便于讲解，我们暂且把豆类和谷物统称为种子。

植物繁衍后代通常靠的是种子。为了保护种子入土发芽不被动物吃掉，植物为种子搭建了完备的防御机制，那就是消化酶抑制剂、凝集素、植酸和毒素。

其中胰蛋白酶抑制剂会阻碍蛋白质的消化，但加热就能使其失活，而植酸虽然会降低矿物质的吸收率，但接下来我会告诉你它有将功抵过的资本，至于像苹果籽里的氢氰酸这类毒素你是无论如何都不会吃的，现在焦点就是凝集素。

有一些研究已经发现，凝集素易于黏附在细胞膜糖蛋白上，当它盯上肠黏膜就会使其形态和功能发生改变（例如肠黏膜通透性增加）[33-36]。火上浇油的是，要是甲状腺或关节被凝集素盯上，还会招来免疫细胞的攻击，诱发桥本甲状腺炎或类风湿关节炎 [37]。

表 32 是凝集素的常见食物来源，主要就是种子和茄科植物。

表 32　凝集素的常见食物来源

食物类别	食物举例
豆类种子	花生、黄豆、黑豆、红豆、绿豆、芸豆、扁豆、豌豆
谷物种子	小麦、大麦、黑麦、燕麦、藜麦、青稞、小米、玉米
茄科植物	土豆、茄子、番茄、辣椒、青椒、彩椒、胡椒、枸杞

我不是说凝集素十恶不赦。根据来源的不同，凝集素可以分为大豆凝集素和牛奶凝集素等，有些类型的凝集素其实很有益，例如香蕉凝集素就可以黏附人类免疫缺陷病毒和癌细胞从而引起免疫系统的注意[38]。

考虑到基因的个体差异，对于肠道健康的多囊女性来说，我不认为凝集素会诱发肠道或免疫相关的疾病，更不可能诱发多囊卵巢综合征。事实上也没有任何研究支持凝集素会毒害多囊女性的说法，所以你没必要过分担心。

至于那些伴有肠易激综合征的人，从严对待凝集素是必须的，你应该毫不犹豫地在短期内停吃所有种子和茄科植物，这有助于提高肠黏膜的修复效率。

如果你无法拒绝谷物，请选择相对安全的黑米和荞麦，而且预先浸泡过夜并彻底加热后再食用会更好。另外，发芽和发酵都可以减少豆类中的凝集素，比起豆腐和豆浆等豆制品，纳豆和丹贝显然是更好的选择，腐乳和豆豉也不错。

13.11　植酸比你想象的更健康

长期以来，植酸都被认为是一种抗营养因子，最经典的描述是它会螯合铁和锌等矿物质而使你营养不良。

这是事实，但只是故事的一个片段，因为这种副作用仅在摄入大量植酸又不吃肉类的时候才会发生，而高全谷物饮食中的 1 ~ 2g/d 的植酸仍然是适宜的。

此外，植酸有时还会被冤枉成"肠道杀手"。

然而真相是，较高的全谷物摄入量与较低的结肠癌发病率相关，是植酸而非膳食纤维抑制了结肠癌细胞的生长。根本没有证据表明植酸会毒害肠道，反而有研究指出大剂量的植酸也不会损伤肠黏膜，而且能降低炎性细胞因子，保护肠上皮细胞免受毒素诱导的破裂[39-42]。

你可能不知道，植酸和肌醇一样都呈现出高度的抗癌性。有大量包括以人类为研究对象的研究都指出，植酸有助于对抗乳腺癌和卵巢癌等几乎所有类型的癌症，而且植酸能调节细胞自噬并修复断裂的 DNA 链[43-48]。

我还想多唠叨几句，植酸能通过抑制黄嘌呤氧化酶来降低尿酸，能借由抑制淀粉酶的活性来降低升糖指数，能预防肾结石和骨质疏松，能螯合铅等重金属……

作为一名肾结石和骨质疏松患者，当我不喝牛奶改吃维生素 D₃ 后，当我抛弃小麦拥抱豆类后，我的肾结石竟奇迹般地消失了，我的骨密度也不合常理地增加了。

你不应该效仿我，毕竟每个肠易激综合征患者都不一样。我也不提倡多囊女性盲目地食用大量种子。我只想说，植酸很好，要留心的是麸质和凝集素。

13.12 低发漫饮食能缓解胀气

"发漫"一词是从英文"FODMAP"翻译过来的，这个英文单词很有意思，"F"代表的是可发酵的（Fermentable），"O"代表低聚糖（Oligosaccharide），"D"说的是双糖（Disaccharide），"M"指的是单糖（Monosaccharide），"A"的含义是和（And），"P"是多元醇（Polyols）。

这几个单词的首字母连起来就是 FODMAP（发漫），你可以把发漫理解为发酵，而所谓的低发漫饮食，就是减少可发酵的低聚糖、双糖、单糖和多元醇的摄入量。

对于肠道健康的人来说，像果糖这类单糖是很容易被吸收的，即便是双糖也会迅速被刷状缘酶分解成葡萄糖，只有一些低聚糖和多元醇可以进入结肠，那些能在结肠发酵的低聚糖就成了益生菌的益生元。

不一样的是，腹胀型肠易激综合征患者往往无法容忍"发漫"，消化或吸收不良会使得细菌在小肠里发酵产气导致腹胀，甚至扰乱神经递质而诱发焦虑或抑郁。

如果要执行低发漫饮食，那么剔除豆类和谷物就是首要任务，其次则是舍弃一些原本富含益生元的好蔬菜。因为水果中的果糖和葡萄糖可以被直接吸收，所以水果是可以吃的。需要特别说明的是，果糖吸收不良的人要限制食用果糖比葡萄糖多的水果。

表 33 是一些常见"发漫"的来源，低发漫饮食不允许食用表单中的食物。

表 33   常见的发漫食物来源

可发酵的糖	具体食物、益生元产品或食品添加剂
果糖	果糖比葡萄糖多的水果，如梨、苹果、提子、西瓜、杞果、木瓜、阳桃、哈密瓜等
乳糖	所有未经彻底发酵的乳制品
果聚糖	小麦、大麦、黑麦、菊粉（也有可溶性膳食纤维或益生元的别称）、低聚果糖（也有低聚糖或益生元的别称）、大蒜、洋葱、洋姜、芦笋、韭菜、卷心菜、朝鲜蓟、甜菜根、菊苣根（提炼菊粉的食材）
半乳聚糖	豆类、水苏糖（也有低聚糖和益生元的别称）、低聚半乳糖（也有低聚糖和益生元的别称）
海藻糖	酵母发酵食品、海藻类、蘑菇类、豆类
多元醇	杏、苹果、鳄梨、樱桃、荔枝、油桃、桃子、李子、西梅、西瓜、木糖醇、甘露醇、山梨糖醇、赤藓糖醇、麦芽糖醇、异麦芽糖醇

13.13   修复肠道有什么能吃的？

这个不能吃那个不给吃，修复肠道太困难了，人生还有什么乐趣？

我想这就是你此时此刻的心理写照。我无比理解你的心情，但我相信凡是从肠道疾病的痛苦中脱离出来的人，都是愿意为身体匹配合适食物的人。

小姚是我在社交媒体上认识的朋友，她一直寻求便秘的解决方案，奈何流行的益生菌和益生元都没能在她身上奏效。后来她去参加了一次"肠道调理体验营"，体验后就激动地跟我说这饮食疗法太神奇了，现在每天都能正常排便。

你一定猜不到她是怎么吃的，我来揭开谜底吧。

第一步：喝汤（用猪肉、猪皮、猪骨头和猪蹄筋熬的汤），吃肉（汤里的肉）。

第二步：喝汤，吃肉，吃菜（煮得很烂的低纤维蔬菜）。

第三步：喝汤，吃肉，吃菜，吃蛋（生的鸡蛋黄）。

第四步：喝汤，吃肉，吃菜，吃蛋（生的全鸡蛋）。

第五步：喝汤，吃肉，吃菜，吃蛋（熟的全鸡蛋）。

第六步：喝汤，吃肉，吃菜，吃蛋，吃红烧肉。

第七步后省略。

上述每一步都要坚持至少 1 个星期，期间如果没有特殊情况则进入下一步，从方案的第七步开始，要渐渐地增加一些腌肉和腌鱼，然后是炒蔬菜，最后是主食。

这份肠道修复方案是最严格的，它剔除了谷物和水果，保留了能滋养肠道的骨头汤和肉类，尤其是胶原蛋白，这是修复肠道的大功臣！

如果你有修复肠道的需要，请不要自行执行这套方案，因为有时候我们需要根据个体的差异改为纯素的轻断食肠道修复方案，对此，我建议你向专业的营养师寻求帮助。

我在下面列出了一份清单表34，里面涵盖了修复肠道期间所有可供选择的食物。通过这张表格，你可以对肠道修复饮食有一个大致的认识。但切记，如果没有专业人士的指导，不应停食谷物。

表 34　修复肠道期间可供选择的食物

食物类别	可以吃的具体食物或描述说明
谷物	碳水化合物可能会引起发酵，麸质和凝集素可能会损伤肠黏膜，如果要严格地修复肠道，应在短期内完全避免谷物。如果没有严重的肠道不适，则无须忌讳谷物
油脂	都可以吃，但要平衡各类脂肪酸
鱼肉蛋	只要是天然的食材，且不存在食物过敏、敏感或不耐受，那就都可以吃
乳制品	没有胰岛素抵抗、乳蛋白过敏或敏感的情况下，充分发酵的酸奶是可以吃的
蔬菜	卷心菜、娃娃菜、小白菜、大白菜、奶白菜、枸杞叶、西蓝花、花椰菜、胡萝卜、白萝卜、西葫芦、豌豆苗、嫩豆芽、菠菜、油菜、生菜、莴笋、南瓜、黄瓜、冬瓜、白瓜。不胀气时可以吃大蒜、洋葱、芦笋、韭菜、洋姜、菊苣根、朝鲜蓟、甜菜根。海藻和蘑菇因人而异，请根据自身情况调整
水果	不胀气的情况下，除了芭蕉、甘蔗、青椰子、雪莲果和诺丽果以外的所有水果都可以吃，比较推荐的是猕猴桃、菠萝、香蕉、橙子、柑橘、蓝莓、葡萄
薯类	不胀气时可以吃紫薯、红薯、芋头
豆类	不胀气时可以吃少量发酵类的豆制品，例如腐乳和豆豉
坚果	坚果可以在无症状期少量食用

13.14　杀菌用的抗生素和植物提取物

食疗方案相对温和，限制碳水化合物摄入可以循序渐进地抑制细菌生长。但如果你希望迅速缓解胀气和腹泻，可以选择合适的抗生素或植物提取物来杀菌。

利福昔明是一种广谱抗生素，它不被肠道吸收，可以有效抑制以产氢气为主的小肠细菌过度生长。针对产甲烷的细菌，常用利福昔明搭配新霉素或甲硝唑。还有一些研究认为，利福昔明可以治疗肠易激综合征[49]。

黄连素可以改变肠道菌群结构，它在抑制致病菌的同时可以富集一些产短链脂肪酸的细菌，还能减轻内毒素血症[50]。有随机对照试验指出，黄连素对腹泻型肠易激综合征有用，它在缓解腹泻之余还能减轻焦虑和抑郁[51]。

还有大蒜素和牛至油，大蒜素一般用于治疗便秘型肠易激综合征，而牛至油可以用于治疗腹泻型肠易激综合征或念珠菌感染。目前至少有一项随机对照试验指出，复合配方草药的杀菌效果和利福昔明一样好[52]。

最后聊一聊欧薄荷，它是留兰香和水薄荷的杂交品种，用这种薄荷提炼的精油可以帮助肠易激综合征患者缓解腹痛，不过它可能有一定的毒性[53]。

需要注意的是，用抗生素或植物提取物等来杀菌存在一个弊端，那就是有些人会发生短暂的赫氏消亡反应，这是有害菌死亡后释放出的内毒素所致的，会出现许多难以解释的症状，因此使用抗生素或植物提取物杀菌前请务必咨询医生。

13.15　用盐酸甜菜碱促进消化

胃酸本质上是强腐蚀性的盐酸，它可以把食物溶解成食糜，促进蛋白质的消化以及维生素和矿物质的吸收，充足的胃酸是维护消化系统健康的必要条件。

现在很多人都有消化不良的毛病，这通常是胃酸不足造成的。但现在棘手的问题来了，胃酸不足会使许多营养素的吸收率下降，而胃酸的生成却恰恰强烈地依赖于组氨酸、锌和维生素 B_1 这些营养素。

这可能还不是最糟糕的，我更担心的其实是小肠细菌过度生长，因为胃酸不足者的小肠对细菌来说非常宜居，细菌在大量繁殖期间会产生气体，引起腹胀。

不仅如此，许多胃食管反流病患者实际上也存在胃酸不足，它们的反酸和烧心等症状不一定都是胃酸过多引起的，很多时候反而是胃酸不足导致的，是因为食糜推进缓慢以及小肠细菌产气增加才导致了腹腔压力大，最终引起胃内容物反流。

通常来说，单纯缺乏胃酸的人只会表现为吃高蛋白食物（比方说肉类）时腹胀，但对于伴有小肠细菌过度生长者则常常是吃水果和谷物时也腹胀，毕竟碳水化合物是细菌更爱吃的食物。

我曾经就是吃什么都腹胀的那种，而且我也被反酸和烧心折磨过，尽管我规律地吃着奥美拉唑，但是能改善的也只有反酸和烧心罢了，而腹胀和便秘却随着奥美拉唑的服用变得越发严重，直到后来了解到盐酸甜菜碱，我才知道原来自己需要的不是抑制胃酸的药物，而是增加胃酸的补充剂，那就是盐酸甜菜碱。

盐酸甜菜碱是最常见的消化助剂，它可以作为短期内的替代方案，用于增强胃酸不足者的消化功能，许多产品还会同时添加胃蛋白酶以提高助消化效果。但从长远来看，修复受损的胃黏膜，支持胃壁细胞分泌胃酸，这才是提高消化功能的根本之道。

需要注意的是，伴有胃炎和胃溃疡的人应谨慎使用盐酸甜菜碱，高浓度的胃酸可能会加剧疼痛，所以具体的用法和用量请咨询医生或相关领域专家。

13.16 用消化酶制剂促进消化

我们不能指望所有器官永远处于巅峰状态，功能不是非有即无的两个极端，许多伴有胃肠不适的人常常处于功能不足的境地，此时我们更应该重视功能下降的过程，避免盲目地认为没病就是正常。

唾液腺可以分泌唾液淀粉酶，胃黏膜主细胞可以分泌胃蛋白酶原，而小肠黏膜刷状缘可以分泌双糖酶，至于胰腺则可以分泌胰淀粉酶、胰蛋白酶和胰脂肪酶。

然而酶并不是无限量供应的，它们的分泌量取决于相应器官的健康状况，也与基因和饮食习惯有很大关系。例如缺乏乳糖酶的人就不能耐受牛奶，而狼吞虎咽的人往往没有利用好唾液淀粉酶，这会加重胃、肠道和胰腺的工作负担。

补充消化酶是一种安全的替代疗法，它虽然不能治愈任何肠道疾病，但可以改善由食物引起的腹胀或腹泻等消化不良症状。比方说有些人吃豆类会胀气，此时只要补充 α - 半乳糖苷酶就能很好地缓解不适（当然你也可以选择不吃豆类，严格执行低发漫饮食）。

目前市售的消化酶制剂主要来源于微生物，例如米曲霉和枯草芽孢杆菌，它们可以合成一些淀粉酶、蛋白酶和纤维素酶。此外，也有一些消化酶是从猪胰腺中提取的。还有一些则是植物来源的消化酶，例如木瓜蛋白酶和菠萝蛋白酶。有关消化酶的具体用法和用量我建议你咨询医生或相关领域专家，毕竟消化酶的使用通常是依需求而定的。

最后我想特别强调一下生活方式。现在很多人吃饭都太快了，关键是吃饭的时候还三心二意，这样你的消化功能是不可能好起来的。

消化是自上而下的，你应该在饭前深呼吸至少 10 次以进入放松状态，另外请充分咀嚼食物，用餐时间不要短于 20 分钟，吃饭时不玩手机、不工作。

13.17　接种益生菌能挽救健康

益生菌有着庞大的家族，不同的菌属 / 种 / 株有着不一样的功效，如果你吃过益生菌但没有效果，那表明你没有选对菌株。

就像《精灵宝可梦》里的宝可梦一样，皮卡丘可以放电，小火龙可以喷火，但同样是皮卡丘也有淘气型和文静型等不同性格。选择益生菌首先是选择宝可梦，然后是选择性格。

下面是一张关于益生菌的分类表格示例（表 35）（冰山一角）。

表 35　益生菌的分类及举例

菌属	菌种	菌株
乳酸菌	嗜酸乳杆菌	NCFM、La-14、CL1285
	瑞士乳杆菌	R0052
	干酪乳杆菌	Shirota、Zhang、R0215、Lc-11、LBC80R
	副干酪乳杆菌	MCC1849、GMNL-133、DSM 24733
	植物乳杆菌	299v、DSM 6595、Lp-115、P8、P9
	卷曲乳杆菌	LbV-88
	加氏乳杆菌	LG-2055、KS-13、LbV-150N
	詹氏乳杆菌	LbV-116
	德氏乳杆菌	R-187、保加利亚乳杆菌 DSM 24734
	鼠李糖乳杆菌	LGG、GR-1、LbV-96、HN001、R0011
	罗伊乳杆菌	RC-14、DSM 17938、ATCC55730
双歧杆菌	短双歧杆菌	M-16V、Bb-03、BR03、B632
	长双歧杆菌	BB536、R0175、MM-2、BL-05
	乳双歧杆菌	V9、BB-12、B420、HN019、DN-173 010
	两歧双歧杆菌	G9-1、Bb-02、TMC3115
	婴儿双歧杆菌	M-63、CECT 7210
其他菌群	克劳芽孢杆菌	MTCC 5980、UBBC-07、SC109
	凝结芽孢杆菌	MTCC 5856、Unique IS2、SC208
	枯草芽孢杆菌	MTCC 5981、HU58
	地衣芽孢杆菌	SL 307
	布拉酵母菌	CNCM I-745
	唾液链球菌	BLIS K12
	酪酸梭菌	MIYAIRI 588

那么，这些菌株都能做些什么呢？

乳双歧杆菌 V9 能降低促黄体生成素水平，鼠李糖乳杆菌 HN001 可以减少儿童湿疹的发生率，罗伊乳杆菌 RC-14 和鼠李糖乳杆菌 GR-1 有助于应对细菌性阴道炎，加氏乳杆菌 LG-2055 和乳双歧杆菌 B420 有助于减肥……

至于与肠易激综合征最相关的腹胀、腹痛、腹泻、便秘、抑郁和焦虑，且听我慢慢道来。

13.17.1　凝结芽孢杆菌 MTCC 5856

凝结芽孢杆菌以孢子的形态存在，它可以耐受胃酸直达肠道，在发芽繁殖过程中不仅能产生乙酸和丙酸，还能产生有益的 L- 乳酸和丁酸来杀灭有害微生物。

早在 1968 年，一项在日本 19 个中心开展的共涉及 567 人的研究发现，MTCC 5856 可以有效改善由肠道菌群紊乱导致的不适，其中对便秘的有效率为 65.4%，对婴儿腹泻的有效率为 87.9%，对消化不良伴腹泻的有效率为 85.9%，而对急性或慢性胃肠炎的有效率则高达 93.7%[54]。另外两项研究表明，MTCC 5856 能有效减轻肠易激综合征患者的腹胀、腹痛和腹泻，并且出乎意料地改善了他们的抑郁症状 [55,56]。

13.17.2　凝结芽孢杆菌 Unique IS2

另外一株备受关注的凝结芽孢杆菌是 Unique IS2。2018 年，一项在腹泻型肠易激综合征儿童中开展的研究表明，Unique IS2 可以减轻腹泻和腹胀等腹部不适[57]。2019 年的一项在功能性便秘的成人中开展的研究表明，Unique IS2 能减轻腹痛，使得 98% 的受试者排出正常形态的大便，排便频率从原来的 0.9 次 / 周增加到 5.98 次 / 周 [58]。

13.17.3　酪酸梭菌

酪酸梭菌又名丁酸菌，它是日本科学家从健康人粪便中分离出来的，该菌在治疗腹泻方面有奇效。中国人民解放军济南军区总医院消化内科的研究表明，酪酸梭菌治疗腹泻型肠易激综合征的有效率高达 99.2%[59]。

在治疗溃疡性结肠炎方面，和单独使用美沙拉嗪相比，联合酪酸梭菌的治疗可以使得临床缓解率从 40% 提高到 76.56%，复发率从 40% 降低到 9.37%，治疗费用平均降低 386.4 元 [60]。

13.17.4　布拉氏酵母菌

布拉氏酵母菌是一种真菌益生菌，它能预防与旅行相关的腹泻，提高抗生素治疗幽门螺杆菌的有效率，减少与抗生素治疗相关的腹泻的发生率，降低艰难梭菌相关疾病复发的概率。

13.17.5　乳双歧杆菌 V9

乳双歧杆菌 V9 是肠道的原生菌群，是我国科学家从内蒙古草原上健康蒙古族儿童的粪便中分离出来的一株优良益生菌。

和大多数益生菌遇酸即死不同，乳双歧杆菌 V9 在 pH 低至 2.0 的人工胃液中历经 3 小时后仍有高达 92.4% 的存活率，同比其他 10 株只有 31.25% 存活率的双歧杆菌，乳双歧杆菌 V9 的抗酸性能要优秀得多[61]。

在临床试验方面，有研究指出乳双歧杆菌 V9 可以使 95.3% 的便秘型肠易激综合征患者的排便次数从原来的平均每周不到 2 次增加至每周 4 ~ 9 次；另外，乳双歧杆菌 V9 在应对急性腹泻和慢性腹泻方面的有效率分别是 95.4% 和 89.9%[62]。

13.17.6　乳双歧杆菌 BB-12

BB-12 与 V9 的同源性为 99%，它有着超过 180 多项临床试验的光辉历史。一项涉及 1248 人的随机对照试验表明，BB-12 有助于增加排便的频率[63]。

13.17.7　乳双歧杆菌 DN-173 010

DN-173 010 是国际某知名品牌酸奶中的菌株。有 2 项研究指出，该菌株可以增加便秘型肠易激综合征患者的排便频率并能缓解腹胀[64,65]。有一项涉及 266 名功能性便秘女性的研究表明，该菌株能增加排便频率并减少排便疼痛[66]。还有一项纳入 135 名中国女性的研究发现，该菌株可以使便秘者的排便频率增加并能改善大便形态[67]。

13.17.8　长双歧杆菌 R0175 联合瑞士乳杆菌 R0052

对于压力巨大的我来说，R0175 和 R0052 就是救星。现有的研究表明，它们不仅可以通过脑—肠轴提高色氨酸和犬尿酸的比值，降低游离皮质醇的水平[68]，而且能减轻焦虑、抑郁、易怒、敌意以及与压力相关的胃肠道不适[69-72]。

13.17.9   长双歧杆菌 BB536

BB536 最初是日本科学家发现的。作为一名肠易激综合征患者，我尝试过几乎所有类型的菌株，最终签下友好协议的是 BB536、R0175 和 R0052。

一项在肠易激综合征儿童中开展的随机对照试验表明，BB536 联合 M-16V 和 M-63 可以减轻腹痛并提高生活质量 [73]。一项针对学龄前儿童的研究表明，BB536 能缓解上呼吸道感染 [74]。

其他研究还发现，BB536 可以增加粪便的双歧杆菌和乳酸菌数量，促进有益于肠道健康的丁酸产生，同时能降低氨等腐败物质的水平 [75,76]。一项在日本老年人中开展的临床试验还指出，BB536 可以增加便秘者的排便频率，减少腹泻者的排便频率，同时能使患者的大便形态更加接近正常 [77]。

13.17.10   植物乳杆菌 P8

植物乳杆菌有很强的耐酸性，它天然存在于泡菜和酸豆等食品中。P8 是一株从内蒙古牧民家庭自然发酵乳中分离得到的植物乳杆菌。现有研究表明，P8 可以使肠道菌群趋于年轻化，同时增加肠黏膜免疫球蛋白 A 的分泌。一项在 103 名马来西亚人中开展的临床试验发现，P8 可以舒缓压力和焦虑，增强记忆和认知能力 [78]。

13.17.11   植物乳杆菌 299v

研究发现，299v 可以缓解肠易激综合征患者的腹胀、腹痛和便秘症状，并能提高重度抑郁患者的认知能力，还可减少艰难梭菌的定植，降低抗生素治疗期间发生松散或水样大便的风险 [79-84]。

13.17.12   干酪乳杆菌 Shirota

Shirota 是日本某著名乳酸菌饮料中的独有菌株。有基于功能性便秘患者和帕金森病便秘患者的研究指出，Shirota 能缓解便秘 [85-88]。一项以学生为对象的研究还发现，Shirota 可以抵挡唾液皮质醇的升高，缓解学业压力下引起的身体不适 [89]。

13.17.13   嗜酸乳杆菌 NCFM

NCFM 是被研究得最多的嗜酸乳杆菌。从现有的研究来看，NCFM 有助于减轻肠易激综合征患者的腹痛和腹胀。该菌株通常与乳双歧杆菌（BL-04 和 BL-07）

联用，这种组合有助于提高儿童的黏膜免疫力，降低发烧、咳嗽和流鼻涕的发生率。

13.17.14　罗伊乳杆菌 DSM 17938

罗伊乳杆菌已在婴儿或儿童中开展了至少 105 项临床试验，其中 DSM 17938 是 1990 年时从定居在安第斯山脉的秘鲁人母亲的母乳中分离所得。

现有的科学证据表明，DSM 17938 可以通过减少甲烷促进肠道蠕动，增加功能性便秘成年人的排便频率，用于便秘的婴儿也是安全有效的 [90-93]。

其他方面，DSM 17938 可以缓解婴儿由于胃食管反流引起的吐奶 [93-95]，促进低出生体重儿的头部生长 [96]，减少母乳喂养的婴儿因肠绞痛诱发的哭闹和烦躁 [97,98]。不过研究也指出，用配方奶粉喂养的婴儿补充 DSM 17938 可能会加重肠绞痛 [99,100]。

一些面向儿童的研究还表明，DSM 17938 不仅可以减轻功能性腹痛，还能缓解急性腹泻的严重程度，缩短急性胃肠炎患者的住院时间，降低再次感染率 [101-107]。

值得一提的是，DSM 17938 似乎还有助于预防与 IgE 相关的湿疹，这需要孕妇在妊娠 36 周至分娩期间补充，同时给新生儿使用 12 个月 [108]。

13.17.15　鼠李糖乳杆菌 LGG

LGG 有助于缓解由轮状病毒引起的急性腹泻，还能减轻在幽门螺杆菌抗生素治疗期间的恶心和腹泻等胃肠道副作用。

13.17.16　VSL#3

VSL#3 是一款整合了 8 株独家益生菌的商品。临床试验表明，该组合有助于改善肥胖儿童的非酒精性脂肪肝、轻至中度的溃疡性结肠炎以及脓毒症 [109-111]。

如果将 VSL#3 用于治疗肠易激综合征，该组合可以缓解腹胀和腹痛，但在减轻腹泻或促进排便或改善大便形态方面的效果不理想 [112-114]。

13.17.17　你适合使用哪株益生菌？

肠道和菌株都是任性的，两者能不能合得来要由你亲自去探索，当然也可以找一位医生或营养师帮你出谋划策。

这里我想给你一个忠告，那就是不要选择不标注菌株编号的产品。我就见过有人抱怨说自己曾吃过不下 6 款益生菌，但无一见效，后来我才发现她来来回回吃的是同一菌株。

13.17.18　拿什么喂养益生菌？

益生菌和你一样都要吃饭，但你的小肠会抢走大部分营养，能够进入结肠成为菌粮的只是一些你无法消化的食物，它们就是可溶性的膳食纤维。

如果你不想饿死益生菌，就要好好地喂它们全谷物而不是精米精面，同时要吃够蔬菜、水果和豆类。我之前推荐过一些富含可溶性膳食纤维的食物，它们包括亚麻籽、朝鲜蓟、菊苣根、洋姜、洋葱、韭菜、芦笋、香蕉、魔芋、燕麦等。

如果你想快速增殖益生菌，可以补充一些益生元。益生元指的是各种能够促进有益菌繁殖的可溶性膳食纤维或低聚糖。目前最流行的益生元是菊粉和低聚果糖，其次还有部分水解的瓜尔豆胶、阿拉伯半乳聚糖、低聚异麦芽糖、低聚半乳糖、抗性糊精等。

需要特别说明的是，不同的益生元会增殖不同的细菌，这往往需要具体问题具体分析。一般来说，对于没有腹胀的人，通常推荐用菊粉。

第一次服用菊粉可能会出现腹部咕噜咕噜响或者放屁，这是肠道细菌发酵菊粉后产生大量气体的缘故，属于正常现象，多数人会在两周内缓解。菊粉的推荐量是 15g/d。

对于小肠细菌过度生长的患者以及部分肠易激综合征患者而言，高发漫的益生元会导致更严重的胀气和腹部不适。此时，菊粉和低聚果糖都是禁止使用的，我会推荐部分水解的瓜尔豆胶，这种可溶性膳食纤维已获得蒙纳士大学的低发漫认证。

临床试验表明，部分水解的瓜尔豆胶有助于减轻肠易激综合征患者的腹痛和腹胀，并能促进健康的情绪，对于慢性便秘的人还能增加排便频率[115-118]。目前，部分水解的瓜尔豆胶的推荐量是 5 ~ 30g/d。

13.18　大豆发酵物和沙棘油修复胃黏膜

肠道功能紊乱的人有时还伴有上消化道疾病，如胃食管反流病、胃溃疡或十二指肠溃疡，这些患者往往要忍受食欲不振、胃痛、反酸和烧心等不适。

遇到这类情况，大豆发酵物和沙棘油是不错的选择。

20 世纪 50 年代，保加利亚人发明了一种大豆发酵食品，这种天然食品通过德氏乳杆菌 R-187 发酵所得。目前已有多项共涉及超过 600 人的临床试验指出，6 ~ 15g

大豆发酵物能在 15 分钟内使 85% 的人缓解烧心、疼痛，15 天后的有效率达到 95%，有些患者在症状消退后做了胃镜检查，结果显示病灶消失或极大改善[119]。

另外一种值得推荐的护胃食品是沙棘油。沙棘盛产于我国西北地区，是一种富含维生素 A 和植物甾醇的果子。在不饱和脂肪酸的构成模式上，沙棘油不仅含有其他植物油所不具备的 ω-7 脂肪酸，而且还含有比例适宜的 ω-3、ω-6 和 ω-9 脂肪酸。根据民间的说法以及一些临床试验的结果，沙棘籽油和沙棘果油都有显著的抗溃疡效果，特别适用于受损黏膜组织的修复。我推荐沙棘果油，食用量是每天早、晚餐前 30 分钟各 3mL。注意：不能加热，要直接喝。

最后，别忘了前面讲过的肌肽锌和褪黑素哦！

13.19 胶原蛋白肽修复肠黏膜

胶原蛋白肽是备受推崇的伤口修复佳品，对于肠黏膜通透性增加的人尤为重要，这要得益于它含有大量的甘氨酸、谷氨酸和脯氨酸。

脯氨酸是修补胶原组织的关键成分。现有的研究已经发现，口服胶原蛋白肽是能以肽的形式出现在血液中的，这可以促进胶原蛋白的合成[120,121]。

由于甘氨酸含量很高，胶原蛋白肽还有许多意料之外的作用，比方说促进谷胱甘肽合成、保护胃肠黏膜、保护心肌细胞、提高睡眠质量、减轻疲劳感等[122,123]。

目前至少有 2 项研究指出，多囊女性的血清中匮乏甘氨酸和脯氨酸。这两种非必需氨基酸的短缺意味着多囊女性的氨基酸代谢路径受损，这可能会影响到谷胱甘肽的合成以及胶原组织的健康[124,125]。

在女性皮肤问题上，胶原蛋白肽经常被冤枉成连豆腐都不如的劣质蛋白。但事实上，在 2014—2018 年至少有 6 个随机对照试验指出小分子的胶原蛋白肽可以有效增加皮肤的弹性和光滑度[126-131]。

这么好的东西你可以在日常或修复肠道期间熬骨头汤或鸡爪汤获取，而且带皮带筋的部位会更好，熬汤的肉也要一并吃掉。为了给肠道更好的营养支持，你还应摄入充足的锌和维生素 A，这些营养素在猪肝里含量丰富。

需要营养补充剂的话，可以选择分子量在 3000 D（道尔顿）以下的胶原蛋白肽，这些胶原蛋白肽最易于吸收，一般推荐量是 20 ~ 30g/d。对于一些无法忍受胶原蛋白肽那股"鱼腥味"的人，可以选择谷氨酰胺来修补紧密连接，一般推荐量是 20 ~ 30g/d。

14 多囊卵巢综合征的分型及不同分型的应对方案

一个"学霸"的漫长自救史

大家好，我是 Wendy，一个刚从浙大医学院毕业的小"学霸"，一个有 2 年健康管理工作经验的大学老师。今天我想跟大家分享一下我这 6 年的多囊自救史。

2012 年年初我被诊断为多囊，从此便开始了长达 6 年的治疗生涯。西医、中医、中西医结合、功能医学、高碳水饮食、生酮饮食、低 GI 饮食，让我从多囊"小白"一路升级为"小神"。

1. "姨妈"从未规律的我

月经第一次来潮时我已经 15 岁了，比大多数人都晚得多。"姨妈"来了，却没有想象中太平——量少且不规律，但年少无知的我却一直没当回事。

回想当年肥胖的高中生涯：早饭 1 瓶软饮料（牛奶、糖和添加剂的霸气组合）加 1 个鸡蛋、2 个包子，午饭和晚饭是一大碗盖浇饭或者炒粉、炒年糕，而校门口的油炸食品、奶茶、辣条和饼干就是美味的下午茶。于是造就了一个大饼脸、115 斤的小胖子。

父母和我并不知道就是这种放纵的饮食方式引领我走上了多囊之路。

2. 多囊的"飞黄腾达"史

因为学习生物学和医学知识，我从 2008 年上大学开始就多运动、少吃零食。日常饭菜是食堂配置的高碳水化合物、高脂肪、少蛋白、多蔬菜的那种，体重虽然降到了 105 斤，但"姨妈"仍然是说不来就不来。年少无知的我依然没太当回事，觉得"姨妈"不来也挺好。

直到 2012 年读研究生，因为痛经痛到晕厥，我才第一次进了妇科门诊，第一次知道"多囊卵巢综合征"这个陌生而可怕的名词，第一次吃雌二醇和黄体酮进行人工调理周期，也第一次彻底不来"大姨妈"（人工干预结束后，"姨妈"就出走了）。

不知道是不是研究生期间那些粗糙的健身和饮食知识，那些遍布各处的低脂肪、低碳水饮食，那个成功减到了 95 斤的我，让"姨妈"彻底跟我断交了。

3. 几万元的治疗费都白交了

2012 年到 2016 年，我跑遍了杭州大大小小的医院，也看遍了亲朋好友介绍的"专治不孕不育"的名医，雌二醇、黄体酮、避孕药断断续续地吃，名贵中药、补药隔三岔五地喝。我也从一个白净少女变成了干枯的"黄脸婆"，肠胃和肝的功能越来越差，体重下降到 88 斤。

2016 年，我开始接触功能营养学知识，了解了不同饮食方式和营养补充剂的可能作用。我把自己当成实验小老师，尝试了各种饮食方式，拒绝激素和中药。虽然"姨妈"还是躲在角落里不出现，但是我的身体状况好了一些。

4. 与 V 帅的缘分

2017 年，我从同事那儿知道了 Vincent 的公众号。我认真学习了公众号里的每一篇文章，并报名参加了线上多囊课程。除此之外，我还查找文献、看专业书籍。在确认 V 帅关于多囊的饮食和营养补充剂的方案是安全且有科学依据的之后，我走上了自救之路。

饮食方面：遵守低 GI 的饮食方式，戒掉特别喜爱的牛奶与咖啡，吃高品质的油脂和蛋白质，甜品只在特殊的日子尝一尝。

运动方面：力量训练加有氧运动，天气好的时候我会去爬山、徒步，接触大自然。

压力和情绪管理：瑜伽加冥想加正念，关注情绪和身体感受的变化，逐渐学会面对负面情绪并调节压力。

营养补充剂：肌醇加复合维生素加 NAC 加水飞蓟素加维生素 D，按照 V 帅建议的量进行补充。

经过半年的调理，2018 年年初的某一天，我正躺在沙发上午休，"姨妈"来访了！我至今仍然记得那种喜极而泣的感觉。我来"姨妈"这件事情竟然被当成新闻在亲友之间奔走相告。

时至今日，我的"姨妈"基本规律，中间也怀孕过一次，但可能是因为胚胎质量不高所以自然流产了，我想很快我就会有自己的宝宝。

5. 结语

治疗的 6 年也是学习和成长的 6 年。通过这 6 年的学习，我真正知道了饮食、运动、压力、情绪和身体之间该如何相处。每个人的身体需求都是特殊的，我们不能盲目选择当下流行的药物治疗、饮食或运动方案，学会倾听身体的声音才会让你更健康。

V 帅是我认识的做营养学最认真、最专业的人，也是最博爱的人，没有之一！即使布满荆棘、困难重重，可能连温饱都得靠父母，V 帅却始终坚持做自己认为最正确、最能帮助大众的事业。

我想说：V 帅，加油，你是最棒的！

——Wendy，浙江杭州，2019-9-4

　　学到这里，你应该胸有成竹了。我已经把"地图"和"指南针"都交给你了，是否下定决心践行多囊卵巢综合征的饮食调理方案，愿不愿意服用营养补充剂，能不能管理好压力和情绪，该不该排除环境毒素的干扰，要不要修复肠道并平衡菌群，全在你一念之间。

　　做好这几个方面，你就成功了 80%。

　　那么，剩下的压轴好戏又是什么呢？

　　本章我会教你多囊卵巢综合征的分型以及不同分型的应对方法，我会分析不同类型多囊女性的调理方案各有哪些侧重点，我会讲解桥本甲状腺炎与多囊卵巢综合征的关联，我会传授高雄激素性脱发的相关知识，我会谈及异常子宫出血如何调整，最后还会讨论先天性肾上腺皮质增生症和功能性下丘脑性闭经方面的内容。

14.1　鹿特丹多囊卵巢综合征分型标准

　　你知道自己属于哪种多囊卵巢综合征吗？

　　在第 1 部分第 4 章中，我介绍过中国的多囊卵巢综合征诊断标准。该标准以无排卵作为诊断多囊卵巢综合征的必要条件，表明其重视生育问题，这是适合我国国情的。然而这份标准没有对多囊女性进行分型辨识，这是不利于探索病因的。

　　目前，只有鹿特丹多囊卵巢综合征分型标准得到了国际医学界的广泛认可。该标准由欧洲生殖胚胎医学会与美国生殖医学会于 2003 年在荷兰鹿特丹举行的会议中共同制定。该标准认为多囊女性有许多临床表现，但适合用于诊断的是如下 3 条：

　　1. 无排卵或稀发排卵；

　　2. 高雄激素症状或高雄激素血症；

　　3. 妇科超声显示卵巢多囊样改变（PCOM）；

　　满足上述条件的任意 2 条或以上就可以诊断为多囊卵巢综合征。

　　由此可见，鹿特丹多囊卵巢综合征分型标准把多囊女性分成了 4 类：

　　第一类：无排卵无月经，雄激素偏高，卵巢多囊样改变；

　　第二类：无排卵无月经，雄激素偏高，卵巢正常；

　　第三类：无排卵无月经，雄激素正常，卵巢多囊样改变；

　　第四类：有排卵有月经，雄激素偏高，卵巢多囊样改变。

　　现有的流行病学数据显示，我国汉族多囊女性中，第一类占 28.7%，第二类占 19%，第三类占 15%，第四类占 37.3%[1]。其中第一类多囊女性的病情最为严重，第二类次之，而第三类和第四类则相对轻微。

有意思的是，第一类和第二类虽然较为严重，但患者经过调理后却有很大机会恢复自发性排卵月经，反倒是第三类多囊女性的病征容易与其他可导致闭经的疾病相混淆且不好找到原因，而第四类则容易被漏诊。

不管你属于哪种类型，现有的分类标准都只能用于诊断而无法帮你找出背后的病因。如果希望寻根问底，我们还需要更细致的分类方式。

在第 1 部分第 3 章中，我曾强调过多囊卵巢综合征是基因和环境因子相互作用的产物，是多个环境因子失衡后交织形成的恶性循环的结果。虽然我们可以查出许多异常，但它们究竟谁是因谁是果真的很难说。

我们现在要做的，就是在鹿特丹多囊卵巢综合征分型标准的基础上再结合一些可以通过自查或实验室检查得到的信息来分析各类多囊卵巢综合征的主要问题在哪儿，然后逐个击破。

14.2 16 种多囊卵巢综合征的应对方案

表 36 列出了 16 种多囊卵巢综合征的分类方式。

表 36　16 种多囊卵巢综合征的分类方式

	第一类		第二类		第三类		第四类	
中国自然分布	28.7%		19%		15%		37.3%	
诊断分型	无排卵 雄激素偏高 卵巢 PCOM		无排卵 雄激素偏高 卵巢正常		无排卵 雄激素正常 卵巢 PCOM		有排卵 雄激素偏高 卵巢 PCOM	
AMH	严重升高		轻微升高		中等升高		中等升高	
胰岛素	抵抗	A 型	抵抗	B 型	抵抗	C 型	抵抗	D 型
LH/FSH	偏高		偏高		偏高		偏高	
胰岛素	正常	E 型	正常	F 型	正常	G 型	正常	H 型
LH/FSH	偏高		偏高		偏高		偏高	
胰岛素	抵抗	I 型	抵抗	J 型	抵抗	K 型	抵抗	L 型
LH/FSH	正常		正常		正常		正常	
胰岛素	正常	M 型	正常	N 型	正常	O 型	正常	P 型
LH/FSH	正常		正常		正常		正常	

　　我承认这种分类方式的不妥之处在于有些分型实际上可能是不存在的，但它非常有利于我们去理解多囊卵巢综合征的异质性问题以便于制订精准的调理或治疗方案。毕竟，多囊卵巢综合征最明显的特点就是没有共同特点。

　　人体是网状互联的复杂系统，把多囊卵巢综合征看作单纯的卵巢疾病是盲人摸象，错误的治疗方向会导致病情恶化，这无异于放任凶手逍遥法外。

　　以雄激素为例，卵巢和肾上腺都能分泌雄激素，而看似毫不相关的胰岛素则能刺激卵巢和肾上腺分泌雄激素，就连环境毒素的蓄积也会减慢肝脏代谢雄激素的速度。如果某种抗雄激素疗法会加重胰岛素抵抗，又或者会诱发不良情绪导致肾上腺应激，甚至阻塞肝脏清除雄激素的通道，那这种治疗方案其实是不可取的。

　　再比方说 LH/FSH 偏高，过去我们认为这是继发于无排卵的现象，是卵巢分泌的雄激素和 AMH 侵扰神经系统后的结果，因此多囊卵巢综合征是原发自卵巢的疾病。

　　这种思维并没有把人体当作整体来看待。事实上，肠道功能失调和环境毒素蓄积也会介导神经系统功能紊乱使得 LH/FSH 偏高，而胰岛素也能刺激腺垂体分泌 LH，这些非卵巢的外部系统失衡同样可以在携带易感基因的人群中引发多囊卵巢综合征。

　　在日本的多囊卵巢综合征诊疗指南中，无排卵和卵巢多囊样改变是诊断多囊卵巢综合征的必要条件，第三个必要条件是血清雄激素或 LH 偏高。高 LH 的地位不弱于高雄激素，这表明日本妇产科学会认为高 LH 可能是一种独立危险因素，它不仅仅是继发于高雄激素的产物。

　　谁说不是呢？每当和多囊女性一同梳理发病时间轴我就深有同感，有不少多囊女性在月经紊乱之初就查过"性激素六项"，她们当时的睾酮水平非常低，也没有多毛和痤疮等高雄激素表现，唯一异常的就是 LH 偏高。

　　正因为如此，我才选了胰岛素和 LH/FSH 用于扩增分型。这 2 个指标的异常暗示了除卵巢以外的系统失衡，其中胰岛素抵抗是代谢紊乱的典型代表，而 LH/FSH 偏高意味着神经系统功能紊乱，这与肠道和环境毒素有关，也与压力和情绪密不可分。

　　好了，搞懂这些基本概念后，接下来我就带你认识 A ~ P 型多囊卵巢综合征（以下简称多囊）。

14.2.1　A 型多囊

　　A 型多囊伴有胰岛素抵抗和高 LH/FSH，这类多囊属于混合紊乱，是最严重也是最有进步空间的一型。由于胰岛素会刺激腺垂体分泌 LH，胰岛素抵抗的存在使得我们无法判断 A 型多囊的高 LH/FSH 是继发于高胰岛素血症还是有其他介导因素，此时我们要做一下排除法，也就是优先针对胰岛素抵抗来调理，同时兼顾抗炎、抗氧化。

因此，适合 A 型多囊的补充剂有肌醇、维生素 D₃ 和 N- 乙酰半胱氨酸。我们把上述 3 种补充剂联合使用的方案称为 A 方案，这是一套基础调理方案。

如果严格执行 A 方案，A 型多囊的胰岛素和雄激素水平会下降，部分人还能恢复自发性排卵月经，至于 LH/FSH 能否下降很大程度上取决于有无排卵。

需要注意的是，一部分 A 型多囊是"假 A 型"，意思是这类患者实际上属于其他类型，但由于某些原因的干扰，使得她们通过上表自查时被误判为 A 型。比方说小琳刚确诊时属于鹿特丹多囊卵巢综合征分型标准中的第一类多囊，她伴有 LH/FSH 偏高和轻度胰岛素抵抗，那么此时她属于 A 型多囊。但经过一段时间的饮食和补充剂调理，她不再表现出胰岛素抵抗，此时她就从 A 型多囊转变成了 E 型多囊。而接下来，小琳应该按照 E 方案（针对 E 型多囊的方案）来调理。

14.2.2　B 型多囊

B 型多囊的卵巢没有表现出多囊样改变，一种情况是 A 型多囊的早期，研究数据支持鹿特丹多囊卵巢综合征分型标准中的第二类多囊的 AMH 较低 [2]。受高雄激素和高胰岛素等多重因素的影响，B 型多囊的卵巢会逐渐堆积窦泡，而后发展到 A 型，AMH 也可能越来越高。另一种情况是口服避孕药，这会掩盖卵巢多囊样改变这一表现。

B 型多囊的调理方向和 A 型多囊并无二致。一部分 B 型多囊经过调理后可以恢复，另外一部分会转变成其他病情较轻的类型。

14.2.3　C 型多囊

在高胰岛素和高 LH/FSH 的夹击下，极少人能维持正常的雄激素水平，因此，C 型多囊应该是罕见的，如果有则可能是 A 型多囊的早期。目前的统计数据也支持鹿特丹多囊卵巢综合征分型标准中的第三类多囊发生胰岛素抵抗和高 LH/FSH 的可能性相对较低 [3-5]。

14.2.4　D、H、L、P 型多囊

D、H、L、P 型多囊均属于鹿特丹多囊卵巢综合征分型标准中的第四类多囊，这类多囊占所有多囊的 37.3%，一些异常子宫出血的多囊女性可能会被误判为这类

多囊，但她们实际上是无排卵的。

患有第四类多囊的女性如果仅仅伴有痤疮和脱发而没有多毛，那么她不太可能关注多囊卵巢综合征，即便被诊断出高雄激素血症也可能不太当回事，毕竟月经正常的情况下很少有女生会联想到内分泌失调。

说句心里话，我很难想象女性的神经系统在高雄激素的侵扰下还能淡定地分泌 LH 和 FSH 以促进卵泡发育，这实在太不可思议了。我只能说第四类多囊女性要么具有最强大脑，要么就属于第一类多囊的早期表型。

理论上讲，第四类多囊主要集中在 L 型和 P 型，D 型和 H 型应该很少，这是因为高 LH/FSH 会严重影响 FSH 的功能而阻碍卵泡的发育，而且统计数据也显示第四类多囊的 LH/FSH 通常不会太高 [3-5]。

对于伴有胰岛素抵抗的 L 型多囊，其调理方案和 A 型一致，经调理后有可能恢复健康，也有可能转变成 P 型多囊。至于 P 型多囊，其调理方案和 M、N、O 型多囊类似。

14.2.5   E、F、G 型多囊

E、F、G 型多囊患者没有胰岛素抵抗，患糖尿病的风险低，但高 LH/FSH 使得她们最难拥有规律的月经周期，可以说这 3 型多囊是最难调理的。

值得庆幸的是，我们并不是完全没有方向。

现有的研究清楚地告诉我们，如果人为敲除小鼠卵巢的雄激素受体然后给予高雄激素处理，那么小鼠依然会发展成多囊；但如果敲除小鼠大脑的雄激素受体后再给予高雄激素处理，那么小鼠就不会发展成多囊 [6]。这项研究实际上表明了神经系统功能紊乱必然是多囊卵巢综合征诸多恶性循环中的关键一环，而且以 E、F、G 型尤为突出。

E、F、G 型多囊有可能是肠道功能失调或基因被环境毒素"荼毒"所致，也可能是压力、情感障碍或昼夜节律紊乱诱发了肾上腺雄激素分泌过量并导致神经系统功能紊乱的结果。

如果你查出硫酸脱氢表雄酮偏高，则可以认为雄激素来自肾上腺。已有研究指出，大约 25% 的多囊女性伴有肾上腺雄激素分泌过量 [7]。当然，即便硫酸脱氢表雄酮不高也不能断定肾上腺没有应激，毕竟硫酸脱氢表雄酮是可以转变成雄烯二酮和睾酮的。

针对 E、F、G 型多囊，我们的策略是用 Myo- 肌醇支持卵泡的自然发育，另

外要借助益生菌（如乳双歧杆菌 V9）等补充剂来调理肠道，同时要排除环境毒素的干扰，最后就是要平衡神经递质并管理好压力和情绪。有关肠道菌群失衡的修复方案请参考第 2 部分第 13 章，涉及环境毒素的排除方案请回顾第 2 部分第 12 章，至于压力和情绪管理方案请重温第 2 部分第 11 章。

假如上述方案均未能奏效，我建议你先请教医生，然后尝试在专业人士的指导下补充褪黑素或黑升麻，它们可以通过调节 GnRH 来恢复排卵。

最后，我们还可以对 E、F 型多囊使用具有抗雄激素活性的中草药（或它们的提取物），目前被认为最有前途的是覆盆子、山茱萸、淫羊藿、红灵芝、当归、甘草、丹参等。

有关中草药的详细内容，可以参考第 2 部分第 16 章。

14.2.6　I、J、K 型多囊

I、J、K 型多囊是最好调理的，执行 A 方案即可。

14.2.7　M、N、O 型多囊

M、N 型多囊的特点是无排卵和雄激素偏高，但不存在高胰岛素或高 LH/FSH 等刺激雄激素分泌的诱因，这让人丈二和尚摸不着头脑。

O 型多囊没有明显的高雄激素症状，血生化检测的结果也几乎接近正常，这类多囊的病情是最轻的。如果按照日本妇产科学会的标准，O 型多囊是不存在的 [8]。

M、N、O 型多囊的应对策略和 E、F、G 型多囊一致。

14.2.8　4 类多囊对肌醇的反应

很少有干预试验对多囊患者进行分型辨识，但有意思的是，一项出自意大利的随机对照试验就比较了鹿特丹多囊卵巢综合征分型标准中的 4 类多囊患者对 Myo-肌醇的反应 [9]。

该研究招募了 187 名志愿者，根据鹿特丹多囊卵巢综合征分型标准将她们分成 4 组，A、B、C、D 分别对应第一到第四类多囊，人数分别为 69 人、15 人、82 人和 21 人。

她们都被要求服用一种含有 2000mg Myo- 肌醇、500mg 酪氨酸、200μg 叶酸、55μg 硒和 40μg 铬的复合营养制剂，每天 1 次。

治疗后经卵巢超声和孕酮水平检测，A 组在 3 个月时有 19 人，即 27.5% 的人恢复了自发性排卵月经，当治疗延长到 6 个月时，自发排卵的人数比例增加到 65.2%。

在 B 组，3 个月和 6 个月时恢复自发性排卵月经的人数比例是 30% 和 80%，而 C 组在 6 个月时有 59.7% 的人恢复了自发性排卵月经。

D 组的人本身就是有排卵的，研究人员观察到她们的 BMI 下降，另外多毛症也有所减轻。

14.3 桥本甲状腺炎和多囊卵巢综合征

讨论这个话题的难度不亚于一分钟自我介绍，因为这原本应该用一本书的篇幅来详细讲解，而我现在只能挑重点来分享。

我必须强调，桥本甲状腺炎和肠易激综合征一样也在多囊女性中高发。

从现有的流行病学研究来看，桥本甲状腺炎的发病率不会低于 3%，其中女性的患病风险起码是男性的 10 倍以上。此外有荟萃分析指出，多囊女性伴有自身免疫性甲状腺疾病的人高达 26.03%，而健康对照组仅为 9.72%，特别是亚洲多囊女性患自身免疫性甲状腺疾病的风险更是非多囊女性的 4.56 倍 [10]。

小测试：你患有桥本甲状腺炎吗？

请根据实际情况在下表中勾选你过去 3 个月所经历的症状或事件，然后借助评分标准来判断你是否有可能患有桥本甲状腺炎。

症状或事件	是	否
情绪大起大落	☐	☐
注意力不集中	☐	☐
记忆力减退	☐	☐
眼肿或腿肿	☐	☐
情绪低落	☐	☐
缺乏动力	☐	☐
皮肤干燥	☐	☐
排便困难	☐	☐
体重增加	☐	☐
脱发	☐	☐
疲劳	☐	☐

（续表）

症状或事件	是	否
嗜睡	☐	☐
畏寒	☐	☐

每出现一个"是"得 1 分，"否"得 0 分。总分超过 8 分，提示你有可能已经患上了桥本甲状腺炎。

接下来，请跟着我的思路走，我将带你探索桥本甲状腺炎的非药物调理方案。

14.3.1　什么是桥本甲状腺炎？

把"桥本"和"甲状腺炎"分开读就很好理解了，这个病本质上是甲状腺发炎，它属于慢性炎症性疾病，之所以冠以"桥本"是为了纪念那位发现该病的日本人。

医学上对桥本甲状腺炎有更拗口的称呼，即慢性淋巴细胞性甲状腺炎，得名缘由是显微镜下观察到了生病的甲状腺组织出现淋巴细胞浸润，即甲状腺组织被白细胞围攻，这是免疫系统敌我不分的表现，也是甲状腺组织被错误地当成是异物来处理的结果，因此，桥本甲状腺炎又叫自身免疫性甲状腺炎。

相较于其他类型的炎症，桥本甲状腺炎很少发出红、肿、热、痛的信号，更多的是表现为一些不容易被察觉的免疫紊乱，而最具象征性的临床表现就是甲状腺过氧化物酶抗体（TPOAb）和甲状腺球蛋白抗体（TgAb）升高。

在各种免疫细胞的轮番进攻下，甲状腺组织逐渐遭到破坏，其合成甲状腺素的能力也变得越来越低下，该病发展到最后，就会演变成甲状腺功能减退（简称"甲减"）。

14.3.2　桥本甲状腺炎的症状

桥本甲状腺炎往往和甲减合并存在，因此，桥本甲状腺炎的症状通常就是甲减的症状，比方说注意力不集中、记忆力减退、皮肤干燥、疲劳、嗜睡、怕冷和便秘。

特殊情况下，桥本甲状腺炎患者也可以伴有甲状腺功能亢进（简称"甲亢"）的表现，这主要是由于甲状腺组织持续遭遇炎症袭击后发生损伤，大量的甲状腺素被释放进入循环系统，于是就造成了暂时性的高代谢状态，表现为情绪大起大落、心跳加速、手抖和出汗。

其他方面，由于甲状腺素 T_3 可以诱导血清素的合成，当甲状腺功能减退时血清素合成减少，因此，桥本甲状腺炎有时会被误诊为抑郁症[11]。

14.3.3　桥本甲状腺炎的检查

如果你怀疑自己患有桥本甲状腺炎，可以到医院做如下检查：

1. 抗体检查。包括甲状腺过氧化物酶抗体（TPOAb）和甲状腺球蛋白抗体（TgAb）。

2. 功能检查。包括促甲状腺激素（TSH）、游离四碘甲状腺原氨酸（FT_4）、游离三碘甲状腺原氨酸（FT_3）、四碘甲状腺原氨酸（T_4）、三碘甲状腺原氨酸（T_3）。

3. 超声检查。主要是甲状腺超声检查。

4. 细胞检查。由于有约10%的桥本甲状腺炎患者相关抗体水平不升高，所以严格意义上讲，诊断桥本甲状腺炎还需要进行穿刺活检，显微镜下的病理结果对确诊桥本甲状腺炎有决定性作用。当然临床上通常不提倡采取侵入性检查，更多的时候，医生会综合常规检查结果进行诊断。

14.3.4　甲状腺功能的变化过程

患有桥本甲状腺炎的人，甲状腺的功能在初期通常是轻度亢进，但是一般的检测可能发现不了任何异常，所以很多人会在不知不觉间度过这个阶段。

随着甲状腺组织被炎症逐渐破坏，TPOAb和TgAb变得越来越高，此时甲状腺的功能会慢慢地从亢进回落到正常。

但事情并非就这样结束了，因为自身免疫产生的炎症仍在持续，它会导致有正常功能的甲状腺组织日益减少，所以接下来将过渡到亚临床甲减。这个阶段的典型表现主要是TSH升高但FT_4正常，高水平的TSH可以"鞭策"甲状腺，它是机体为了维持正常甲状腺素水平以克服甲减而作出的最后挣扎。

到了这个节骨眼，如果再不针对病因采取治疗而任由慢性炎症肆虐，最终会发展到难以逆转的甲状腺功能减退，即TSH升高但FT_4不足。

总的来说，甲状腺功能在桥本甲状腺炎的不同病程阶段是不一样的，通常是先发生甲亢再转为甲减，而TSH的升高是腺垂体负隅顽抗的结果。

14.3.5　你是碘过量还是碘缺乏？

阳阳是一名桥本甲状腺炎伴甲减患者，医生告诫她要吃无碘盐。然而在问询过程中我了解到她有留学日本的经历，她告诉我在日本生活期间身体状况是很棒的，自从回国后就越来越糟。

我怀疑她缺碘，于是建议她查个尿碘。不出所料，她在北京协和医院查出尿碘浓度仅有 67μg/L，而正常范围是 100 ～ 300μg/L。

这不是故事的全部，我还了解到她从婴儿时期到现在一直便秘，但在日本留学期间喝了青汁（以大麦若叶为主要原料的饮品）就有改善。我对她的肠道健康状况感到担忧。

为此，我建议她补碘、补硒，并修复肠道。做出这些改变后，她的 TPOAb 就从 200 多下降到 10 以下了。

记住：仅凭"桥本甲状腺炎"这个标签是无法断定碘过量的。

我可以非常肯定地告诉你，甲状腺喜欢碘，没有碘就没有甲状腺素，缺碘可以导致 TSH 升高和甲状腺肿大，缺碘还可能增加甲状腺癌的发病风险。

坦桑尼亚癌症中心于 2018 年对过去 10 年接诊过的甲状腺癌患者进行了详细的调查分析，结果发现 75% 的人缺碘 [12]。出自广州中山大学公共卫生学院的一项荟萃分析指出，在碘缺乏地区食用富含碘的鱼类和贝类与较低的甲状腺癌发生风险相关 [13]。

我同样可以非常肯定地告诉你，甲状腺不喜欢太多的碘，过量的碘会增加甲状腺发炎的概率，这也可以导致 TSH 升高和甲状腺肿大 [14]。

一项出自韩国首尔延世大学的临床试验发现，限制碘的摄入量可以使那些尿碘偏高的患者相关抗体水平下降，而且有 78% 的患者恢复了正常的甲状腺功能 [15]。

也就是说，正确的做法是先评估碘营养状况再下判断。刚才我提到了尿碘，但其实这项检测不够准确，所以在实践中我更推崇回顾桥本甲状腺炎发病前的饮食习惯。

如果你在查出桥本甲状腺炎的半年前曾吃过大量的海鲜，或吃得太咸，或服用过含碘的营养补充剂，那么你可以先尝试低碘饮食，即不吃海带、海草、紫菜和裙带菜，但需要吃碘盐，只不过可以不吃那么咸，或者某一餐使用无碘盐。

相反地，如果你在查出桥本甲状腺炎的半年前就很少吃海产品，而且饮食也非常寡淡无味，甚至道听途说地用了无碘盐，那么你缺碘的可能性很大，此时应重新吃碘盐并每周至少食用 1 次海产品。

总之，缺碘会阻碍甲状腺素合成，碘过量会增加甲状腺发炎的概率，两者均会导致 TSH 升高并诱发甲状腺肿大。

14.3.6　你存在碘有机化障碍吗？

这可能是你第一次听说"碘有机化障碍"，为了强调它的重要性，我希望你能打起十二分的精神来阅读接下来的内容。

所谓碘有机化障碍，是指甲状腺不能很好地利用碘离子，例如加碘盐中的碘酸钾和补充剂中的碘化钾，它们都以离子态进入人体，均属于无机形式的碘。

然而对于甲状腺而言，它合成甲状腺素所需要的是有机碘，所有碘离子都必须先被甲状腺过氧化物酶催化成碘单质后才能与甲状腺球蛋白结合形成有机碘。

但问题是，许多桥本甲状腺炎或甲减患者的甲状腺过氧化物酶基因是有缺陷的，而且针对甲状腺过氧化物酶进行攻击的 TPOAb 往往也居高不下，它们不仅不能有效处理无机碘，甚至当碘离子过剩时，甲状腺组织还会被碘离子毒害。

临床上有一种检测可以发现碘有机化障碍，那就是高氯酸钾释放试验。

这项检测要求受试者先口服 ^{131} 碘，然后于 2 小时测定甲状腺吸 ^{131} 碘率，接着口服高氯酸钾，并于 1 小时后再次测定甲状腺吸 ^{131} 碘率。

从原理上来讲，氯和碘同属卤族元素且氯的活性比碘强，所以高氯酸钾可以竞争性地阻碍甲状腺吸收放射性碘。一旦受试者存在碘有机化障碍，那么他们摄入放射性碘后甲状腺组织就会发生碘离子聚集，而当高氯酸离子进入甲状腺组织，它便会与碘离子发生置换驱逐现象，使得放射性碘被排出甲状腺外。

但是健康的甲状腺在摄取无机碘后会迅速使其有机化，换言之，甲状腺不会发生明显的碘离子聚集现象，因此健康人行高氯酸钾释放试验也不会显著排碘。

一项出自西安医科大学的研究表明，健康对照组的高氯酸钾释放试验阳性率为0，而桥本甲状腺炎和甲减患者的阳性率高达 57% 和 50%[16]，这表明起码有一半的桥本甲状腺炎或甲减患者存在碘有机化障碍。

我们再回过头来聊聊碘营养这个话题。现在你可能已经发现，对于那些存在碘有机化障碍的桥本甲状腺炎或甲减患者，他们的甲状腺实际上是缺碘的，只不过缺的是有机碘。

这群被统计学忽略、被标准化建议耽误的患者，他们食用加碘盐后的反应和健康人完全不同，即便是 150μg/d 这种被认为安全的剂量，碘有机化障碍的存在也会使他们的甲状腺囤积碘离子，进而产生大量的活性氧，引起甲状腺损伤。

面对这种窘况，我给桥本甲状腺炎和甲减患者的建议是不吃加碘盐，但应该经常地适量摄入海带和紫菜等海洋蔬菜。如果无法精准把控碘的摄入量，可以规律地服用以海带碘为原料的营养补充剂，推荐量为 150μg/d，同时应降低海产品的食用频率。

最后有个好消息要和你分享，早在 2002 年，就有全国人大代表向卫生部建议用海洋生物碘盐代替无机碘盐[17]，有一些研究已经表明有机碘比无机碘更安全，即便在超过无机碘 3 倍的剂量下也没有引起甲状腺肿大等毒性作用。

14.3.7　补硒能把抗体降下来吗？

现有的临床试验清楚地告诉我们，每日补充 200μg 硒（硒代蛋氨酸），3 个月后可以观察到桥本相关抗体水平的下降。但有几点注意事项我要强调一下：

1. 切勿过量补充硒，这会增加糖尿病的患病风险；

2. 不要补充硒酸钠，因为临床试验显示其无效；

3. 谨慎补充酵母硒，因为你可能对酵母过敏或敏感；

4. 复合维生素与矿物质产品通常含有硒，NAC 以及一些支持肝脏解毒的复方产品也可能含有硒，请留意总量不应超过 200μg/d。

14.3.8　桥本甲状腺炎的病因

桥本甲状腺炎和多囊卵巢综合征一样也是基因和环境因素相互作用的产物，如果真要说有什么诱因在作祟，那矛头一定指向环境因素，尤其是你每天的衣食住行。

问你一个问题，你觉得免疫系统在什么情况下会暴动？

答案是异物侵入时。

每当有异物侵入人体，免疫系统就会拉响警报并千方百计地消灭它——不管是从肠道进来的食物变应原还是从呼吸道进来的污染物，"宁愿杀错也不放过"是免疫系统一直以来遵循的保家卫国方针。

异物入血后可以随血液循环游走全身。异物走到哪儿，哪儿就有战争。你回想一下感冒时的那种难受，其实就是病毒或细菌惹毛了免疫系统。鼻塞、咳嗽、喉咙痛等症状统统都是免疫系统搞出来的，虽然它的初衷是为了消灭异物，但战争总会伤及无辜，你的鼻、咽、喉就是战场。

同样的道理，当甲状腺成了战场，那就是桥本甲状腺炎，而背后的始作俑者是环境毒素、微生物、食物变应原等。

14.3.9　环境毒素会毒害甲状腺吗？

现在被高度怀疑对甲状腺有毒害作用的环境毒素主要是重金属铅、汞、镉、镍、砷以及比碘活性更强的卤族元素（如氟、氯、溴）的化合物（如氟化钠、多氯联苯、溴酸钾）。

接下来，请允许我按文献发表的时间顺序为你简述各种环境毒素的罪状。

1980 年，一篇刊登在《新英格兰医学杂志》上的报道指出，接触多溴联苯的人群发生甲状腺功能减退的风险出乎意料地高[18]。多溴联苯在电子产品和纺织品中用作阻燃剂，但目前已由环境污染流入食物链和居家环境。相关研究指出，多溴联苯的污染情况不容乐观，我们的身体正承受着解毒压力[19]。

1983 年，一篇发于《美国医学会杂志》的研究报告指出，暴露于铅的人群中有 58% 的人发生甲状腺素水平下降，26% 的人血检显示甲状腺功能减退[20]。

1993 年，一篇发表在《临床病理学期刊》上的研究报告指出，血浆溴水平增加与 TSH 水平升高显著相关[21]。

2000 年，一项在 132 对双胞胎中开展的研究表明，香烟暴露使得甲状腺疾病发病风险增加到原来的 3 ～ 5 倍，吸烟是自身免疫性甲状腺疾病的危险因素[22]。

2007 年，一篇发表在《光化层》杂志上的研究报告指出，血清有机氯化合物的浓度与甲状腺体积增大以及 TSH 和 TPOAb 升高呈正相关[23]。

2012 年，《美国国家健康与营养调查》的数据显示，血液或尿液中的铅、汞、镉水平与 TPOAb 和 TgAb 的升高呈正相关[24]。

2012 年，一篇出自意大利学者的研究报告指出，不吸烟的交通警察其尿液砷浓度比农村道路工人的要高，其 TSH 水平也高，但 FT_4 水平低，这说明空气污染会毒害甲状腺[25]。

2014 年，出自印度的一项研究指出，血清或尿液中较高的氟化物浓度与甲状腺功能紊乱存在相关性[26]。

2015 年，一篇发表在《内分泌杂志》上的研究报告指出，对金属镍过敏的人发生桥本甲状腺炎的风险是普通人的 2 倍[27]。

2017 年，上海交通大学医学院在 5628 名成年人中发现女性暴露于铅、镉的环境与 TPOAb、TgAb 以及 TSH 升高相关，同时与甲状腺功能减退相关[28]。

2018 年，一项病例对照研究指出，即便浓度很低，饮用水中的氟化物仍然会对甲状腺功能造成不良影响，氟化物水平越高，TSH 就越高[29]。（氟化钠在历史上曾用于治疗甲状腺功能亢进，它会导致甲减一点儿也不奇怪。）

面对环境毒素，我只能用防不胜防和无可奈何来形容，尽管有些基因强大的人并不会因此而患上甲状腺疾病，但那些携带易感基因的人却会遭其毒手。

那么，我们可以做些什么呢？

最重要的是防毒，然后再考虑排毒。

1. 给家里配置一台高效的净水器，可以减少重金属、氯化物和氟化物的暴露。

2. 如果你居住在公路、加油站、汽车站或垃圾焚烧厂等可能会散发出污染物的场所附近，请一定为自己的卧室配备一台空气净化器。如果你所在的城市一言不合就起雾霾，出门记得戴口罩。

3. 香烟烟雾含有大量的铅、镉、砷，这些重金属容易沉积到甲状腺。避免主动吸烟，避免进入二手烟场所。

4. 不建议使用红药水消毒（含汞溴红），尽量不要食用剑鱼、鲨鱼、鲭鱼、方头鱼和长鳍金枪鱼等大型鱼类（汞含量高）。

5. 溴酸钾是一种食品添加剂，可以使面包外形饱满、口感柔软，但它同时也是一种强氧化剂。我国曾允许使用溴酸钾来改善面粉品质，但由于有研究表明溴酸钾可导致甲状腺癌和肾脏损伤，所以我国卫生部从 2005 年起便禁止将溴酸钾用于面粉处理。需要注意的是，虽然我国已明令禁止用溴酸钾来改善面粉品质，但一些小作坊可能会违法添加；另外，溴酸钾在美国食品加工领域仍然可以合法使用。所以，应尽量避免购买小作坊生产的及从美国进口的面粉及其制品。

6. 含硫食物有助于肝脏解毒，大蒜、香菜、洋葱和西蓝花是很棒的食材（后面我将谈到西蓝花能不能吃的话题）。柑橘类水果中的果胶有助于螯合重金属 [30-33]，吃橙子的时候无须把内皮剥得太干净。

7. 脂溶性的毒素随胆汁进入肠道，而后通过粪便排出，请保持通畅的胆道及规律的排便习惯；水溶性的毒素经尿液和汗液排出，建议多运动多出汗，喝足够的水排足够的小便。

8. 借助一些营养补充剂来排毒，例如硒、N- 乙酰半胱氨酸、植酸、改性柑橘果胶、富含叶绿素的小球藻或小麦草 [34-48]。

9. 回顾第 2 部分第 12 章的环境毒素的排除方案。

14.3.10　有害微生物会毒害甲状腺吗？

作为免疫系统最讨厌的异物，有害微生物必然会伤害到甲状腺。

美国卫生与公众服务部官网上发表过一篇文章，主要讲述了人类疱疹病毒（EB病毒）第四型与自身免疫性疾病的相关性 [49]。文章指出，有些人在童年早期就被EB 病毒感染而没有任何症状，有些人被感染后会表现出单核细胞增多，症状是喉咙痛和淋巴结肿大，随后 EB 病毒或是休眠并与人类共存，或是诱使携带易感基因的人启动自身免疫。一项出自斯洛伐克的研究指出，高达 81% 的桥本甲状腺炎患者甲状腺组织中可以检测到由 EB 病毒编码的物质[50]。

另外一种与桥本甲状腺炎相关的微生物是耶尔森菌。因为耶尔森菌看起来很像甲状腺组织，所以你的免疫系统可能会错杀无辜。已有研究表明，桥本甲状腺炎患者检出耶尔森菌抗体的概率是健康志愿者的 14 倍[51]。这种细菌可以通过受污染的食物进入肠道并诱发急性胃肠炎，你可以回想一下桥本甲状腺炎发病前是否出现过发烧、呕吐和腹泻。

第三个要高度怀疑的是幽门螺杆菌，因为已有研究指出桥本甲状腺炎患者发生幽门螺杆菌感染的概率是无自身免疫性疾病者的 4.3 倍[52]，还有两篇研究报告也支持幽门螺杆菌感染是桥本甲状腺炎的危险因素[53,54]。

还有一些微生物也值得怀疑，例如细小病毒 B19、丙型肝炎病毒、柯萨奇病毒B 等[55,56]。

总之，病原微生物作为异物一定会引起免疫系统的注意，但究竟还有什么病毒或细菌可能导致甲状腺发炎，还有待科学研究去揭示。

那么，应对方案是什么呢？

不瞒你说，EB 病毒疫苗正在研发当中，而且没有任何研究表明 EB 病毒疫苗究竟对甲状腺是雪中送炭还是雪上加霜，所以你暂时先观望吧。

至于幽门螺杆菌则非常有必要杀一下。你可以到医院做一个 ^{14}C 呼气试验，如果查出感染了幽门螺杆菌，请咨询医生如何使用抗生素。如果不想吃抗生素，可以试一下乳香胶，这是一种从乳香树中获取的渗出液，出自希腊的一项临床试验指出，乳香胶（每次 1000mg，每天 3 次）可以在 14 天内根除幽门螺杆菌，有效率为38.5%[57]。

14.3.11　肠道不好会毒害甲状腺吗？

多囊姐妹的故事

我就是对麸质敏感的桥本型多囊

我是一名"瘦多囊"，身高 1.58 米，体重 43 千克，但伴有糖耐量异常和桥本甲状腺炎，而且是过敏体质，多囊病程在 10 年以上。

月经量少甚至几个月也不报到，大部分时候出血淋漓不尽可长达 2 个月，我知道那并不是真正的月经。

我感到心烦和乏力，早醒、多梦和睡不够让我感到疲惫不堪，甚至对任何事情都提不起兴趣。心情急躁却无法放松，这让我无法心平气和地与家人沟通。严重的过敏性鼻炎和咽喉炎总是让我脑袋晕晕沉沉的无法集中精力，糖耐量异常总是让我犯困和头晕。

我已记不清是从什么时候开始的，但这些症状一直伴随着我很多年。

起初，我并不知道这些症状背后的原因和它们之间的关联。从开始为了治疗月经不调和淋漓不尽，到后来为了生育，我看过不知多少医生，吃过不知多少药。

每次去看医生，我都会被告知多囊是无法被治愈的疾病，这让我几乎走到了崩溃的边缘。随着症状越来越明显，我开始自我反省并寻求医院以外的治疗方案，因为我不想在未来的几十年里带着这些症状去过毫无质量的生活，甚至害怕出现更多的不适。

在认识 Vincent 之前，我不知道这些症状为什么会出现，甚至一度以为吃面条和青菜以及少肉少油的饮食才是最健康的。在 Vincent 的帮助下，我做了一些检测，他给了我许多很好的建议和方案。

在这之前我无论如何也没想到更不愿意相信，麸质敏感原来真的存在，我每天都在吃的面条居然一直在"毒害"我。

我戒除了所有面食，减少了精制碳水化合物和加工食品，增加了肉类和优质油脂，同时规律地进行身体锻炼，并开始观察身体的变化。

戒除麸质2周后，我明显感到过敏性鼻炎和咽喉炎减轻了很多。营养调理和运动带给我的是精神状态和睡眠质量的改善。大约过了2个月，久违的"大姨妈"来报到了，是颜色和量都正常的那种！

在后续的几个月中，我一直有规律的生理周期。激素回归正常后，许多症状都有了明显的改善，包括之前难以放松的感觉也缓解了不少。

毫不夸张地说，我的感觉是重生，是一种生活质量的重生。

总是睡不醒的状态也得到了改善。我现在在每天清晨7点准时起床，然后开始做早餐并进行学习，我又可以投入工作了。感觉整个人切换到了放松模式，并渐渐从原来的力不从心变成了温和而积极，不再动辄郁闷和疲倦。

我已经不会再去担心多囊卵巢综合征和桥本甲状腺炎能否被治愈，因为现在我已经没有那些症状了，这就是最有效的。

当我们的身体无法自我调节时，当医生无法给予有效的解决方案时，或许是我们的方向和方法不对。面对疾病，我们可能需要自己去探索并寻找答案，没有人比我们自己更清楚身体到底哪里不舒服！

我很幸运，在 Vincent 的帮助下学会了去了解症状背后的诱因，了解不同病因和症状之间的关联，这些信息帮我找到了适合自己身体的生活方式。所有无法被治愈的疾病和症状，医生都只能给我们建议，唯有我们自己才是治愈自己的最佳医生。

愿所有患有多囊卵巢综合征或桥本甲状腺炎的同伴都能找到适合自己的饮食习惯和生活方式。祝你健康！

——睿，上海闵行，2018-12-31

Vincent 补充：

2018 年年底的杭州和上海之行，我告别菲比和 Dina 后就约见了睿，我在她身上看到了千千万万多囊女性的缩影。她的蜕变不是我的功劳，我只做了一件小事，就是给她指路，漫漫长路还得靠她努力走下去。我手里有指南针，但腿长在你身上，只有发自内心的改变才能给你带来健康，"健商"决定健康。

肠道不好，甲状腺没法过上好日子。

我们来捋一捋思路，看看肠道是如何"毒害"甲状腺的。

首先，你吃了一片面包、一个鸡蛋、一盒牛奶和一个苹果，你的胃开始分泌胃酸和胃蛋白酶，你的胰腺开始分泌胰淀粉酶、胰蛋白酶和胰脂肪酶，在胃酸和消化酶的作用下，食物中的蛋白质大部分被分解成氨基酸，少部分仍然是蛋白质。

接着，氨基酸被小肠吸收入血并成为细胞的营养物质，而大分子的蛋白质则会随食糜进入大肠被细菌利用。在肠黏膜通透性增加的情况下，大分子蛋白质可以从破损的小肠黏膜间隙钻进血液。

入血的大分子蛋白质可以随血液循环游走全身，这些异体蛋白由于未被分解成氨基酸，所以免疫系统把它们界定为敌人（变应原）并发起进攻。

终于，"战争"爆发了，这就是食物诱发的超敏反应。

免疫系统的作战策略不同，所引发的超敏反应类型也不同。超敏反应可以分为 Ⅰ、Ⅱ、Ⅲ 和Ⅳ型，其中Ⅱ型和Ⅳ型超敏反应与桥本甲状腺炎相关，而从肠道"偷渡"进来的食物变应原恰恰会诱发Ⅱ型或Ⅳ型超敏反应。

注意：任何食物都有可能成为变应原。但具体到不同的人，情况会有所不同，这取决于个体的消化功能、肠黏膜通透性和免疫系统功能的差异。不过，小麦中的麸质似乎是大部分桥本甲状腺炎患者的变应原。

一项出自波兰西里西亚医科大学的研究就指出，为期 6 个月的无麸质饮食和普通饮食相比可以降低桥本甲状腺炎患者的相关抗体水平 [58]。

说到这里，你可以总结出哪些环节失衡会诱发超敏反应吗？

1. 消化功能不好，蛋白质分解不彻底；

2. 肠黏膜通透性增加，无法阻隔大分子蛋白质入血；

3. 免疫系统调皮，误把食物当成敌人。

结论：食物引起的超敏反应是消化系统过失加免疫系统误判所诱发的。

需要注意的是，由于不同人对同一食物的反应往往不一样，而且Ⅳ型超敏反应引起的炎症需要在机体二次接触变应原后 24 ~ 72 小时才会发生，这种炎症非常隐匿，没有过敏等可自我感知的不适症状，所以很容易被忽略。

为了找出哪些食物会成为免疫系统误伤甲状腺的变应原，我们可以采用食物排除法。所谓的食物排除法，即先停食某种食物 3 ~ 6 个月，然后对比停食前后的桥本甲状腺炎相关抗体指标来分析你对该食物是否敏感。我通常建议直接停食小麦和乳制品，如果抗体下降则说明你可能对小麦或乳制品敏感，如果抗体不下降请尝试停食鸡蛋、大豆、玉米，或者其他高频食用的食物。

停食特定食物只是权宜之计，更重要的是提高消化功能并修复"肠漏"，同时要调节肠道菌群以稳定免疫系统，这些内容请参考第 2 部分第 13 章的肠道菌群失衡的修复方案。

最后我要强调一点，桥本甲状腺炎和肠易激综合征患者在选择食物上有些差异，桥本甲状腺炎患者可以耐受水果以及一些不太伤害肠道的根茎类碳水化合物，例如紫薯、红薯、芋头等。但是桥本甲状腺炎患者对蛋白质特别敏感，所以不管是鱼类还是肉类，任何形式的高蛋白食物在"肠漏"尚未被修复之前都是有可能伤害到甲状腺的。另外就是，我建议你在营养师的指导下采用食物排除法，通过合理的饮食搭配或食物替换，避免营养不均衡。

14.3.12　大豆、西蓝花会毒害甲状腺吗？

社交媒体上流传着一条饮食建议，那就是甲状腺功能减退的患者不能吃大豆和十字花科蔬菜，原因是它们会阻碍甲状腺吸碘而导致甲状腺肿和甲状腺功能减退。

客观上来说，桥本甲状腺炎是一种自身免疫性疾病，是你的免疫系统对甲状腺组织发动进攻后造成的，只要你不是对大豆或西蓝花敏感，它们根本不会诱发桥本甲状腺炎。

当然，不能否认的是，食用大量大豆是会伤害到肠黏膜的，它可以通过增加肠黏膜通透性来助长其他食物变应原对甲状腺的迫害，大豆凝集素本身也可能会诱发异常的超敏反应，所以桥本甲状腺炎患者确实应该少吃大豆。

对于没有桥本甲状腺炎的甲减患者来说，大豆和大豆食品是被冤枉的，因为有研究回顾分析了 14 篇文献也没发现大豆会影响甲状腺功能[59]，还有一项在亚临床甲状腺功能减退患者中开展的临床试验更是发现，即便食用超出日常量的大豆蛋白也不会对甲状腺有害[60]。

西蓝花干扰甲状腺吸碘这个说法是正确的，但前提是在动物身上，又或者你可以连续 1 个月每天吃下好几斤西蓝花，而且是生吃的那种。

如果你只是 1 个星期吃两三次西蓝花，那根本没必要操这个心，而且已有研究发现在正常食用量下吃十字花科蔬菜并不会影响甲状腺素和促甲状腺激素的水平[61,62]。

总之，从现有的证据来看，只有在食用大量未煮熟的十字花科蔬菜的情况下才会阻碍甲状腺吸碘，而碘摄入充足的桥本甲状腺炎患者不必忌口。

14.3.13 低碳水化合物饮食会毒害甲状腺吗？

卷卷是我的朋友，自从关注了生酮饮食，她就拿自己当小白鼠，从此与一切碳水化合物绝交并爱上了吃高脂肪的食物。尴尬的是，她身体的脂肪却没舍得离开她，而且体检报告显示甲状腺素 T_3 下降但 TSH 没升高。

T_3 是功能最强的甲状腺素，功能较弱的 T_4 要在胰岛素以及硒和锌的帮助下才能转变成活性的 T_3。现有的研究已经指出，用脂肪代替碳水化合物的饮食会导致 T_4 转变成没有活性的反式 T_3 而不是活性的 T_3[63]；还有研究指出，生酮饮食会增加癫痫儿童发生甲状腺功能减退的风险[64]。

这是真的，低碳水化合物饮食可以通过减少 T_3 的生成来降低新陈代谢的速度，这是基因在进化过程中形成的一种自我保护机制，是机体为了应对食物短缺而作出的妥协，其最终目的是节约能源以维持生存。

我赞赏基因的这种设定。但长期维持在低 T_3 的状态无异于甲减，你不得不忍受甲状腺素不足所带来的不适，例如脱发、便秘、健忘、嗜睡、情绪低落等。

14.3.14 如何维护甲状腺功能？

管理桥本甲状腺炎的最后一步，就是为甲状腺提供营养支持。

甲状腺最需要的营养物质是碘、硒、铁、锌、铜、维生素 A 和酪氨酸，比方说合成甲状腺素需要碘，激活甲状腺素脱碘酶需要硒[65]，激活甲状腺过氧化物酶需要铁[65]，细胞受体则需要锌和维生素 A 才能感知甲状腺素[66-71]。

当然，桥本甲状腺炎患者不需要一个个地补这些营养物质，因为铜和酪氨酸通常不会缺乏，最常见的失衡在于碘和硒，其次可能是缺锌或缺铁，有的人还可能缺乏维生素 A。

关于碘和硒我们已经讨论过了，这里我要点维生素 A 的名，因为它的重要性一点都不亚于维生素 D。缺乏维生素 A 将严重限制基因的表达，这种抗感染维生素不足会降低黏膜的免疫防御能力，使得上呼吸道感染反反复复发作，导致各种各样的异物经由呼吸系统进入循环系统，最终引发免疫系统的不满。

现有的临床试验已经发现，每天补充 25000 IU 维生素 A，为期 4 个月，可以帮助亚临床甲状腺功能减退患者降低 TSH 并提高甲状腺素 T_3 的水平[72]；补充维生素 A 还能降低碘缺乏时造成的甲状腺肿风险[73,74]。

需要说明的是，为甲状腺提供营养支持固然重要，但营养均衡的人额外补充是没有益处的，毕竟诱发甲状腺发炎的病因根源是异物。

如果你还不清楚自己存在哪些维生素或矿物质不足，我建议你复习第 2 部分第 10 章第 15 节的内容。

14.3.15　如何看待激素替代治疗？

自从有了左旋甲状腺素钠片，一切问题都变得简单了，那就是替代治疗。不管你有没有桥本甲状腺炎，医生都可以根据甲状腺的功能情况来决定用不用药，而不会针对桥本甲状腺炎进行治疗。

现实情况是，如果你仅仅表现为相关抗体升高而没有功能的改变，那就只能随诊观察直到功能异常才能使用激素。但是左旋甲状腺素钠片没有治疗桥本甲状腺炎的功效，它只是具有甲状腺素的功能，所以这叫替代治疗，相当于给糖尿病患者注射胰岛素。至于你的甲状腺病成什么样子，它有没有被免疫系统袭击，那是管不着的。

或许你觉得这种治疗治标不治本，但我认为这种疗法还是有可取之处的，毕竟它太方便了，而且在安全性方面只要谨遵医嘱就无须太过担心，你需要担心的其实是左旋甲状腺素钠片也不一定能使你快乐。

如果补充左旋甲状腺素钠片后症状没有改善，要留意 T_3 和反式 T_3 的比值。缺硒、压力大和低碳水化合物饮食会导致 T_4 更多地转变成反式 T_3 而不是 T_3，反式 T_3 会霸占细胞表面的甲状腺素受体而使得 T_3 无法行使功能，但由于细胞不承认反式 T_3，所以细胞不作出响应。如果 T_3 和反式 T_3 的比值正常但症状仍然明显，则可能是因为缺乏锌或维生素 A 从而导致细胞受体无法感知甲状腺素。

在实际调理过程中，桥本甲状腺炎患者应谨遵医嘱服用左旋甲状腺素钠片，它既可以减轻甲状腺的负担又能缓解症状。但无论如何请你同时关注病根，放任甲状腺发炎不管而完全依赖左旋甲状腺素钠片无异于舍本逐末。

14.3.16　草药疗法能治疗桥本甲状腺炎吗？

这方面的研究少得可怜，毕竟有了左旋甲状腺素钠片后就再也没有人愿意投钱给科学家去研究桥本甲状腺炎的草药治疗方案了，目前我能查到的只有南非醉茄最有希望。

一项出自印度的研究表明，600mg/d 南非醉茄提取物可以在 8 周内使得亚临床甲减患者的 TSH 以及 T_4 和 T_3 恢复到正常水平[75]，美中不足的是，南非醉茄提取物只提升了甲状腺的功能而无法降低相关抗体水平。

14.4　高雄激素性脱发和多囊卵巢综合征

高雄激素性脱发不单单是男人的烦恼，多囊女性也深受其害。

和营养不良引起的弥漫性脱发不同，高雄激素性脱发不仅会使你头顶的头发变薄，还会刺激头皮分泌大量的油脂，你会发现这其实和痤疮有着相似的发生机制。

有些多囊女性是幸运的，她们只要能恢复自发性排卵月经，雄激素就能在芳香化酶的作用下被代谢成雌激素，没有了雄激素对毛囊的刺激，脱发也就缓解了。

然而根据我的经验，高雄激素性脱发是相当顽固的，我总会听到一些多囊女性抱怨即便恢复了自发性排卵月经，但她们的脱发量仍然偏多。她们最为关心的是如何生发而不仅仅是不再脱发。

14.4.1　双氢睾酮和血流量

要阻止高雄激素性脱发，过去我们都认为要截断双氢睾酮的生成或阻止它与雄激素受体相结合，毕竟毛囊上的雄激素受体一旦被双氢睾酮盯上就会发生萎缩。如果你没有忘记之前所学的知识，就应该还记得双氢睾酮是在 5α- 还原酶的作用下从睾酮代谢而来的，睾酮偏高或者 5α- 还原酶的活力增强都会导致双氢睾酮过多，双氢睾酮会杀死你的毛囊。

但随着科研的进步，现在有一些观点刷新了我们对脱发的认知，那就是头皮的血流量减少可能才是脱发的关键，高雄激素性脱发也不例外。

来自美国亚利桑那大学的弗罗因德教授发现了一些秘密，那就是**睾酮在低氧的环境下倾向于代谢为双氢睾酮，而在高氧的环境下则倾向于转化成雌二醇**[76]（图 42）。

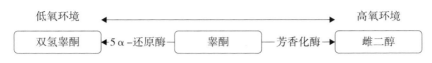

图 42　睾酮在高氧和低氧环境下的代谢路径

这个结果一出炉，我们就能很好地解释为什么缺铁性贫血和高强度的精神压力会导致脱发了，原因就在于毛囊缺血缺氧给饿死了。

也许你已经发现，头皮紧张程度最高的区域也是最先脱发的区域。这里的毛囊最容易遭受双氢睾酮和前列腺素 D_2 的迫害，血管发生钙化，最终形成了高雄激素性脱发所特有的头顶部头发变薄或"地中海"表现。

我猜你应该听说过米诺地尔，这是一种外用的生发酊剂，它的作用机制是开放钾离子通道并使血管的平滑肌松弛，最终起到扩张小动脉的作用。从米诺地尔的起效原理我们可以再次印证，充足的血流量对于抗脱发和促生发至关重要。

14.4.2　锁定抗脱发的方向

脱发的类型非常多，既有高雄激素性脱发也有营养不良性脱发，还有因甲状腺功能减退或亢进导致的脱发。各种类型的脱发由于病因不同，因此不存在单一药物可以治疗所有类型的脱发。换言之，在制订抗脱发方案前应先明确脱发的原因。

对于多囊女性来说，你可以先锁定高雄激素这个嫌疑人，而对此唯一有效的抗脱发方案便是恢复卵泡的自主发育和排卵功能，因为只有这样，过量的雄激素才能被芳香化酶代谢成雌激素，毛囊才有机会恢复活力。

关于如何恢复自然排卵以逆转脱发，你可以参考前面几个章节。对于严重脱发或迫切想缓解脱发的朋友，接下来我会介绍一些非药物性的辅助方法。

14.4.3　植物精油能帮助生发吗？

单靠植物精油是不可能根治脱发的，但我们也不得不承认，确实有一些科学证据肯定了植物精油在抗脱发和促生发方面的作用。

一篇发表在《皮肤医学》杂志上的随机对照试验研究报告比较了迷迭香油和米诺地尔治疗高雄激素性脱发的效果，结果发现两者的效果是一样的[77]。另一项出自日本的研究还指出，迷迭香油对 5α - 还原酶的抑制率高达 94.6%[78]。

能对抗雄激素、促进生发的还有薄荷油（从薄荷中提炼的精油，前面提到过的留兰香也是一种薄荷）。出自韩国的一项基于小鼠的研究指出[79]，局部应用薄荷油（用荷荷巴油稀释，含 3% 薄荷油）的小鼠在第 4 周时表现出了 92% 的毛发增长率，但使用米诺地尔溶液（含 3% 米诺地尔）组别的该效果只有 55%。和用生理盐水处理的小鼠相比，薄荷油使小鼠的真皮厚度增加了 120%，毛囊数量增加了 740%，毛囊深度增加了 236%，效果与米诺地尔相当。更令人惊喜的是，小鼠背部的皮肤检测结果显示，薄荷油使碱性磷酸酶的活性以及胰岛素样生长因子 -1 的 mRNA 表达分别增加了 192% 和 89%，上述两个指标是头发生长的标志物。

这种效果也出现在了使用薰衣草油的小鼠身上[80]，而且当薰衣草油和茶树油联合使用时还能轻微地缓解多毛症[81]。

需要理性看待的是，在迷迭香油的研究中，迷迭香油的促生发效果虽然与米诺地尔相当，但仔细审查全文后我发现，所谓的效果相当，指的是效果都不理想！不管是迷迭香油还是米诺地尔，它们都没能使受试者长出浓密的秀发。至于薄荷油和薰衣草油的研究则是在小鼠身上进行的，尽管这些植物精油有抗雄激素、抗炎、抗菌和增加毛囊血流量的作用，理论上能抗脱发和促生发，但由于缺少基于人类的干预试验，所以我不能说它们一定能帮到你。

当然，植物精油属于化妆品，法规对化妆品的功效声称要求没有药物那么严格，在合理情况下使用是允许的，但不能替代药品。那么，如果一定要从上述三种精油中选一种的话，我会推荐薄荷油，毕竟留兰香茶的研究已经告诉我们，它是能降低多囊女性的雄激素水平的，所以局部使用薄荷油也应该有效。但要注意的是，不要使用未经稀释的精油，薄荷油通常用荷荷巴油来稀释（3% 薄荷油，97% 荷荷巴油）。

14.4.4　植物洗发水能帮助生发吗？

中医药宝库里有许多有效的抗雄激素草药。一项出自广州中医药大学的研究测定了 9 种中药对 5α- 还原酶的抑制率[82]，结果如表 37 所示：

表 37　部分中药对 5α- 还原酶的抑制率

中药	抑制率
何首乌	90.25%
锁阳	88.78%
灵芝	85.86%

（续表）

中药	抑制率
侧柏叶	81.84%
红花	61.14%
墨旱莲	28.42%
枸杞	26.51%
当归	17.19%
川芎	10.34%

由上表可见，部分中药具有抑制 5α- 还原酶的作用。抑制了 5α- 还原酶，就能抑制睾酮向双氢睾酮转化，从而减少脱发。目前市售的一些中药洗发水就含有上表中的一种或多种中药成分，这类洗发水可用于缓解脱发。

另外，咖啡因是一种磷酸二酯酶抑制剂，它可以增加细胞的环磷酸腺苷水平，抵消双氢睾酮诱导的毛囊萎缩并刺激头发生长。有随机对照试验指出，含 0.2% 咖啡因的洗发水生发效果不弱于 5% 的米诺地尔溶液 [83-85]。

再介绍一种有助于生发的植物提取物——橄榄苦苷。一项出自韩国首尔延世大学的研究指出，橄榄苦苷可以促进一些与生发相关基因的表达，在增加毛囊数量、直径和长度的效果方面，橄榄苦苷要胜过米诺地尔 [86]。有些洗发水会添加橄榄苦苷，它主要是从橄榄叶中提取的，另外橄榄油也含有微量的橄榄苦苷。

总的来说，许多植物洗发水都有一定的抗脱发或促生发作用，虽然效果上无法与药物媲美，但和用化工原料制成的洗发水相比，它们还是有很大优势的。因此，你可以根据自身情况（实际使用体验）选择适合自己的植物洗发水。

14.4.5　微针能帮助生发吗？

我不否认米诺地尔可以促进生发，但我想补充的是，它并不像宣传的那样有效，而且也不是所有人都能从中获益。你可能会问：那有更好的办法吗？

微针，了解一下。

顾名思义，微针就是一种孔径小至微米甚至是纳米级别的针头。广义上的微针，指的是用于美容、透皮输送营养物质或药物的微针滚轮（滚动使用）或微针印章（按压使用）等仪器。

和传统皮下注射的针头相比，微针更容易被使用，它不像普通针头那么危险，也不会给患者带来恐惧。使用微针刺激皮肤不会产生明显的痛感，而且微针对皮肤产生的损伤深度非常浅，这使得细菌不容易进入血液。许多科学家正致力于研究各种药物和疫苗的微针给药方式。

目前，微针更多的是用于美容。

在医学的概念里，伤口被定义为组织完整性的破坏。而伤口愈合的过程，通常可以分为止血、炎症、增殖和成熟这4个步骤。利用微针对皮肤的刺激，造成皮肤组织的微小损伤，促进胶原蛋白的合成，使皮肤细胞再生，这是微针的主要工作原理，它模拟了伤口愈合的自然过程。此外，微针还能在短时间内制造大量的微细管道，帮助外用营养品有效地渗入皮肤。有研究指出，用微针治疗面部萎缩性瘢痕（例如痘印）能很好地降低疤痕严重程度的等级，超过80%的患者对治疗效果感到满意[87]。

让我们回到生发的话题。如果将微针用于头皮，会发生什么事情呢？

一项出自印度的研究[88]发现，在94名高雄激素性脱发的患者中，给44人单独使用5%的米诺地尔溶液，12周后的头发数量平均增加22.2根；剩下50人除了使用5%的米诺地尔溶液还使用了微针刺激头皮，他们的头发数量在12周后平均增加了94.1根。研究人员还让患者进行主观评价，结果是：单独使用米诺地尔溶液的44人中只有2人报告改善率超过50%，而配合微针治疗的50人里有41人反馈改善率超过50%。

在那么多种促生发方法中，微针的效果是最显著的，性价比是最高的。微针能在头皮上造成微小的伤口，刺激新细胞的产生并促进血液循环，将微针与薄荷油联合使用，能起到1+1＞2的效果。

接下来，我向你介绍一下微针的使用方式。

微针滚轮是常用的美容工具，但施用在头皮上时，头发可能会被卷入微针滚轮。因此，我更推荐使用微针印章，它可以灵活地在头皮任意区域进行按压。

每次使用前，应先将针长调节至最大长度，然后依次用沸水和医用酒精（75%）对微针印章进行消毒。随后可以根据需要调节至合适的针长（通常是0.5~1.0mm），并针对需要生发的头皮区域进行按压，力度应以能感受到轻微的刺痛但能够耐受的程度为宜。

使用微针印章按压头皮的频率是每5~7天1次，每次10分钟左右。不要每隔两三天就按压一次，这没有额外的好处，高频使用只会适得其反。

另外，每次使用完后应对微针印章进行清洁和消毒，而且不要和别人共用微针印章，这都是为了降低感染的发生风险。

需要注意的是，使用微针印章按压头皮后可能会引起瘙痒，但这种不适对于希望生发的人来说是值得的，这是伤口愈合过程中的正常现象。

最后，请在使用微针前咨询专业的皮肤科医生，以降低使用过程中的感染风险，提高治疗的有效率。

14.4.6   按摩头皮会有帮助吗?

头皮的血液循环对维持头发的正常生长至关重要，没有血液到达毛囊，它们会迅速失去活力，甚至萎缩。

幸运的是，有一种方法不需要借助任何工具和产品就能实现抗脱发，那就是按摩。出自我国香港大学的一项研究发现，只要连续 300 天给脱发者的头皮每天按摩 20 分钟，受试者的脱发症状就能得到不同程度的缓解[89]。

你现在就可以试试按摩头皮。先将你的手放在头皮两侧（耳朵上方），然后双手以打圈的方式摩擦头皮，接着依次切换到额头、头顶和后脑勺。

这种简单实用的方法，我推荐给每一位脱发者。

14.5   异常子宫出血和多囊卵巢综合征

多囊姐妹的故事

以为毕生要靠避孕药度日，直到遇上 ∨ 先生

我被诊断出多囊卵巢综合征已有 8 年之久了，当时因为月经一直拖尾、流血长达 1 个月才去看的医生。

拿着 B 超结果的我，听着妇科医生这样解读:"多囊卵巢综合征会让你月经不调，所以你现在一直在流血。我开避孕药给你，吃了血就止了。这个病等你结婚要生孩子时才比较麻烦，平时的话没什么事的，到时要生孩子就打排卵针。"

听到医生说"没什么事"，当时我就放心了，并开始吃避孕药。吃药几天后，出血真的停了，而且停药后来了"月经"。我觉得这病治好了，虽然偶尔也会担心避孕药会有什么副作用之类的。

2 年后，因为生活压力太大，旧病复发，月经才间隔 14 天就来，而且每次都淋漓不止，非常折磨人。

后来在澳门看的妇科，B 超结果也是多囊卵巢综合征，医生说着同样的话:"没事，你只要按时吃避孕药就能治好，到时候要小孩再来打针，不要胡乱停药。"

于是我又开启了每天吃避孕药的人生。就这样连续吃了五六年（可能每年停两三个月），直到某天刷朋友圈时，魔法的一刻诞生了。

有朋友分享了 Vincent 的公众号，点进去，居然发现里面有关于多囊卵巢综合征的专栏，有好多篇如何自然调理这个病症的文章。再细看，居然有免费的公开课可以学习！

看完相关文章，上完公开课，感觉像打开了新世界的大门！我了解了多囊卵巢综合征的发病机制、这个病跟生活方式的相关性、患者缺少的营养素类别以及如何补充这些营养素。

在此之前没有人告诉过我，原来不吃避孕药也可以治疗多囊卵巢综合征。

接触了 V 先生写的内容后，我对自己的身体有了更全面的了解。我想起自己常年的焦虑倾向、嗜甜食、脾气暴躁，还有长辈的肝病和糖尿病，也许这些都跟我的多囊卵巢综合征有关。我有种谜团终于得以解开的释然。

接下来，按照 V 先生的建议，我吃了 1 个月的肌醇和茶氨酸等营养素，加上戒了巧克力、糖果和面食，检查发现卵泡发育情况明显改善，这一点从白带的情况就可以印证。

我还记得有一次都快要排卵了，但又遇到很大的压力，结果没排卵又流血了。这次因为我学了知识所以没有慌，多休息加控制饮食，2 天血就停了并恢复了卵泡发育。

我真的非常激动，觉得奇迹降临在了自己身上。

因为效果显著，低糖饮食与补充营养素我坚持至今已有 1 年。现在，我已恢复自然排卵（体温加白带确认）。虽然在压力大的时候还是有卵泡发育失败导致的出血，但出血每次都能在 1 周内停止并继续发育卵泡。有排卵的月经真的很不一样！

现在我的月经血量多，头两天会有轻微的肚子痛，也能明显感到快排卵前的胸胀、性欲增强等变化。好像活了那么久，才感受到女人应有的周期变化。

我在自然调理的过程中并没有遇到很大的困难。因为我是"瘦多囊"，所以没有刻意多做运动（其实只是懒，多做运动一定会更好的）。饮食方面，我没有戒水果，没有全面戒面食（现在一天有一餐吃荞麦）。

后来戒掉糖果后，有人让我吃糖我也觉得不好吃，一吃就觉得甜得可怕，因为意识到市面上的零食和其他加工食品所剩的营养少得可怜，吃下去只会增加身体的负担。我对于如何选择或烹煮真正有营养的食物非常在意，即使看到很诱人的加工食品，一旦想到身体要很费劲地去消化吸收，也就打消了购买的念头。

因为接触了 V 先生，我的病情大大改善。

多囊姐妹们，我希望你们和我一样，相信自己，重新爱自己的身体，学会聆听、了解它真正的需要，更好地照顾它，身体定会给你想象不到的回馈。

大量案例证明了自然调理的有效性，所以即使你现在改善不明显也不用灰心。减压、吃得更健康、补充营养素加上运动，你的身体状况一定会有改变的！

——D 小姐，中国澳门，2019-9-15

部分多囊女性有异常子宫出血的经历，她们的出血间隔时间及持续时间可长可短，出血量通常较少，血色从粉色、鲜红色到褐色都有，没有规律可循。虽然不同情景下的出血有不同的含义，但无一例外的是，这都不是月经。

接下来，我们谈谈异常子宫出血的原因以及如何应对异常子宫出血。

14.5.1 异常子宫出血的原因

正常子宫出血即俗称的"月经"，这是子宫内膜在雌激素和孕激素的周期性调节下发生脱落所致。而异常子宫出血，是指月经的频率、规律性、经期长度及出血量与正常月经不同的子宫出血。

通常情况下，我们根据病因的不同将异常子宫出血分为两类。第一类是有子宫结构性改变的出血，例如子宫内膜息肉、子宫肌瘤、子宫腺肌症、癌变和不典型增生。第二类是无子宫结构性改变的出血，例如凝血障碍、排卵障碍、子宫内膜局部异常和医源性因素。

对于大多数多囊女性而言，异常子宫出血的原因是排卵障碍。

多囊女性的卵泡无法规律地自主发育成熟并排卵，所以雌激素和孕激素不能呈现出周期性的变化，这样一来，雌激素便围绕着新卵泡的生长和旧卵泡的闭锁而始终处于非常不稳定的状态，它的忽高忽低就会诱发异常子宫出血。

这种出血容易被生活中的某些事件所诱发，例如摄入特定的食物、情绪波动、睡眠不足、剧烈运动以及做爱等。

下面，我们来看看异常子宫出血在不同情景下的含义。

卵泡期出血或月经后出血

多囊女性的卵泡在发育过程中往往停滞于 10mm，它们很难突围成为优势卵泡，这使得多囊女性的雌激素和孕激素水平长期处于卵泡期早期。此时的雌激素浓度相对较低（和有优势卵泡时相比），而且没有排卵事件的发生，卵泡通常不会转变成黄体分泌雌激素和孕激素，这会导致子宫内膜在单一雌激素的作用下一直增生，最终因营养不良、结构脆弱而脱落出血。这种出血又叫突破性出血（狭义的突破性出血是指口服避孕药时发生的非计划性子宫出血）。

突破性出血并非全是坏事，我们可以把这种出血理解为身体的自我保护机制，它可以防止子宫内膜过度增生。

另一种卵泡期出血与卵泡闭锁相关，即发育中的卵泡突然停止生长，造成雌激素水平出现一过性下降而引发子宫内膜脱落。这种出血又叫撤退性出血（狭义的撤退性出血是指口服激素类药物后由于停药而引发的子宫出血）。

值得庆幸的是，撤退性出血有时意味着小卵泡的闭锁，这实际上可以缓解高雄激素和雌激素优势的状态并防止子宫内膜过度增生。

面对突破性出血和撤退性出血别慌，放松心情并泰然处之就好，要是任由子宫内膜增生，那才是可怕的，这会增加子宫内膜癌变的风险。

此外，你应该试过以庆功宴的排场来欢迎久违的月经自然回归吧，但如果 7 天后你发现它不舍得走了怎么办？

遇到这种情况，最可能的原因就是你的卵泡发育没跟上。因为卵巢里还没有卵泡自主发育成优势卵泡，所以雌激素水平低到不足以支撑当时的子宫内膜厚度，你可以理解为卵巢周期和子宫周期不同步，子宫正试图通过脱落内膜来放慢增厚的步调并等待卵泡的发育。

另一种原因是黄体萎缩不全或持续过久，这会使得雌激素和孕激素不能迅速下降，最终导致子宫内膜无法利索地脱落、出血时间延长。

面对月经来潮后拖拖拉拉无法收尾，摆正心态最关键，因为这种出血并非每次月经来潮后都会发生，而且相应的治疗方案在疗效上其实不尽人意。

排卵期出血

排卵期出血在健康女性中也会发生，原因是女性排卵后体内的雌激素水平会出现一个短暂的小低谷，此时子宫内膜有可能少量脱落导致出血。对于一些排卵不太顺利或黄体生成缓慢的女性，排卵期出血较为常见。

排卵期出血虽然有时也会导致下腹部不适或轻微腰部酸痛，但持续时间不长，通常只有几小时或几天，而且出血量明显少于正常月经的出血量。

判断是否属于排卵期出血很简单，你可以在清晨起床前静静地躺在床上并用水银温度计测量舌下体温，如果是排卵期出血，那么停止出血后的体温应该比出血前的体温高至少 0.3℃，反之则是其他类型的子宫出血。

如果你觉得监测体温很麻烦，更直截了当的方法是耐心等待 14 天。如果是排卵期出血，14 天后月经就会到来，反之则是其他类型的子宫出血。排卵期出血通常不危害健康，如果出血量少可以随诊观察，不需要治疗。

黄体期出血或月经前出血

多囊女性即便能顺利地排卵，但受卵泡质量不佳的影响，有的人会伴有黄体功能不全，即黄体分泌的雌激素和孕激素不足，导致月经前少量出血或月经周期缩短。

这类出血通常是偶发的，并非每次月经前都会发生，所以只需视实际情况遵医嘱使用孕激素类的药物即可。

14.5.2　雌激素稳定法

多囊女性遇到异常子宫出血时可以先到医院就诊明确出血的原因，查明是否有可能是子宫内膜息肉或子宫内膜癌等病变，如果没有异常则是排卵障碍（雌激素不稳定、雌激素和孕激素无周期性变化）所致。你可以把自身情况向医生汇报，然后一同协商是否有必要服用激素类药物。

如果你不愿意使用激素，请了解一下雌激素稳定法，这是我为你精心准备的一套纯饮食干预方案。

所谓雌激素稳定法，即通过调整饮食来避免植物雌激素的干扰和维持稳定的芳香化酶活力，从而避免子宫内膜因雌激素波动诱发异常子宫出血的一种食疗方案。

要掌握雌激素稳定法，一方面得知道哪些食物含有植物雌激素，另一方面要了解哪些环境因子可以调节芳香化酶的活力。

避免摄入植物雌激素

目前被认为最有可能与体内雌激素竞争结合雌激素受体的，是源自亚麻籽的木酚素以及大豆食品中的大豆异黄酮（黄豆苷元、黄豆黄素和染料木黄酮）。

对于健康女性来说，由于卵泡可以自主发育成熟，它能分泌大量的雌激素直接作用于子宫内膜使其增厚，所以即便是摄入植物雌激素，她们也不容易发生异常子宫出血。

但多囊女性不一样，她们体内的雌激素不足以支撑太厚的子宫内膜，如果摄入植物雌激素刺激子宫内膜，那么当它们被肝脏清除后就会发生撤退性出血，尤其是体型偏瘦或雌激素偏低的多囊女性最为敏感。

很多人在异常子宫出血期间选择多喝豆浆，这其实是不科学的，异常子宫出血期间要避免摄入大豆及其制品，还有葛根和亚麻籽。

避免干扰芳香化酶

自出娘胎的那一天起，你的基因里就深深地刻下了芳香化酶的设计图纸，无论是卵巢还是乳房，它们都能合成芳香化酶，芳香化酶可以把雄激素转变成雌激素。

芳香化酶的激活依赖于促卵泡成熟激素。在卵泡发育停滞的状态下，雌激素并不能呈现出先升后降的周期性变化。此时芳香化酶一旦受到环境因子的影响，活力就会出现一过性的升高或降低，进而导致雌激素水平不稳定，诱发异常子宫出血。

比如说肥胖就会上调芳香化酶的活力，作为结果，肥胖的多囊女性的雌激素水平通常比苗条的多囊女性高，她们的子宫内膜也更厚，而且闭经周期更长。

有些多囊女性体重减轻后更频发异常子宫出血，甚至出现血崩，原因就在于雌激素水平下降了。告诉你这些不是为了劝你中止减肥，而是希望你理解这种出血不过是一种顺理成章的现象，不意味着子宫发生了病变。

要想终止异常子宫出血，重要的是远离干扰芳香化酶的环境因子，毕竟越是多变的饮食和生活方式就越容易使芳香化酶的活力起伏不定，简单和规律的饮食和生活方式才能更好地控制异常子宫出血。

尼古丁是芳香化酶抑制剂。有研究表明，吸烟的女性雌激素水平较低，被动吸烟也有可能诱发异常子宫出血，因此应避免主动吸烟和被动吸烟。

十字花科蔬菜中的吲哚 -3- 甲醇也能调节芳香化酶，异常子宫出血期间应避免食用西蓝花、花椰菜、娃娃菜、小白菜、卷心菜、油菜、菜薹等。

最后一类芳香化酶干扰物是黄酮类化合物（具体分类见表38），其中花色素和黄酮醇的影响不大，但是黄酮、黄烷酮、黄烷醇、查尔酮和异黄酮都有可能调节芳香化酶，要尽量避免摄入。

需要特别说明的是，不管是十字花科蔬菜还是柑橘类水果，它们本身都是非常健康的食物，有助于提高整体健康活力，禁止食用只是阶段性策略。

最后我整理了一份清单，以下的蔬菜水果基本不影响芳香化酶，即便在异常子宫出血期间也可以食用，例如生菜、莴笋、茼蒿、菠菜、冬瓜、黄瓜、丝瓜、苦瓜、西葫芦、西红柿、黑木耳、蓝莓、草莓、樱桃、鳄梨、圣女果、猕猴桃等。

三餐要定时定量

低热量饮食会诱发功能性下丘脑性闭经，即下丘脑停止脉冲分泌 GnRH，而不规律的进食频率和不稳定的热量摄入均会造成 FSH 和 LH 波动，进而导致雌激素忽高忽低。因此，我建议异常子宫出血期间最好定时定量用餐。

表 38 黄酮类化合物的分类

类别	植化素举例	所在的食物、植物或产品举例
花色素	花青色素 飞燕草素 锦葵色素 天竺色素 芍药花素 牵牛花素	蓝莓、草莓、葡萄、覆盆子、葡萄酒、接骨木
黄酮醇	芦丁 槲皮素 杨梅素 山萘酚 异鼠李素	荞麦、苹果、山楂、杨梅、欧芹、洋葱、辣椒、菠菜、红薯叶、豆瓣菜、西蓝花、羽衣甘蓝
黄酮	芹菜素 黄芩素 白杨素 木犀草素	芹菜、欧芹、牛至、薄荷、辣椒、百里香、蜂蜜、蜂胶
黄烷酮	橙皮素 柚皮素 甘草苷 圣草酚	柑橘、橙子、柠檬、西柚、胡柚、甘草
黄烷醇	茶黄素 儿茶素 原花青素	红茶、黑茶、白茶、绿茶、乌龙茶、可可、苹果、葡萄、红酒、葡萄籽提取物
查尔酮	异甘草素 补骨脂乙素	甘草、补骨脂
异黄酮	黄豆苷元 黄豆黄素 染料木黄酮 芒柄花黄素 葛根异黄酮 鹰嘴豆芽素 A	黄豆、豆腐、豆干、腐竹、豆浆、纳豆、腐乳、味噌、豆瓣酱、花生、葛根、甘草、苜蓿、鹰嘴豆、红三叶草

14.5.3　肌醇与异常子宫出血

目前暂时没有文献报道过肌醇与异常子宫出血是否相关，但根据我的经验，这两者间存在理论上的关联，部分异常子宫出血可能是肌醇引起的。

从作用机制来看，Myo-肌醇可以支持FSH的信号传输以帮助卵泡自然发育，如果卵巢里形成了优势卵泡，这将产生一个自然的月经周期。

但我们也要意识到，即便补充同等剂量的Myo-肌醇，也不是所有多囊女性都会产生一致的血液Myo-肌醇浓度，不稳定的血液Myo-肌醇浓度可能导致FSH的作用力不稳定，进而使得机体的雌激素水平不稳定，最终诱发异常子宫出血。

另一方面，D-手性肌醇是一种芳香化酶抑制剂，合理使用能诱导卵泡自主发育，建立规律的月经周期。但长期补充大剂量的D-手性肌醇会阻碍睾酮向雌二醇转化，导致雌激素水平低下，诱发异常子宫出血。

需要辩证看待的是，不管是否补充肌醇，多囊女性本身就容易发生异常子宫出血，所以有时只是一种巧合。而且，肌醇引起的异常子宫出血跟摄入富含黄酮类化合物的食物引起的异常子宫出血类似，这不意味着肌醇或黄酮类化合物有害。给月经正常的女性补充适量肌醇或黄酮类化合物并不引起异常子宫出血，这说明根本问题在于多囊女性的卵泡发育停滞（没有优势卵泡分泌的雌激素，就无法支撑子宫内膜的正常生长）。

总的来说，当你遇到了异常子宫出血，我建议暂时停止补充肌醇，同时观察出血是否消失。如果出血在7天内消失了，那说明肌醇有影响，此时应等异常子宫出血消失7天后再尝试重新补充肌醇。如果重新补充后又发生出血，则不适宜补充肌醇。如果出血没有因停止补充肌醇而消失，又或者再次补充后没有发生出血，那说明出血的原因不在于肌醇，你可以继续按原计划补充肌醇。

14.5.4　药物与异常子宫出血

所有可以调节激素水平的药物都可能诱发异常子宫出血，例如避孕药和某些中药。

避孕药的有效成分是具有雌激素和孕激素活性的物质。针对避孕群体（非多囊女性）的研究发现，避孕药增加了异常子宫出血的发生率（服药期间或停药后）。对于本身就存在异常子宫出血的多囊女性，规律服用避孕药能控制异常子宫出血（不是所有人），但停药后可能更频发。

某些中药成分具有雌激素活性，有的具有抗雌激素活性，一些中药的黄酮类化合物的含量比食物还丰富。因此，中药引起的异常子宫出血现象也是比较常见的。

通过以上介绍，我相信你对异常子宫出血应该有了更深刻的认识。在查明无子宫相关病变或其他可引起出血的疾病后，这种出血通常就是由雌激素不稳定造成的，它不意味着你的病情恶化了，它只是多囊卵巢综合征的一种症状。

14.6　先天性肾上腺皮质增生症

如果你已经忘了什么是先天性肾上腺皮质增生症，请查阅第 1 部分第 4 章第 2 节的相关内容。接下来我们要讨论先天性肾上腺皮质增生症的非激素应对方案。

多囊女性的雄激素主要来自卵巢，而 *CYP21A2* 和 *CYP11B1* 基因缺陷的先天性肾上腺皮质增生症患者的雄激素主要来自肾上腺，如果是多囊合并先天性肾上腺皮质增生症则会表现出更高的雄激素水平。

先天性肾上腺皮质增生症的治疗方案主要是替代疗法，医生通常会建议患者补充地塞米松等糖皮质激素。然而这类激素容易导致腹部肥胖和胰岛素抵抗，而且会抑制免疫并增加骨质疏松的发生风险。

接下来，我分享一些非激素的应对策略。

2012 年，一篇发表在《英国医学期刊》上的案例报告记录了一名患有 3β-HSD 和醛固酮合成酶缺陷的先天性肾上腺皮质增生症的女患者[90]。她既没有月经异常也没有多毛和痤疮，但伴有严重的脱发和头皮灼烧感，而且患有甲状腺功能正常的桥本甲状腺炎，另外她女儿患有多囊卵巢综合征。患者使用南非醉茄提取物（800mg/d）治疗 2 个月后脱发显著减少，血检结果显示皮质酮和 17α-羟孕烯醇酮分别下降 69% 和 66%。在 8 个月的跟踪随访中，患者维持 800mg/d 的剂量治疗且血检结果也维持在正常范围内。

2017 年又有一个案例报告，这次的主角是一名 *CYP11B1* 基因缺陷的先天性肾上腺皮质增生症女患者，她同时伴有高血压和 Ⅲ 期慢性肾病[91]。在理解清楚南非醉茄的情况下，她开始补充南非醉茄提取物（800 ~ 1600mg/d），结果 3 个月后，她的血清 11- 脱氧皮质醇从正常范围上限的 2.5 倍下降至正常范围，而且脱发和痤疮等症状也得到了解决，同时肾脏功能没有受到影响。

至于 *CYP21A2* 基因缺陷的类型，目前还没有研究测试过南非醉茄提取物的效果，但基于它的起效原理是调节下丘脑 - 腺垂体 - 肾上腺轴，所以理论上也会有一定帮助。

此外，能与南非醉茄提取物协同发挥作用的有甘草和隐丹参酮。

甘草可以抑制 11β-HSD2，减缓皮质醇被代谢成可的松（皮质醇的糖皮质激素活性比可的松强）。另外，甘草具有盐皮质激素样作用。这些功能使得甘草非常适合用于治疗先天性肾上腺皮质增生症（这个病常常导致患者的肾上腺无法生产足够的皮质醇和醛固酮）。

隐丹参酮已在多囊女性中做过测试，它可以在一定程度上抑制雄激素的合成并下调雄激素受体的表达。隐丹参酮还具有氢化可的松样作用，与避孕药联用比单独使用避孕药能更好地降低皮质醇、ACTH、LH 和 TSH。

那么，不同类型的先天性肾上腺皮质增生症要如何鉴别呢？下面这张表（表 39）给出了答案。

表 39　不同类型先天性肾上腺皮质增生症的特征

项目	CYP21A2 型	CYP11B1 型	HSD3 型
17α- 羟孕烯醇酮	高或正常	高或正常	高
17α- 羟孕酮	高	高或正常	低或正常
脱氢表雄酮	高或正常	高或正常	高
雄烯二酮	高	高	低或正常
睾酮	高	高	低或正常
11- 脱氧皮质酮	低或正常	高	低或正常
11- 脱氧皮质醇	低或正常	高	低或正常
血压	低或正常	高或正常	低或正常

对于 CYP21A2 型，甘草和隐丹参酮都是适用的，另外也可以酌情搭配南非醉茄提取物。

对于 CYP11B1 型，单独使用南非醉茄提取物就有不错的效果，但切记不可使用甘草。

对于 HSD3 型，南非醉茄提取物、甘草和隐丹参酮可以联合使用。

特别说明：南非醉茄提取物在美国以营养补充剂的形式销售，隐丹参酮在我国是非处方药，甘草属于草药，使用前请咨询医生或有相关知识背景的专家。

14.7　功能性下丘脑性闭经

多囊姐妹的故事

我只是碳水化合物吃得太少了

我叫茜茜，在认识 Vincent 老师前我曾一度以为自己是多囊患者。

可能是我所在的是小县城的缘故吧，医生的医术不高，她见我又胖又闭经就叫我去查激素和 B 超，看了 B 超报告说"卵巢多囊样改变"就把我诊断为多囊卵巢综合征，还给我开了避孕药。

可是我在网上咨询文森特老师后就推翻了这个诊断。老师问我这份激素报告是吃过避孕药后查的还是一开始闭经就去查的，我说是没吃避孕药前查的，结果老师说我的促黄体生成素和卵泡刺激素都低得可怜，而睾酮一点都不高，这更像是功能性下丘脑性闭经。

后来老师又问我有没有节食减肥。我觉得老师的问题特别犀利，我正好就是闭经前看过一些公众号说低碳水化合物饮食能减肥，于是就不吃主食和水果了，他们都说只要多吃脂肪就不会闭经。而且我去医院看病时医生也没问我饮食情况，只说我是多囊。我一直以为低碳水化合物饮食能够治疗多囊，于是更加严格地控制碳水化合物。真的没想到，闭经竟然是自己造的孽。

老师斩钉截铁地说我就是碳水化合物吃少了才闭经的，多吃碳水化合物就能"催经"。我按照老师的建议吃回了米饭，结果 2 个月后真的来月经了，而且之后的月经一直正常。

后来我去医院做了一次复查，这次的促黄体生成素水平是 5mU/mL（之前是 1mU/mL），睾酮水平依然在正常范围内，B 超显示已经没有卵巢多囊样改变了。

再后来，我就按照文森特老师的低升糖指数低碳水化合物饮食法来减肥。我足足减了 12 斤，已经达到了目标体重。

真的非常感谢老师的帮忙！没有您，我可能还在吃避孕药；没有您，我可能还待在低碳水化合物饮食的误区里。

好啦，希望看到我文字的多囊女生们一定要有信心。虽然我没有多囊这个病，但在和文森特老师交流的过程中我看得出他真的很有情怀，做事特别客观和谨慎，关键是靠谱。

最后必须再次谢谢文森特老师！真不敢相信他是男的，哈哈哈……

——茜茜，福建漳州，2018-11-15

我相信很多女孩子在减肥时也经历过闭经，只是你当时不知道这种"姨妈不来"就叫功能性下丘脑性闭经。

功能性下丘脑性闭经和多囊卵巢综合征完全不同，虽然两者都表现为卵泡停止发育，但导致卵泡发育停滞的原因却截然相反。在卵巢层面，多囊卵巢综合征表现为雄激素偏高或正常，而功能性下丘脑性闭经则表现为雄激素和雌激素偏低或正常。在大脑层面，多囊卵巢综合征表现为 GnRH 和 LH 分泌脉冲增强或正常，而功能性下丘脑性闭经则表现为分泌脉冲不足甚至完全停止。

你可以把功能性下丘脑性闭经理解为大脑失灵，于是无法指挥卵巢里的卵泡按原有的节奏发育，最终导致缺乏孕激素、雄激素和雌激素。

在病因方面，节食减肥和运动过量是最主要的诱发因素，精神压力和心理障碍同样可以导致功能性下丘脑性闭经。

低碳水化合物饮食很容易导致女性发生功能性下丘脑性闭经。有一项出自美国约翰斯·霍普金斯医学中心的研究表明，那些患有癫痫的青少年采用生酮饮食后有高达 45% 的女生遭遇了月经失调[92]。

我承认低碳水化合物饮食可以控制高胰岛素血症，我也支持肥胖的多囊女性在短期内采用低碳水化合物饮食来减肥，但我不提倡那些微胖的女生也去凑热闹，否则你很容易陷入功能性下丘脑性闭经的泥潭。

接下来，我们谈谈功能性下丘脑性闭经应该如何调理。

1. 在饮食方面，你可以随心所欲地吃，甚至应该吃得比平时多，但前提是吃健康的食物而不是加工食品。你可以在 PCOS 饮食的基础上增加一些热量，尤其是碳水化合物的量应达到每天至少 200g。

2. 在运动方面，请把跑步换成快步走，选择去瑜伽室而不是健身房，同时不建议在早上空腹锻炼。

3. 在压力管理方面，有助于重启大脑并促进放松的方法有冥想、深呼吸、打太极、听轻音乐、练习书法、练习瑜伽等。

4. 在草药方面，温经汤或许能助你从功能性下丘脑性闭经中恢复过来，我建议你找一位能与你展开合作的中医师为你开具处方。

功能性下丘脑性闭经不是什么严重的疾病，它不过是一个暂时的生理阶段，如果你能做好以上几点，将很快恢复到正常状态。

15 助孕方案

我管理的多囊互助群里隔三岔五便有人传来自然怀孕的喜讯，以至于许多朋友戏称我为"送子观音"。

得到这等赞美我很欣慰。希望本章的内容能够助你一臂之力，因为多囊女性想怀孕真的不难，难的是你是否愿意做出改变。

多囊姐妹的故事

我怀上了猪宝宝

2018年3月16日，我好不容易花高价请"黄牛"预约了厦门某生殖专家的门诊，跟专家聊完后她给我开了3盒避孕药和一系列检查，其中有一项喝葡萄糖的检查让我印象深刻，那是我第一次知道原来还有这种检查。

检查结果发现，我存在严重的胰岛素抵抗，空腹血糖和餐后1小时血糖都偏高。打那以后，我便开始吃避孕药治疗。4月2日，我做了输卵管造影（显示通畅）。4月3日，我过敏了。4月8日，我再次赶往医院，医生草草看了报告单就给我开了二甲双胍，并告诉我下个月月经干净后来人工授精。对于人工授精，我是非常排斥的。

回家后我开始查资料，结果意外地发现了老师的课程。学完了课程，我一直在纠结到底要不要尝试老师的方法，因为这需要摒弃过去的观念重新开始。

我拽上老公，让他跟我一起学，让他也看一遍老师的课程。他同意我用这样的方式来调理。得到了他的鼓励和支持，我更有信心和动力了。

4月26日，我停掉避孕药，从饮食上开始改变。说真的，刚开始有点不适应。我按老师的饮食营养方案来吃，每天和老公一起运动，那个月的状态不错。

6月10日左右，感觉肚子疼疼的，有时候走路都会感觉不舒服。我小时候腹股沟位置有一个囊肿，不知道为什么现在又肿了起来。我问了老师，老师建议我去照一下B超看看。6月13日，医生初步判断我怀孕了！

6月21日，医生确定我怀孕了。真的不敢相信！我第一时间把这个好消息告诉了老公，他也不相信，我把报告单发给他看，他才不得不相信。这么多年没有避孕都没怀上，没想到这么轻松就怀上了。

真的非常感谢老师！如果没有学习您的课程，我就不会停掉避孕药，更不会这么快就怀孕，也不知道原来自己之前的饮食是那么糟糕。

现在我已经怀孕8个月了（Vincent补充：小欧的宝宝于2019年2月底健康出生了）。特别感谢老师不厌其烦地回答我的每一个问题，真的特别特别感谢！我相信更多多囊姐妹在看完老师出的书后，会越来越好的！

——小欧，福建厦门，2018.12.28

15.1　多囊患者备孕怎么养月经？

健康女性的月经期通常持续3~7天，出血量20~60mL。如果月经期少于3天可以认为是月经过短，如果出血量小于5mL则被认为是月经过少。

尽管有相应的判断标准，但月经量的多少很大程度上依赖于主观判断，如果你感觉自己的月经量和往常相比是偏少的，那么我们一起来找找原因。

影响月经量的最直接因素是子宫内膜的健康状况，当子宫内膜营养充足且血流丰富的时候，它脱落时带来的血量就大，反之就少。

健康女性的卵巢在每个月经周期都有一颗优势卵泡通过先分泌大量雌激素后分泌大量雌激素和孕激素来为子宫内膜提供支持，因而子宫已经养成了习惯，其内膜的增厚步调与卵泡发育节奏保持一致，脱落时颜色鲜红且血量适中。

在多囊女性的卵巢里，由于缺少规律形成的优势卵泡，所以负责刺激子宫内膜增厚的是那些不成熟小卵泡分泌的雌激素，但没有孕激素。与此同时，高雄激素和高胰岛素同样会对子宫内膜造成影响。久而久之，子宫内膜便适应了这种环境，这些内膜既脆弱又容易发生病变。

对于刚恢复排卵的多囊女性，两三个优势卵泡分泌的雌激素和孕激素显然还不足以扭转长年累月落下的毛病，子宫内膜需要在有规律的雌激素和孕激素的支持下才能渐渐恢复健康。

另外一个重要的影响因素，就是卵泡本身的质量好坏。

一颗卵泡从原始卵泡开始发育直到完全成熟需要将近一年的时间，这意味着如果你今天排卵了，那么这颗成熟卵泡是从 300 多天前就开始孕育的。

你不妨回想下这一年的身体状况如何、雄激素和胰岛素高不高、身体炎症反应是否剧烈，毕竟这颗卵泡是在那样恶劣的环境中幸存下来的，它还能茁壮地成长为优势卵泡已经相当不容易了，你不能指望它有多高的质量。

你知道吗？也许你的卵巢此时此刻正在募集一批新的原始卵泡向前发育。如果从现在起就善待它们，让它们吃好喝好，给它们营造舒适的成长环境，那么一年后它们必定会成为最优秀的卵泡，并分泌大量的雌激素和孕激素来回报你，同时卵泡中孕育的卵母细胞也必定最适合受孕。

是的，从现在起就要开始改变。我希望你能坚持 PCOS 饮食，我希望你能多锻炼身体，我希望你能合理使用营养补充剂，我希望你能管理好压力和情绪，我希望你能远离生活环境中的毒素，我希望你能重视肠道里的微生物……

调养月经是急不得的，一切要从饮食营养等生活方式开始。

15.2　促排卵有什么注意事项？

调理的过程不会一帆风顺，更不可能一蹴而就。对于一些迫于家庭压力希望尽快怀孕的多囊女性，可以在医生的指导下采用合理的助孕方案。

促排卵指的是借助一些药物来刺激卵泡的发育和排卵。排卵后，只要和往常一样同房就可以怀孕了。

目前最常用的促排卵药是克罗米芬，这种药物通过"忽悠"下丘脑使其误以为身体极度缺乏雌激素，进而导致下丘脑增强 GnRH 的分泌脉冲频率和振幅以提高 LH 和 FSH 水平来促进卵泡发育。

另外一种促排卵药是来曲唑，它能够抑制芳香化酶的活力，从而阻断雌激素的生成，进而解除雌激素对下丘脑和腺垂体的抑制，最终使得腺垂体通过分泌 FSH 来促进卵泡发育。

实践经验告诉我们，抗雌激素而非抗雄激素是促排卵的关键。

最后一种促排卵方案是打"尿促"，即肌肉注射从绝经女性尿液中提取的 FSH 以促进卵泡发育，待卵泡成熟后再施用从孕妇尿液中提取的人绒毛膜促性腺激素来促进排卵。该方案通常作为克罗米芬无效后的备选方案。

注意：不论哪种促排卵方案，都必须在临床医生的指导下进行。

这里我想提醒大家，虽然有了促排卵方案，但我仍然提倡通过调整饮食营养等生活方式来自然怀孕，毕竟促排卵本身就是对卵巢卵泡储备的一种提前透支，而且这些促排卵方案的成功率并不是很高，还有一定的副作用。

一篇刊登在《新英格兰医学杂志》上的临床试验研究报告[1]指出，**多囊女性使用克罗米芬促排卵的排卵率是 49%，怀孕率是 23.9%，怀孕后的流产率是 25.8%。**

在副作用方面，腹痛的发生率为 52.6%，头痛为 44%，恶心为 39.2%，潮热为 27.8%，腹泻为 23%，痛经为 20.1%，乳房痛为 19.6%，胃胀为 18.2%，疲劳为 18.2%，情绪波动为 15.3%，便秘为 15.3%，呕吐为 13.4%，呼吸道感染为 12.9%，背痛为 12%，头晕为 12.4%，多胎妊娠为 6%，等等。

至于尿促，众所周知这是风险最高的促排卵方案——一旦药物使用不当就会诱发卵巢过激综合征。所谓卵巢过激综合征，是一种因为卵巢中有多颗卵泡同时发育，分泌大量的雌激素并诱发一系列严重并发症的不良反应。

部分女性会因为卵巢过激产生的过多雌激素而诱发子宫肌瘤，严重情况下还可以发生卵巢破裂、腹腔积液、全身水肿、呼吸困难、血栓栓塞、肝肾功能受损等。

即便没有上述情况，但每一次促排卵，药物都会使原本处于慢速卵泡期的卵泡发育加速，成长到直径 2mm 以上，即人为加重了卵巢多囊样改变。

记住：采用促性腺激素促排卵一定要谨遵医嘱。

在辅助促排卵方面，最值得推荐的营养补充剂是肌醇、N-乙酰半胱氨酸、辅酶 Q_{10} 以及复合维生素与矿物质，它们不仅可以提高卵母细胞和胚胎的质量，还能降低卵巢过激综合征的发生风险，帮助提高促排卵的妊娠率和活产率。

15.3 多囊患者有必要做试管婴儿吗？

多囊姐妹的故事

我羡慕那些能自然怀孕的女生

我是 1988 年出生的龙女，月经打初潮起就没正常过。以前不懂多囊是什么，只知道月经延迟，我羡慕那些知道自己什么时候来月经的女孩。

我以前很喜欢吃甜食（其实现在也喜欢），我不胖（身高 1.6 米，体重 50 千克，一直都是这个体重，没什么太大变化）。

2014 年去医院检查，医生说是多囊，让我吃避孕药。前前后后吃了大概一年，结果除了长胖没有其他收获，停药后月经还是推迟。

没去医院检查前一直以为是因为月经不调所以才怀不上，于是到处看中医，结果喝中药把自己喝得面黄肌瘦病情也没有任何改善。

2016 年结婚。婚后 2 年没"消息"，我真的开始着急了，准备直接去医院做试管，但后来查出染色体平衡易位，医生说需要做三代试管。

当时只想快点怀孕，就在武汉一家医院做了第一次。这一次，促排取卵 15 个，有 6 个优质胚胎，筛选后得到 1 个正常胚胎，但是移植后没着床。接着做第二次，这次促排取卵 12 个，养了 4 个囊胚，筛选得到 1 个正常胚胎，移植后生化。

现在回想起这两次失败的经历都还非常崩溃，内心极度悲伤。

试管失败后，月经 2 个月来一次，但我也没有喝中药，因为我已经不相信中医了。由于不了解多囊这个病症，所以在饮食上没有注意，让我长胖了 10 斤。

2017 年 8 月，我在朋友圈看到一个朋友分享了梁老师的文章。后来我关注了梁老师的微信公众号并加了他的个人微信，聊过后，我决定一对一咨询。

打那以后，我才知道多囊患者不能吃甜食，运动也很重要。按照梁老师提供的营养方案吃了十多天月经就来了，后来我的月经周期都在 35 天左右。我经常测体温，每个月都有双相体温，去医院检查了几次激素结果都是正常的，老师说已经看不出有多囊了。

我很高兴。从 2017 年 8 月开始执行调理方案到现在已经有 17 个月了，但现在在饮食和运动方面没有刚开始那么注意了，因为天冷变懒了，嗯，我要检讨自己。

虽然这期间有排卵都没怀上，但我依然相信自己总有一天会怀上的。2018 年 12 月我做了第三次试管，这一次促排取卵 25 个，配了 19 个，养囊 12 个，这个结果真的很好了，比前两次加起来都多。

我觉得这跟 17 个月来的调理有很大的关系。现在在等胚胎筛选的结果，如果不是染色体平衡异位，我觉得我肯定早怀上了。

总之，非常感谢梁老师！特别庆幸能遇见你，不然我还在瞎吃瞎喝，以为多吃水果就是健康的。

内容有点轻描淡写，其中经历的心酸无法形容。最后祝老师的书大卖，2019 年我的愿望能够实现！

——琪琪，湖北武汉，2019-1-1

试管婴儿技术不是为多囊患者定制的。多囊卵巢综合征患者的不孕属于无排卵性不孕，只要排卵了月经就会自然来，你和健康女性一样拥有自然孕育生命的权利。

试管婴儿技术适合那些通过促排卵依然无法获得成熟卵母细胞的女性，也适合那些输卵管堵塞或患有子宫内膜异位症的女性，当然也包括琪琪那种伴有染色体平衡易位的人，这是她们的最后一根救命稻草，但绝不是多囊患者的首选助孕方案。

事实上，很少会有医生一上来就叫多囊患者做试管婴儿，毕竟做一次试管婴儿的费用保守估计也要 5 万元人民币，按 40% 的成功率来算，你得做 2 ~ 3 次才能拥有自己的宝宝。当然也有非常离谱的案例，那就是中国台湾有一对夫妇前后做了 26 次试管婴儿共花费 1000 万元台币（约合 228 万元人民币）才得偿所愿。

记住：多囊女性想怀孕，首选自然怀孕，其次是促排卵，实在不行才需要考虑尝试试管婴儿。

这里给你分享一组由美国生殖医学学会于 2017 年汇编的数据 [2]（表 40）。通过数据，我们可以得知目前试管婴儿技术用于辅助怀孕时的成功率和活产率情况。

表 40　不同年龄段人群接受试管婴儿技术辅助怀孕时的成功率和活产率

年龄	妊娠率	活产率
< 35 岁	47.1%	40.5%
35 ~ 37 岁	40.6%	30.2%
38 ~ 40 岁	30.9%	18.7%
41 ~ 42 岁	18.8%	9.1%
> 42 岁	7.6%	2.9%

15.4　监测排卵有哪些方法？

把握排卵时机，抓紧机会"造人"，这样才能一击即中。

对于月经周期为 28 天的健康女性，通常月经第 14 天就是排卵日，在排卵日前后同房受孕率最高。对于多囊女性，你要学会一些监测排卵的方法。

15.4.1　观察白带法

从生理上来说，白带的分泌量和性状受体内雌激素和孕激素水平的影响。雌激素主要由优势卵泡分泌，卵泡成熟破裂前会分泌大量的雌激素。而孕激素来自黄体，黄体只有在卵泡破裂排卵后才会形成。因此，通过观察白带的分泌量、颜色和质地变化，我们可以推测出排卵是否即将发生。

一般来说，月经结束后阴道干燥、无分泌物，该阶段持续约 3 天。之后的 3 天，阴道开始分泌少许白带，颜色呈白色（有时微黄），质地比较黏稠。从月经第 12 天起，随着优势卵泡分泌雌激素的增多，白带量也会变得越来越多，而且白带呈蛋清样，质稀、色清，手感滑溜，有时能拉成丝。越接近排卵日，白带量就越多，白带拉丝越不容易拉断。

排卵后，卵泡转变成黄体并进入黄体期。此时雌激素水平下降，孕激素水平升高，白带的量开始减少，质地变得浑浊和黏稠，呈稀糊状。

观察白带法是一种主观的判断方法，每个人的情况会有所不同，你可以多观察几个月经周期，掌握自身的白带变化规律。通常情况下，当你发现白带变得清亮透明富有弹性且拉丝能力最强的时候，就可以和你的爱人"预热"了。

需要注意的是，因为多囊女性的月经周期是不规律的，所以白带的量以及性状变化也是不规律的，你不一定能在月经结束后很快观察到白带的变化。但你不必担心，白带拉丝是否出现主要取决于体内的雌激素浓度，只要卵泡能自主发育成熟，那么你依然可以通过观察白带来推测排卵是否即将发生。

当然，这个方法是有缺点的。即便是健康女性，也不是所有人都会有明显的白带分泌量或性状的变化，有些人就很少出现白带拉丝。因此，观察白带法不能作为判断排卵与否的"金标准"。

15.4.2　排卵试纸法

基于女性在排卵前 LH 会激增的原理，有科学家研发出排卵试纸来检测尿液中的 LH 以预测排卵是否即将发生。

排卵试纸是一种家用检测试纸，它的优点在于可以方便快捷地检测，你只需要用试纸蘸取一些尿液，就可以定性测出尿液中的 LH 水平。

在排卵试纸条上，如果检测线呈现无色或浅色，则表明 LH 不高，没有排卵；如果检测线呈的颜色与对比线的颜色一致，则表明 LH 激增并即将排卵（图 43）。

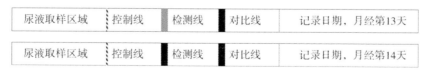

图 43　排卵试纸的外观式样

一般情况下，建议从月经第 10 天开始用排卵试纸监测。但注意不要使用晨尿，最佳的测试时间是早上 10 点到晚上 8 点，另外检测前 2 小时不要喝太多水。

当你发现检测线的颜色与对比线的颜色一致时即为阳性，备孕圈内称之为"两道杠"或"中队长"，这提示排卵将在 24 ~ 48 小时内发生，请把握好同房的时机。

需要注意的是，由于部分多囊女性的 LH 本身就偏高，这可以导致试纸出现假阳性而"摆乌龙"。因此，排卵试纸也不能作为判断排卵与否的"金标准"。

15.4.3　监测体温法

卵泡在发育过程中主要分泌雌激素，排卵后才会转变成黄体分泌大量的孕激素。孕激素具有提高基础体温的作用，因而女性的体温在排卵后应比排卵前高（至少高出 0.3℃），这就是俗称的双相体温（图 44）。

通过监测基础体温来判断是否排卵是最准确的。

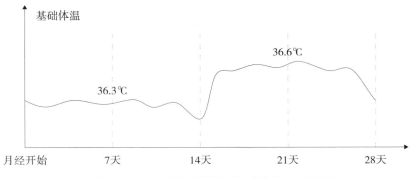

图 44　一个月经周期的基础体温变化规律

人处在清醒而又非常安静，不受肌肉活动、精神紧张、食物及环境温度等因素影响时的状态叫做基础状态。基础状态下的体温就叫做基础体温。

基础体温的测量方法并不难。首先你需要在睡前把水银温度计准备好并稳妥地放置在床边，然后第二天醒来时就躺在床上把水银温度计放入舌下测量体温 5 分钟，最后记录下基础体温。

测量基础体温需要持之以恒，当你发现某天的体温比昨天高出 0.3℃以上则提示可能刚排卵不久，这是大好的机会，因为此时此刻你们都还在床上。

这不是开玩笑，因为经过一夜的休息，男女双方的精神状态都是最棒的，而且排卵前后女性的性欲会高涨，而男性在清晨时性功能比晚上强。

15.4.4　超声监测法

超声监测法指的是从月经第 10 天起每天到医院做卵巢超声检查以监测卵泡发育情况的方法。这种监测方法确实比其他监测方法更好把握时机，但缺点是耗时、费钱、伤神，你可以根据自身情况决定做不做。

15.5　男方的精子有多重要？

在思想落后的地区，男尊女卑仍然是不争的事实，有些长辈一听到媳妇不孕就开始指手画脚或处处为难。我知道你受过许多委屈，我能安慰你的是，有时候问题根本不出在你身上。

全美排名第一的梅奥医学中心的数据显示，每 3 对不孕不育夫妇中就有 1 对夫妇的不孕不育问题需要由男方来承担责任，这说明男性不育并不少见 [3]。

关于男性不育，老早就有科学家开始担心了。有研究表明，与 50 年前的同年龄男性相比，如今男性的精子数量平均下降了 50%，即每年下降 1%[4]。

15.5.1　能向前运动的精子最宝贵

要是你能自然排卵来月经，又或者促排卵成功但仍未受孕，请务必把你老公拉去医院查查精子，我们需要重点关注的是精子计数、精子活力和精子形态。

精子计数指的是精子浓度，即射出的精液中每毫升含有多少个精子。通常认为，每毫升精液的精子数量要超过 1500 万个才是正常的。而且精子不是进入阴道就完事了，它得会动才行，连跑步都不会的精子根本到不了输卵管。

根据活力的不同，精子被划分为 a、b、c、d 四个等级。其中，a 级精子具有直线运动的能力，是活力最强的精子类型；b 级精子也能向前运动，但是会绕弯路；c 级精子只能原地甩尾巴；d 级精子就是废的。

请你认真查看精液检查项目中的 a 级精子百分比是否超过 32%，如果没有，说明你爱人的精子可能无法赶上与卵母细胞的约会。

至于精子形态，它实际上可以用于预测受精的成功率。世界卫生组织认为，精液中至少要有 4% 的正常形态精子才能成功受孕。当然，在现实生活中，我发现有些男性的正常精子数量占所有精子的百分比可以高达 60% 或以上，而有的人只有 6%。很显然，后者可能要比前者努力 10 倍才可能使他的爱人成功怀孕。

15.5.2　是什么摧毁了男人的生育力？

关于这一点，有人说是转基因食品，但我坚信更多的是环境毒素和不良的生活方式，比方说经常吃泡面、膨化零食和其他加工食品，经常喝酒、可乐和其他含糖饮料，有熬夜、抽烟、久坐不动等不良生活习惯。

吃那些高反式脂肪酸又促炎且缺乏抗氧化剂的加工食品，无异于对精子展开大屠杀。在氧化应激和炎症的摧残下，精子非死即残。据统计，30% ~ 80% 的男性不育病例与氧化应激增加以及精液中的抗氧化剂不足有关。许多干预试验已经发现，补充抗氧化剂是提高精子质量的有效方法。

15.5.3 拯救精子的饮食营养秘籍

想让植物苗壮成长，一方面要挑选优良的种子，另一方面要提供肥沃的土壤。备孕也是这个道理。人们习惯于把流产的责任全部推到女性身上是不公平的，胎儿能否健康发育，与受精卵的 DNA 稳定性（取决于精子和卵子的 DNA 稳定性）密切相关。

既然新生命是爱情的结晶，受精卵的 DNA 有将近一半来自精子，那么备孕就不是单方的事情，是男人就该承担起应有的责任。

以下是一些给你爱人的建议：

多吃坚果，提升精子质量

来自欧洲人类生殖与胚胎学会的报道称，每天食用 60g 坚果可以使男性的精子数量增加 16%，精子活力提升 4%，精子运动性能提升 6%，精子形态改善 1%[5]。

不仅如此，坚持食用坚果的男性，他们精子中的 DNA 碎片显著减少，这可能是坚果中的维生素 E 和多不饱和脂肪酸起到了防范氧化应激的作用。

多吃海鲜，改善精子形态

几乎所有海鲜都富含锌和硒，这两种矿物质可以有效提升精子数量，尤其是硒还可以降低畸形精子的比例[6]。

肌醇对男性同样有益

肌醇不仅是多囊患者的福音，它在生殖领域的应用不局限于女性，肌醇实际上还是男性维持健康精子活力所必须的营养素。

意大利卡塔尼亚大学曾招募 194 名男性做过一项临床试验，结果发现，Myo-肌醇不仅不会降低男性的睾酮水平，甚至还使其提高了 19%，最终使得精子浓度增加 31%，向前运动的精子比例增加 24%，参与顶体反应的精子增加 21%[7]。

我建议那些正在备孕的姐妹邀请你的爱人和你一同服用肌醇。上述研究用到的 Myo- 肌醇，用量是 4g/d。

补充营养素，为精子充电

精子奔向卵母细胞的动力来自线粒体。为精子充电的最好办法就是直接补充能够支持线粒体发电的营养素，例如辅酶 Q_{10} 和左旋肉碱。

一项于 2018 年发表的基于 28 个随机对照试验的荟萃分析指出，辅酶 Q_{10} 可以提升精子计数和总运动性能，而左旋肉碱更是提升了精子的向前运动性能[6]。

我建议辅酶 Q_{10} 的用量是 300mg/d，左旋肉碱的用量是 2000mg/d。

补充抗氧化剂，保护精子

很多男性都不喜欢吃蔬菜水果，甚至还吸烟，这实际上都会导致精子处于高氧化应激且缺乏维生素 C 的状态。

不管你的爱人精子质量如何，我都建议他多吃新鲜的蔬菜水果，尤其是深颜色的叶类蔬菜以及富含抗氧化剂的橙子、蓝莓、樱桃、猕猴桃和红石榴。

如果你的爱人已经查出正常形态的精子不足 4%，那么我会建议他在 2 个月内每天补充 2000mg 维生素 C，因为已有研究指出，维生素 C 可以使精子畸形比例降低 42%，而且能使精子数量和精子活力分别提升 129% 和 93%[8]。硒、N- 乙酰半胱氨酸、辅酶 Q_{10} 和左旋肉碱同样可以减少畸形精子的比例[6]。

南非醉茄提取物可以减轻压力

南非醉茄的抗压功效是毋庸置疑的，诸多临床试验已经指出南非醉茄提取物可以降低皮质醇水平并能显著缓解焦虑[9-14]。令人意想不到的是，南非醉茄提取物在抗压之余还可以使精子数量和精子活力分别提升 167% 和 57%[15-18]。

如果你的爱人是工作狂，600mg/d 的南非醉茄提取物就可以帮到他，这不仅能有效减轻焦虑和缓解肾上腺疲劳，还能提高脱氢表雄酮水平。

注意纠正不良生活方式

不管你的爱人是否超重，锻炼身体都很管用，尤其是深蹲这类能够锻炼腿部的训练项目更能提升睾酮水平。我还要叮嘱的是不要穿紧身内裤，如果可以的话也少穿西裤和牛仔裤，同时戒烟、戒酒、戒熬夜、戒久坐不动。

15.6　孕早期流产有哪些常见原因？

孕早期流产又叫"早孕丢失"，它发生于妊娠 13 周之前，通常表现为血人绒毛膜促性腺激素升高，但妊娠 6 ~ 7 周时通过超声监测仍未能探及孕囊和胎心。

孕早期流产十分常见，《美国妇产科医师学会实践公报》提到[19]：20 ~ 30 岁女性的孕早期流产发生率为 9% ~ 17%，并且这一概率从 35 岁时的 20% 急剧上升到 40 岁时的 40% 和 45 岁时的 80%。而且在所有的流产病例里，大约 80% 的流产就发生在孕早期。此外，在所有孕早期流产的病例中，50% 是由胎儿染色体异常所致，这是一种随机事件，你可以把它看成一种不幸。

对于多囊女性，有研究表明，她们发生孕早期流产的风险是健康女性的 3 倍。

许多因素会增加孕早期流产的风险，我们来看看都有哪些：

1. 一颗卵泡从原始卵泡开始发育直到完全成熟需要将近一年的时间。不管是自然怀孕还是促排卵妊娠，那颗参与受精的卵泡必然是一年前的"仓底货"，这颗卵泡长期在高雄激素和高胰岛素的刺激下发育而来，其卵母细胞的质量是令人担忧的。

2. 由于促排卵治疗本身就会导致卵母细胞质量下降以及子宫内膜容受性受损，所以促排卵妊娠的流产率高于自然怀孕。

3. 在多囊女性群体中，肥胖者的流产风险是体重正常者的 3 倍，而胰岛素抵抗者发生复发性流产的风险是无胰岛素抵抗者的 4.4 倍。

4. 高 LH 水平与流产风险增加相关，降低 LH 水平可以使流产率下降。

5. 高同型半胱氨酸、高胰岛素、高雄激素和低孕激素均可以通过改变子宫内膜的微环境使其容受性受损，最终不利于胚胎的种植和发育。

6. 纤维蛋白溶酶原激活物抑制剂 -1 升高可以阻碍纤维蛋白溶解并促进血栓形成，最终导致子宫内膜和胎盘供血不足而诱发流产。

7. 精子的 DNA 损伤程度高会导致胚胎在发育期间 DNA 复制频频出错。精子质量差与女性的复发性流产存在显著的相关性[20]。

不得不说，流产有时候是不可避免的，这或许意味着胚胎不健全，是自然选择帮助淘汰有缺陷胎儿的一种表现。积极点看，孕早期流产说不定是好事，你应该庆幸没有拖到孕中期或孕晚期甚至到生下有缺陷的孩子之后，这都是上天的安排，你值得拥有更美好的新生命。

因此，如果不是迫于家庭压力生孩子，我建议你预留充裕的时间做好饮食营养等生活方式管理，目标是减轻体重，恢复自发性排卵月经，纠正代谢和激素异常，最终降低流产风险。按照卵泡的生命历程，理论上应预留一年的时间来调理；如果实在等不及，也最好先调理 3 ~ 6 个月。

15.7 如何应对复发性流产？

美国生殖医学学会实践委员会定义 2 次或 2 次以上的自然流产为复发性流产。常见原因有抗磷脂抗体综合征、黄体功能不全、血栓形成、精子质量差、生殖道感染、子宫形态异常、高泌乳素血症、染色体异常、桥本甲状腺炎、甲状腺功能亢进或减退。复发性流产的女性应积极配合医生完成病史采集和相关检查以明确病因。

下面是一些针对流产的通用性非药物干预方案。

1. 尽可能自然怀孕而不是促排卵妊娠。

2. 备孕期间和孕期要做好饮食营养管理以减轻胰岛素抵抗和慢性炎症，避免吸烟或吸二手烟，避免喝酒和咖啡，控制好情绪以防压力夺走孕酮。

3. 不论亚甲基四氢叶酸还原酶（MTHFR）基因变异与否，我都建议所有多囊女性在备孕阶段以及整个孕期每天补充至少 400μg 5- 甲基四氢叶酸（5-MTHF）而不是普通叶酸（Folic Acid）。如果孕前查出同型半胱氨酸水平偏高，可以补充 3 个月甜菜碱（0.5 ~ 4g/d）后再开始"造人"。要知道，甜菜碱的降同型半胱氨酸作用比 5- 甲基四氢叶酸大得多 [21-25]。

其他的我就不多说了，我相信爱笑和善良的女孩儿运气都不会太差。

15.8　如何度过早孕反应期？

早孕反应是妊娠 4 ~ 16 周时出现的恶心、呕吐、头晕、乏力、食欲不振和喜酸厌油等一系列表现的统称。据发表在《英国医学期刊》上的文献 [26] 报道，有 60% ~ 70% 的妊娠女性曾受过恶心和呕吐的困扰，有 13% 的妊娠女性在妊娠 20 周后仍有症状。早孕反应可能与妊娠后的人绒毛膜促性腺激素水平升高有关。

轻症的早孕反应无须处理，忍无可忍时可以吞服切碎的生姜。

一篇于 2015 年发表在《妇产科学杂志》上的荟萃分析 [27] 指出，每天食用 1g 生姜可以有效缓解孕早期出现的恶心和呕吐症状，而且没有明显的不良反应。

需要注意的是，生姜具有抗凝作用，食用大量生姜可能造成血液稀释并诱发出血，因此，最好把用量控制在 2g/d 以内 [28]。

除了生姜，还有一种可用于缓解孕早期恶心和呕吐症状的良方就是维生素 B_6。已有至少 4 个随机对照试验指出，每天服用 10 ~ 80mg 维生素 B_6 可以在一定程度上缓解孕早期的恶心和呕吐症状 [29-31]。

15.9　孕期的饮食营养管理

和健康女性相比，多囊女性在妊娠中晚期发生糖耐量异常、妊娠糖尿病、妊娠高血压和先兆子痫的风险较高，这些并发症与肥胖和胰岛素抵抗密切相关。

另一方面，多囊女性还有较高的早产风险，她们所生的婴儿有较高的重症加强护理病房入住率。这些不良事件的发生归咎于肥胖、慢性炎症、胰岛素抵抗和高雄激素血症等异常的环境因子。

我强调这些残酷的事实不是为了徒增你的心理负担，而是希望你在孕期也能重视饮食营养等生活方式管理，这可以助你安然度过怀孕的这 280 天。

说真的，多囊女性做好孕期饮食营养管理有数不清的好处：一是长胎不长肉，二是宝宝健康妈妈放心，三是远离妊娠糖尿病等糟心事……

15.9.1 孕期增重多少为宜？

孕期增长的体重既包括胎儿的重量也包括胎盘和羊水的重量，还有孕妇的子宫和乳腺以及血液和细胞外液增加的重量，再有就是为泌乳而储备的脂肪的重量。

表 41 是美国医学研究院提供的孕期增重合理范围和合理增重速度数据[32]。

表 41 合理的孕期增重范围和增重速度

孕前体重	整个孕期增重范围（kg）	孕中晚期增重速度（kg/周）
低体重（BMI < 18.5）	12.5 ~ 18	0.51
体重正常（18.5 ≤ BMI < 24.9）	11.5 ~ 16	0.42
超重（25 ≤ BMI < 29.9）	7 ~ 11.5	0.28
肥胖（BMI ≥ 30）	5 ~ 9	0.22
双胞胎，体重正常	16.7 ~ 24.3	
双胞胎，超重	13.9 ~ 22.5	
双胞胎，肥胖	11.3 ~ 18.9	

15.9.2 孕期营养关注哪些？

我国孕妇容易缺乏且对胎儿生长发育会造成直接影响的营养素有钙、铁、锌、碘、叶酸、维生素 A 和维生素 D。

钙和维生素 D 能协同预防先兆子痫并促进胎儿骨骼生长。铁可以治疗孕妇缺铁性贫血并降低宝宝早产和低出生体重的风险。锌可以促进胎儿生长发育并能预防畸形和低出生体重。缺碘会严重损害胎儿大脑的发育并可能导致流产和死胎。叶酸主要用于预防胎儿神经管畸形。维生素 A 缺乏或过量均会导致先天缺陷。

由此可见，饮食均衡是多么重要，如果要补充复合维生素与矿物质也应该挑选配方合理的产品。

15.9.3　孕期饮食怎么调整？

在 PCOS 饮食的基础上，我为多囊女性的孕期饮食补充了以下建议：

1. 早孕反应严重的女性可以少食多餐，选择容易消化和开胃可口的菜肴，例如酸白菜、酸豆角、酸萝卜、酸菜鱼、醋拌木耳等。

2. 每日碳水化合物摄入量不应低于 150g，以防酮体对胎儿神经系统发育造成不良影响（轻度的酮症是没有必要恐慌的）。另外，孕期主食应符合低 GI 原则且粗细搭配，既要考虑容易消化吸收也要预防妊娠糖尿病。

3. 如果不补充复合维生素与矿物质，我建议每周至少食用 2 次牛肉来补铁，每周至少食用 2 次海产品来补碘、锌、硒。如果不补充钙剂，每天应至少饮用 400ml 全脂牛奶。如果不补充 DHA，每周应至少食用 2 次深海鱼。

4. 孕早期没必要强调进补。孕 12 周后需要每天多摄入 15g 蛋白质，相当于在原有饮食的基础上每天多吃约 100g 鱼或肉。孕 28 周后需要再每天多摄入 15g 蛋白质，你可以根据个人食量以及增重情况来调整。

5. 吃碘盐，禁烟、禁酒，禁浓茶和咖啡。

15.9.4　孕期营养怎么补充？

健康女性怀孕后发生自然流产的概率为 10% ～ 20%。这意味着调整饮食或补充营养即便有益，也可能由于不敌自然流产而反遭孕妇怀疑这些改变是否是流产的诱因。因此，不管是医生还是营养师，大家给孕妇做药物治疗或营养指导时都格外小心谨慎，多数人都把孕期管理的尺度限定在饮食建议而不愿意做过多干预，这样即便流产也不至于引起纠纷。

多囊卵巢综合征患者是一个特殊群体，不给予特殊照顾肯定会有很大的流产风险。我不希望投鼠忌器，这不是我的初衷，所以我决定还是给你一些已有科学证据支持的孕期营养补充建议。

复合维生素与矿物质

孕期补充复合维生素与矿物质有 3 个好处：一是预防母亲营养缺乏，二是为胎儿生长发育提供充足的营养支持，三是降低不良妊娠结局的发生风险。这些观点毫无疑问已被绝大部分妇产科医生所接受。

下面我就相关产品的配方问题作简单建议：

1. 叶酸的建议补充量为 400 ~ 800μg/d，应挑选采用 5- 甲基四氢叶酸的产品。

2. 源自 β- 胡萝卜素的维生素 A 没有毒性，但源自鱼肝油、视黄醇醋酸酯或视黄醇棕榈酸酯的维生素 A 应用过量则有毒。维生素 A 的最高可耐受摄入量为 3000μg/d（10000IU/d），建议挑选维生素 A 添加量低于 1000μg/d（3333IU/d）的产品。

3. 如果血清 25- 羟维生素 D_3 的检测结果低于 30ng/mL，建议补充至少 2000 IU/d 的维生素 D_3。否则，日常补充量只需要 800IU/d 左右。

4. 铁的建议补充量为 10 ~ 45mg/d。建议挑选采用甘氨酸螯合铁的产品。铁过量容易导致便秘且会诱发氧化损伤，甚至可能增加妊娠糖尿病的发生风险。一项出自安徽医科大学的研究 [33] 发现，孕期头 3 个月的血清铁浓度与妊娠糖尿病发生风险存在"U"型曲线关系，即过低和过高的血清铁都与较高的妊娠糖尿病发生率相关。另外，怀孕前补充铁与 57% 的妊娠糖尿病风险增加相关。

5. 锌的建议补充量为 5 ~ 15mg/d。最好挑选采用甘氨酸螯合锌等有机锌的产品。

6. 硒的建议补充量为 25 ~ 100μg/d。最好挑选采用硒代蛋氨酸的产品。

7. 碘的建议补充量为 50 ~ 150μg/d。孕期缺碘危害极大，如果复合维生素与矿物质产品不含碘，你应该好好吃碘盐并保证摄入一定量的海产品。

8. 不喝乳制品的孕妇建议每天补钙 500mg。碳酸钙可能会导致便秘，而柠檬酸钙和苹果酸钙等有机钙则不会。

肌醇是孕妇的福音

很多人都不知道，胎儿和新生儿要从母体中获取大量的肌醇来支持发育。肌醇的生理功能包括参与细胞骨架的构建、支持细胞的信号传输、维持神经系统和肺部等多器官的正常发育等。

研究发现，妊娠中期的脐带血肌醇浓度是非妊娠女性血清中的 5 倍，足月新生儿的脐带血肌醇浓度下降，但仍是母亲血清中的 2 ~ 3 倍 [34]。

在足月产的婴儿中，他们的血浆肌醇浓度会维持在高水平，直到 6 月龄时才下降到成年人的水平 [35]。与此截然相反的是，早产儿的血浆肌醇浓度（在生命的头 7 天）比足月产的婴儿高，但 8 周内就会快速降至成年人的水平 [36]。换言之，当同年龄的早产儿与足月儿相比较时，早产儿的血浆肌醇浓度较低。这不禁让人联想到多囊女性更容易发生早产，并且有早产史的女性日后又有更高的多囊卵巢综合征患病风险这个事实。

肌醇在母乳中的含量是非常丰富的，足月产的母亲（分娩后 3 ~ 29 天）所分泌的母乳其肌醇浓度最高可达 1969.55μmol/L（相当于 35.5mg/100mL），而成熟的母乳平均是 14mg/100mL，山羊奶是 5.3mg/100mL，牛奶是 2.1mg/100mL[37,38]。

另外，目前市售的婴幼儿配方奶粉（1 段）的肌醇含量通常不超过 6mg/100mL，这比成熟的母乳低了 57%。而且，接受母乳喂养的早产儿其血清肌醇浓度增加，但接受配方奶粉喂养的婴儿则没有增加。

更有意思的是，早产儿的母亲，她们的母乳肌醇含量可以接近 3000μmol/L，这些肌醇原本是留给胎儿最后几周发育用的，但由于早产了，只能将其储存于母乳中。我觉得这就是生命的奇妙之处，是母亲出于生物本能对胎儿的一种保护，如果能将这些母乳全部喂给早产儿，说不定能降低早产儿的发育不良风险。

还有就是，目前市面上已有一些针对早产儿的特殊医用配方奶粉，其配方中的肌醇含量调配到了母乳的 2 倍以上。

最后，关于要不要给早产儿额外补充肌醇，现有的随机对照试验还没有得出一致的结论，所以我不建议给早产儿额外补充肌醇，包括足月儿。

当然，母乳喂养是非常必要的，这是我大力提倡的。

下面，让我们继续聊聊肌醇，但要把焦点放在预防神经管畸形和糖尿病上。

神经管畸形是胎儿大脑、脊柱或脊髓的先天缺陷，常见表现有无脑、脑膨出、脊柱裂、唇裂和腭裂等。它们起始于怀孕的第一个月，通常在女性不知道自己已怀上时便发生。传统上预防神经管畸形的方法是在备孕期（怀孕前 3 个月）补充叶酸，研究显示这能使神经管畸形的发生率降低 70%。

但即便如此，有部分女性仍然会怀上神经管畸形的胎儿，叶酸对她们根本不起作用。这个时候，肌醇的作用就凸显出来了。

有研究发现，饮食中缺乏肌醇或敲除与肌醇代谢的相关基因会导致小鼠的胚胎发生神经管畸形，给糖尿病小鼠或大鼠补充肌醇可以纠正高血糖引起的生长迟缓和神经管畸形。一项针对曾经怀上神经管畸形胎儿并再次妊娠女性的研究结果显示，联合补充肌醇与叶酸的 42 人中无一人的胎儿发生神经管畸形，而继续单独使用叶酸的 28 人中有 3 人的胎儿发生神经管畸形[39]。

不仅如此，一些荟萃分析还指出肌醇可以使流产率从 17.61% 下降到 5.92%（针对采用试管婴儿技术怀孕的女性），使呼吸窘迫综合征、新生儿低血糖、巨大胎儿、羊水过多、肩难产和早产的总发生率从 6.86% 下降到 2.18%[40-42]。

在预防妊娠糖尿病方面，发表在《考克兰图书馆》的荟萃分析指出，有证据显示肌醇可能会降低 57% 的妊娠糖尿病风险，但证据质量低，还需要大型的随机对照试验来验证这个结论[43]。

最后谈一下安全性问题。在对肌醇还认识不深的 1979 年，人们曾将肌醇归类到孕期 C 类药物来管理。C 类药物有两种情况，一是动物实验显示对胎儿有害（致畸或导致胚胎死亡），但尚未在人类中进行过良好的研究。二是没有在动物或人类中进行过良好的研究。肌醇属于第二种情况。

实际上，被贴上 C 类标签的药物种类特别多，这类药物不一定都对胎儿有害，只是通常都由于问世时间不长、相关研究不足，导致得不出安全或不安全的结论。然而，随着现代营养学的发展，肌醇已被重新定义为营养素，而且有越来越多的随机对照试验表明肌醇在妊娠期使用对孕妇和胎儿是安全的。此外，美国食品药品监督管理局已于 2015 年废止了妊娠期药物安全性等级的分类标准，肌醇属于 C 类药物的概念不复存在，肌醇目前属于公认安全的物质。

总而言之，肌醇在妊娠期有广阔的应用前景，特别是预防神经管畸形和妊娠糖尿病。尽管相关研究的规模小、质量差，但考虑到肌醇是维持细胞正常生命活动不可或缺的营养素，不需要医生处方便可通过食物或营养补充剂获取，所以对于多囊女性这种伴有高妊娠糖尿病风险的人群，我建议酌情补充。一般情况的推荐量为 4000mg/d（Myo- 肌醇），服用方式为早上餐前 30 分钟 2000mg，晚上餐前 30 分钟 2000mg。

DHA 降低早产率

在孕期补充被誉为"脑黄金"的 DHA 是否有益于胎儿大脑发育至今仍然未知，但在减少早产和低出生体重风险方面是有意义的。统计数据表明，补充 DHA（600mg/d）在降低早产率和新生儿住院率的背后实际上为美国医疗系统每年节省了60 亿美元的开支[44,45]。具体到个人，孕妇在 DHA 补充剂上每投入 1 美元，宝宝在医院的第一年开销就会节省 1512 美元。

中国营养学会为孕妇制定的 EPA 和 DHA 适宜摄入量为 250mg/d，其中应包含至少 200mg DHA，这项任务可以通过每周 2 次共食用 200g 三文鱼来完成。如果服用营养补充剂，一般只需遵照产品说明服用即可。

N- 乙酰半胱氨酸和辅酶 Q_{10}

从现有的研究来看，N- 乙酰半胱氨酸和辅酶 Q_{10} 在孕期特殊情况下也有应用价值。但由于缺乏完善的安全性评估，这里仅作分享不作推荐。

一项出自埃及艾斯尤特大学妇产科的研究表明，N- 乙酰半胱氨酸可以帮助不明原因复发性流产的孕妇提高胎儿活产率（56.3% vs 37.2%）[46]。

另一项纳入了 235 名孕妇的临床试验指出，每天补充 200mg 辅酶 Q_{10} 可以降低先兆子痫的发生率（14.4% vs 25.6%）[47]。

16 我对待中医药的态度

苏格拉底说过，我唯一知道的就是我一无所知。

我和许多接受过西医教育的人一样都曾无比怀疑过中医，但随着与多囊女性的交流越来越深，我才发现中药验方竟能一次又一次地展现其有效性，当我亲眼见证了针灸和按摩可以促排卵时，我才认识到知识的浩瀚无穷。

我现在是知道得越多就越觉得自己无知，但至少我愿意怀着谦卑和开放的态度去学习并接纳中医。我坚信，不管是黑猫还是白猫，能抓到老鼠的就是好猫。

16.1 经典中药验方举例

根据肾主生殖等理论，中医认为多囊女性均有不同程度的肾虚表现，在此基础上可以兼有肝郁血热和脾虚痰湿等证型。如果要实现标本兼治，那么补肾以治肾虚为用药的核心，而化痰、祛瘀作为治标之法则用于治疗痰湿和血瘀。

许多用于治疗多囊卵巢综合征的验方其实都是从经典药方（如苍附导痰汤、丹栀逍遥散、温经汤等）加减化裁而来的。

接下来我将列举 20 张验方，这些验方由我国各地的中医院开展过临床研究，它们不管是用于降低雄激素水平，还是帮助恢复自发排卵的月经周期，有效率都要高于避孕药和二甲双胍，有些患者甚至能在停药后维持长达 6 个月的规律月经周期。

注意：下列验方仅供学习参考，任何关于中药的使用问题请咨询中医师。

验方组合 1[1]：金银花 20g、炙枇杷叶 10g、桃仁 10g、杏仁 10g、蒲公英 20g、菟丝子 10g、补骨脂 10g、知母 10g。

验方组合 2[2]：丹皮 15g、栀子 15g、土当归 10g、柴胡 10g、云白芍 10g、土炒白术 15g、白茯苓 15g、薄荷（后下）6g、生甘草 6g。

验方组合 3[3]：生地黄 10g、龟板 10g、泽泻 10g、知母 6g、黄柏 6g、生甘草 6g。

验方组合 4[4]：菟丝子 15g、肉苁蓉 15g、仙茅 10g、淫羊藿 10g、熟地黄 10g、当归 10g、枸杞子 10g、陈皮 10g、法半夏 10g、茯苓 10g、路路通 12g、桃仁 10g。

验方组合 5[5]：丹参 30g、淫羊藿 30g、黄芪 50g、茯苓 30g、苍术 30g。

验方组合 6[6]：菟丝子 10g、覆盆子 10g、香附 10g、法半夏 10g、枳实 10g、当归 10g、苍术 10g、白术 10g、山茱萸 12g、泽兰 12g、茯苓 15g、泽泻 9g、川芎 9g。行经期加益母草 15g、艾叶 9g、川牛膝 10g；经后期加黄精 10g、女贞子 12g、炙鳖甲 12g；经间期加紫石英 12g、鹿角霜 10g；经前期加淫羊藿 10g、鹿角霜 10g。

验方组合 7[7]（适用于月经第 6 ～ 13 天）：熟地黄 15g、山药 15g、山茱萸 15g、菟丝子 15g、覆盆子 15g、何首乌 15g、女贞子 15g、旱莲草 15g、淫羊藿 15g、紫河车 15g、龟板 15g、茯苓 15g、半夏 15g、陈皮 15g。

验方组合 8[7]（适用于月经第 14 ～ 16 天）：熟地黄 15g、山茱萸 15g、菟丝子 15g、丹参 15g、桃仁 15g、穿山甲 15g、皂角刺 15g、大血藤 15g、肉苁蓉 15g、夏枯草 15g、石菖蒲 15g。

验方组合 9[7]（适用于月经第 17 ～ 28 天）：续断 15g、桑寄生 15g、菟丝子 15g、巴戟天 15g、鹿角霜 15g、覆盆子 15g、当归 15g、山茱萸 15g、石菖蒲 15g、苍术 15g、薏苡仁 30g。

验方组合 10[7]（适用于月经第 1 ～ 5 天）：当归 10g、白芍 10g、川芎 10g、桃仁 10g、川牛膝 10g、熟地黄 10g、香附 10g、鸡血藤 20g、丹参 20g、黄精 20g、益母草 20g。

验方组合 11[8]（适用于月经第 6 ～ 13 天）：黄芪 15g、熟地黄 12g、皂角刺 27g、川芎 9g、生地黄 9g、醋香附 9g、青皮 6g、陈皮 6g、肉苁蓉 9g、龟板 9g、鳖甲 9g。

验方组合 12[8]（适用于月经第 14 ～ 28 天）：茯苓 12g、生地黄 10g、熟地黄 10g、淫羊藿 12g、巴戟天 10g、女贞子 10g。

验方组合 13[8]（适用于月经第 1 ～ 5 天）：当归 10g、生地黄 10g、川芎 10g、醋香附 10g、川牛膝 10g。崩漏者选加丹皮 9g、侧柏叶 9g、地榆炭 9g、炮姜 3g、醋艾炭 6g、生蒲黄 18g。

验方组合 14[9]（适用于月经第 5 ～ 11 天）：当归 10g、白芍 10g、女贞子 10g、熟地黄 10g、山茱萸 10g、丹皮 10g、山药 10g、陈皮 6g。

验方组合 15[9]（适用于月经第 12 ～ 28 天）：菟丝子 10g、续断 10g、紫河车 10g、鹿角片 10g、淫羊藿 10g。

验方组合 16[10]：黄芪 20g、红参 10g、淫羊藿 10g、熟地黄 10g、续断 10g、南五味子 9g、墨旱莲 10g、益母草 10g、炒白术 10g、白芍 10g、菊花 15g、菟丝子 10g、甘草 6g、覆盆子 15g、枸杞子 10g、茯苓 15g、大枣 10g、当归 10g。

验方组合 17[11]（适用于月经第 5 ~ 14 天）：黄芪 30g、党参 30g、淫羊藿 10g、巴戟天 10g、仙茅 10g、黄精 10g、何首乌 15g、当归 10g、香附 10g、皂角刺 10g、定经草 10g、红藤 15g。

验方组合 18[11]（适用于月经第 15 ~ 30 天）：白术 10g、山药 15g、杜仲 15g、续断 15g、女贞子 15g、菟丝子 15g、淫羊藿 10g、枸杞子 15g、黄精 15g、何首乌 15g、砂仁 6g。

验方组合 19[12]（适用于月经第 5 ~ 14 天）：黄芪 30g、党参 30g、淫羊藿 10g、巴戟天 10g、黄精 15g、何首乌 15g、当归 10g、丹参 15g、赤芍 15g、红藤 15g、苍术 10g、皂角刺 10g、浙贝母 10g。

验方组合 20[12]（适用于月经第 15 ~ 30 天）：白术 10g、山药 15g、杜仲 15g、续断 10g、女贞子 15g、菟丝子 15g、仙茅 10g、枸杞子 15g、黄精 15g、何首乌 15g、柴胡 10g、香附 10g、枳壳 6g。

验方组合 21[13]：苍术 10g、香附 15g、陈皮 10g、半夏 10g、茯苓 15g、胆南星 10g、枳实 10g、鸡内金 15g、蚕砂 15g、生山楂 30g、牛膝 15g。兼肾虚者加仙茅 15g、淫羊藿 15g、紫河车 20g、紫石英 15g、菟丝子 15g；兼血瘀者加丹参 30g、刘寄奴 15g。

验方组合 22[14]：熟地黄 20g、何首乌 20g、菟丝子 15g、淫羊藿 10g、续断 15g、当归 10g、丹参 15g、胆南星 10g、皂角刺 10g、半夏 10g、柴胡 10g。月经干净后加女贞子 15g、枸杞子 15g；排卵前加桃仁 10g、红花 6g；排卵后加巴戟天 10g、肉苁蓉 15g；经前期加泽兰 10g、川芎 6g、香附 15g；子宫发育不良加紫河车 10g、鹿角胶 5g；卵巢增大明显加夏枯草 10g、海藻 10g；肥胖加茯苓 15g、白术 15g、陈皮 6g；多毛、痤疮加丹皮 10g、黄芩 10g。

验方组合 23[15]：补骨脂 30g、巴戟天 30g、肉苁蓉 30g、菟丝子 30g、续断 30g、桑寄生 30g、覆盆子 15g、淫羊藿 15g、熟地黄 15g、全当归 15g、白芍 15g、炙甘草 6g、肉桂粉 3g。经期改用还魂草 30g、益母草 30g、艾叶 15g、熟地黄 15g、牡丹皮 15g、白芍 15g、泽兰 15g、桃仁 12g、红花 12g、当归 12g、川芎 12g、枳壳 10g、炙甘草 6g。

验方组合 24[16]：苍术 10g、香附 10g、法半夏 10g、橘红 10g、白茯苓 15g、炙甘草 10g、菟丝子 15g、柴胡 10g、白芍 10g、生地黄 20g、川芎 10g、黄芪 20g、黄芩 10g。

验方组合 25[17]：生山楂 15g、菟丝子 12g、苍术 10g、香附 10g、川芎 10g、制胆南星 10g、石菖蒲 10g、枳壳 10g、五灵脂 10g、淫羊藿 10g、仙茅 10g、陈皮 6g。

验方组合 26[18]：山茱萸 9g、桑椹子 20g、枸杞子 20g、当归 15g、赤芍 15g、白芍 15g、瓦楞子 15g、皂角刺 15g、桃仁 6g、红花 6g、益母草 12g。气虚者加黄芪 30g；肾阳虚者加补骨脂 15g。

验方组合 27[19]：柴胡 10g、龙胆草 15g、当归 10g、白芍 10g、川芎 10g、香附 10g、枳壳 10g、丹皮 10g、栀子 15g、生地黄 15g、白术 15g、炙甘草 6g。经期去栀子和龙胆草加用益母草 30g；经间期选加丹参 15g、皂角刺 10g、茺蔚子 30g。

验方组合 28[20]：柴胡 10g、丹皮 10g、栀子 10g、白芍 15g、茯苓 15g、益母草 15g、枸杞子 15g、淫羊藿 15g。

16.2 如何理解中药验方？

我和你一样都看不懂上述药材的配伍有何讲究，但通过现代药理学研究，至少科学家已经发现了一些端倪，我们能够用西医思维和中药对话了。

以知柏地黄丸为例，该方含有知母、熟地黄、黄柏、山茱萸、山药、丹皮、茯苓和泽泻，其中每克知母具有相当于 85.3ng 雌二醇的活性，每克山茱萸和丹皮分别具有相当于 66.78mg 和 54.89mg 氟他胺抗雄激素的活性以及 10.33mg 和 78.51mg 他莫昔芬抗雌激素的活性，每克黄柏具有相当于 12.73mg 氟他胺抗雄激素的活性以及 1280.66mg 他莫昔芬抗雌激素的活性，黄柏还含有可以媲美二甲双胍降糖功能的黄连素[21]。

白芍甘草茶中的甘草每克具有相当于 550ng 雌二醇的活性，单独使用甘草可以降低男性的睾酮水平，与之搭配的白芍还能恢复芳香化酶的活性。

再观察其他的验方，你会发现菟丝子是被高频使用的，现代药理学的研究却发现它会刺激睾丸分泌睾酮，促进腺垂体释放 LH，甚至会上调雄激素受体基因的表达水平[22,23]。这种补肾药材也许只适合卵巢功能欠佳的不孕人群，不一定适合多囊女性。

还有一种被高频使用的中药是当归，温经汤里就有当归，它可以通过改善卵巢的血液循环来促进睾酮向雌二醇转化。一项出自韩国的研究还发现，当归具有抗雄激素和阻断雄激素受体信号传输的作用[24]。此外，当归对缓解痛经也有一定帮助。

我们再来谈谈淫羊藿，这味中药可不光是名字容易让人想入非非，药理学研究也发现它确实能够诱导一氧化氮的产生，可以促进雄性动物阴茎勃起。如果问淫羊藿对多囊女性有什么帮助，那我告诉你，它是一种雄激素受体阻断剂，而且具有加速神经修复的潜力，甚至能激活 CYP19A1 基因表达芳香化酶[25-30]。多机制协同作用使得淫羊藿确实有希望用于对抗多囊卵巢综合征。不喜欢"淫羊藿"这名字的人可以叫它"仙灵脾"。

最后介绍一下丹参，从丹参中提取的隐丹参酮已被现代药理学认可，它具有下调 CYP17A1 基因和雄激素受体表达的作用，再加上它广谱的抗菌功能，隐丹参酮在临床上已广泛用于治疗痤疮，属于非处方药。目前也有随机对照试验支持隐丹参酮可以降低多囊女性的雄激素水平，只是降低的幅度不是特别显著罢了[31-33]。

对于多囊这种复杂多变的疾病，我承认上述分析是盲人摸象，这绝不可能是中药验方起效的全貌，毕竟每一味药材都含有成百上千种化学成分，用单一化合物的西药思维来理解复杂的中药配伍，恐怕我们永远都掌握不了中药验方的真谛。

没能为你揭示中药验方的奥秘是一桩憾事，但至少我们能达成一项共识，那就是中药可能最终还是通过对基因和细胞生命活动的调节来发挥药效的，只是其原理考虑了整体性的平衡而不是西药的线性思维。

16.3　怎么看待中医与西医？

中医概念下的肾比西医解剖学的肾脏有更广的内涵，它可能包括西医所描述的生殖系统和神经系统，也涉及下丘脑、腺垂体、甲状腺、骨骼、血液……

如果给中医概念下的肾虚换一个生造的词，或许就没有那么多误解了，毕竟这是人类在没有完全掌握人体解剖知识的前提下对人体功能失衡状态的一种认知总结。所谓的肾虚不是说你的肾脏功能不好，肾虚是对生殖系统和神经系统等多器官功能失衡的一种抽象定义。

我不认为中医和西医有任何冲突。西医通过具体的物象来认识人体，而中医则是通过人在疾病状态下所表现出的症状或现象来自定义一套逻辑思维，中医仍然属于唯物主义论，只是其视角更为宏观和整体，不像西医那么微观和精准。

随着医学的发展，能将中西医融会贯通的人就会明白，所有内分泌的紊乱都必然有神经系统的参与，而且肾上腺功能紊乱要先于甲状腺和性腺功能紊乱，这完全符合西医或中医对多囊发病机制的推测，即"肾虚"这种内涵丰富的抽象定义可能是西医所描述的肾上腺"萌动"夹杂神经系统失控。

如果时间的跨度是无限的话，随着西医的基础研究被人工智能整合，我相信所有的理论终有一天能和中医彻底融汇，届时，争论的也许就剩下疗法了。

我始终认为不可能有哪一种单一化合物能治愈多囊，正如目前所有的西药都无法治愈糖尿病和高血压是一个道理，这些病不是病原体感染造成的，不能沿用抗生素杀菌的思维。

如果说真有什么单一化合物能治疗疾病，那必定是依赖性的药物，而不是除病根的治愈性药物。任何西药都有精准调节的细胞靶点，只要能规律地吃药以维持稳定的血药浓度，就可以持续刺激相应的靶点，从而使疾病得到控制或缓解。

但我希望你能明白，这种做法永远不可能逆转多系统失衡。包括多囊卵巢综合征在内的大多数慢性疾病都属于多系统失衡问题，这类疾病难以被西药治愈，这也难怪人们常常吐槽西药治标不治本。

在西医的知识体系里，大多数疾病仍然病因未明，这其实就注定了当下的西药研发是针对控制症状而不是治愈病根的。如果没有瞄准病因靶点进行治疗，任由病因破坏细胞的正常生理功能，那么一旦西药这个外力因素被撤掉，疾病必定会卷土重来并愈发严重。

当然这不代表中医就知道病根，只是中医的认知体系更侧重于实践得真知，至于理论则是基于经验的模糊化大数据。假如说有多囊女性被中医治好了，那么中医无非是根据当时的四诊结果判断那位患者可能是肾虚血瘀，这种病根定义是宽泛的，没有任何生理学或生物化学等物质基础。如果用西医的语言来描述，就有点类似于说多囊的病根是卵巢和神经系统的互动失调并伴有微循环障碍，不过西医不满足于宏观解释。

你还记得我说过的一句话吗？其实任何疾病的病因都是明确的，那就是不良的基因被错误的环境因子给"激怒"了。所有疾病均是基因和环境因素相互作用的产物，不同疾病间的病因差异就在于基因的异常点不同以及环境的紊乱情况不同。

表观遗传学和营养基因组学的发展给医学带来了变革，它们是研究营养素和植物化学物质对基因表达影响的学科，一旦我们掌握了足够的药理学知识，人工智能就能用科学的语言来教你如何精准搭配各种营养素和中草药来治疗多囊卵巢综合征了。

这是一种美好的设想，在愿望实现之前，恐怕只有几千年中医典籍传承下来的用药经验更能解决燃眉之急，起码这是基于大数据的匹配，效果看得见。

需要辩证看待的是，尽管中医的理论框架已在试错过程中日臻完善，但中药的安全性问题仍然值得商榷。事实上，中药并非如你想象的那般无毒无害。

其中最受诟病的，是中药的农药残留和重金属污染，其次则是有些中药本身就具有一些尚未被药理学研究透彻的不良反应。

说了这么多，你应该晓得我对待中医药的态度了。

万事万物都不可能完美，但只要是真理，最终都会殊途同归。

表观遗传学和营养基因组学是中医和西医交流的语言，中药也因此遇到了一个千载难逢的大显身手的机会，未来的医学完全有可能广泛地采纳中药配伍，而中医的理论体系则可以作为一种哲学思想引领西医更全面、更整体、更联动地看待慢性疾病。

我们一起期待新的技术吧，相信在不久的将来，或许就能借助配方草药对特定基因或蛋白质实现精准的调节，从而精准地治疗特定的疾病！

结语

　　希波克拉底是古希腊的智者，他被人们奉为西方医学之父。希波克拉底认为健康是个体的身心与自然环境和社会环境相融洽的状态。一个医生进入一座城市行医前，首先要关注的是这个城市的土壤、气候、风向、水源以及人们的饮食习惯和生活方式。

　　然而现代医学是以看病的思维来诊治患者的，例如小红如果同时符合糖尿病、抑郁症、多囊卵巢综合征和甲状腺功能减退的诊断标准，那么她就应该接受由4位专科医生分别开具的治疗方案，糖尿病打胰岛素，抑郁症吃盐酸帕罗西汀，多囊卵巢综合征用避孕药，甲状腺功能减退补左旋甲状腺素钠片。

　　我们不禁要问，小红真的患有那么多种病吗？会不会是因为她的身体存在某些生理生化的失衡才致使她坠入深渊？有没有更针对病因的治疗方案能够"一箭四雕"？

　　我的患者群里就有一位多囊女性被内分泌科医生要求打胰岛素，但她的胰岛素释放试验其实显示的是高胰岛素血症，幸好她咨询了生殖内分泌科医生的意见，否则注射胰岛素后她的雄激素将会"攀上珠穆朗玛峰"。

　　我的患者群里还有一位多囊女性因被脱发困扰而自感焦虑和抑郁，她到精神科做了一套量表后就被诊断为中度抑郁，结果精神科医生给她开了阿戈美拉汀和艾司西酞普兰。

　　这种标签式疗法不仅备受诟病，更被许多反西医人士嘲讽为盲人摸象。当然，我绝对不是来火上浇油的，我也不是反西医分子，我只希望现代医学能日臻完美。

　　我们不得不承认，现代医学的思路是在某个细分领域培养顶尖专家，但却忽略了去教导专家如何有机地整合各科知识。事实上，有许多看似毫无关联的疾病背后都有着共同的发病机制，比方说肠道菌群紊乱和慢性炎症，它们贯穿于几乎所有慢性疾病的发病过程，不去治疗这些介导因素而任其发展，只能使患者患上越来越多的疾病。

　　有什么好的解决方案吗？

　　有的，功能医学可以了解一下。

功能医学不是独立于西医的学科，它不能替代现代医学，但它将人类现有的医学成果最大化地有机整合了起来，它是现代医学在健康管理领域的最佳补充。

记住：功能医学主张以人为中心看待疾病。

功能医学医生在问诊时要了解你从胎儿期到现在所经历的重要事件，然后画出发病的时间轴，找到不适症状或疾病出现前的诱发因素有哪些。

功能医学医生要评估你的遗传基因、饮食结构、营养状况、环境毒素的暴露史、运动强度、睡眠质量以及生理和心理的压力水平。

功能医学医生会借助一些查病根的检测来深挖你的病因所在，比方说检测MTHFR基因的多态性来评估不同个体对叶酸需求的差异。

功能医学医生要梳理各种环境因子与基因相互作用后会对你的身体带来怎样的影响，比方说你吃的食物能否滋养肠道中的菌群，你的免疫系统是否认同你吃的食物，你的营养状况能不能满足细胞所需，你的肝脏可不可以游刃有余地处理各种来自环境的毒素，你的肾上腺是不是已经不堪精神压力的重负，等等。

功能医学医生最终不会去治疗疾病，他们只会去治疗你。所有的疾病都是不良的基因被错误的环境因子给"激怒"了，纠正你体内的生理、生化失衡，疾病可以自愈。

功能医学医生不排斥任何疗法，只要疗法本身是安全有效的，他们就会根据患者的情况针对病根下药，最终做到同病异治或异病同治。

下面我们来举个例子。

有时候你会惊讶地发现小檗碱对多囊患者A有效，但对多囊患者B无效，这是因为A和B虽然都有"多囊"这个标签，但她们两人的身体情况是不一样的，当A伴有胰岛素抵抗而B没有时，试问B怎么可能从小檗碱中获益？

如果招募一批多囊患者开展临床试验，当没有胰岛素抵抗的人占多数时，试问研究怎么会得出小檗碱有效的结论？这是统计结果不支持，不代表小檗碱无效。

再以针灸为例，一篇发表在《美国医学会杂志》上涉及1000名多囊女性的随机对照试验指出，针灸不能提高排卵率和活产率[1]。那么针灸真的就无效吗？我想这只是没有对多囊卵巢综合征进行细致分型罢了。

例如菌群、同化、营养、毒素、免疫、炎症、代谢和循环，调节它们不能像激素或药物那样能够直接激活或拮抗细胞受体，也不能直接上调细胞的信号通路。

如果以定义疾病然后匹配药物的思维来研究自然疗法，即A病用a药，那么随机对照试验常常会得出相互矛盾的结论，毕竟研究只能给受试者贴上"A病"的标签，而不能分析不同的患病个体还存在哪些独有的生理、生化失衡。

不过功能医学的思维则是将患有 A 病的人分为 A1～A∞，例如 A1 是纯粹的多囊卵巢综合征，A2 伴有胰岛素抵抗，A3 伴有肠道菌群紊乱，等等。

除非能够直接调节细胞的生命活动，那才会有万能的药，例如环氧合酶抑制剂阿司匹林就铁定能抑制血小板聚集，避孕药就一定能制造撤退性出血，等等。

然而自然疗法根本不像药物那样能直接作用于细胞，它们只是针对错乱的体内环境去解开恶性循环，此时只能个性化地为患者匹配 a1、a2、a3……

更有趣的是"异病同治"。还是以小檗碱为例，它既可以治疗肠道感染、腹泻，也可以治疗胰岛素抵抗型多囊卵巢综合征，前者利用了小檗碱的抗菌活性，后者利用了小檗碱的胰岛素增敏活性。

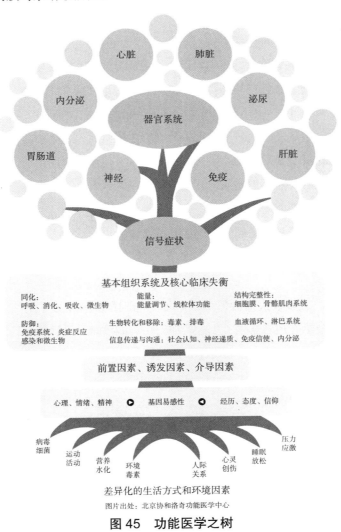

图 45　功能医学之树

我真的希望你能理解，健康是带着基因和环境参数的动态方程，我们能够输入和调整的只有环境，如果你把人当成静态的来理解，那很难领悟功能医学。

没有完美的食物，只有完美匹配身体状态的饮食结构。人的一生中可能需要根据不同的身体问题及时调整饮食，没有一套饮食是万金油，可以供你一辈子使用而不出任何问题。

对一个人有益的食物到了另一个人身上可能会成为毒素，对一个人有害的食物到了另一个人身上则可能成为宝物，无法理解这一点将使你永远徘徊在恶性循环中，不停地寻求所谓的"最佳饮食"，例如地中海饮食、原始饮食、低碳水化合物饮食、PCOS 饮食，等等。

然而我想说它们都是不完美的，最完美的莫过于你能理解自己的身体，找到最匹配你身体的饮食营养等生活方式。

有了功能医学的思维后，我们可以谈谈更具体的现实问题。

牛顿第一定律说，任何物体都要保持匀速直线运动或静止状态，直到外力迫使它改变运动状态为止。

健康也是这样，一个人好端端的为什么会生病呀，不就是因为我们每天喝进肚子里的水、吃进肚子里的食物、吸进肺里的空气、运动带来的负荷、与人交流产生的情绪等形成了各种各样的作用力，这些作用力调节着基因的表达，有些令基因行善，有的使基因作恶嘛。

一篇发表在《新英格兰医学杂志》上的文章指出，影响人类健康或导致人过早死亡的因素当中，遗传因素占 30%，个人行为占 40%，环境因素占 20%，医疗卫生占 10%[2]。

遗憾的是，大多数人都会把 100% 的希望寄托于 10% 的可能性上。我们受到人性的唆使而放纵并追求享乐，生病后却幻想着能依靠灵丹妙药起死回生，这是不切实际的，没有人可以进化出百毒不侵的基因。

当然你别误会，我不是说医疗一点儿都不重要，在许多疾病问题上，现代医学对人类的贡献是 100%，比方说试管婴儿技术不就是某些不孕女性的希望之光吗？器官移植技术不就延续了许多宝贵的生命吗？抗生素不就拯救过数以亿计的战士吗？

只是到了生活方式病的问题上，医疗因素便不再那么灵验了。吃着最升血糖的白米饭就只能搭配最高剂量的二甲双胍或胰岛素，是人性推动着医学向这样的方向发展，这一切都是我们亲手造成的。

　　我现在越来越深信，决定我们健康的其实只有一个因素，那就是"健商"，我们对待健康的态度以及健康知识武装大脑的程度会潜移默化地影响我们的行为。

　　鲁迅先生弃医从文是正确的，人们思想上的病比身体上的病严重得多。就像我自己的经历一样，没有大三的那次急性胃肠炎，我就没有机会和死神畅谈人生，是死神教会了我——健康需要靠自己。

　　说到这里，不知不觉就到了本书的尾声，最后我希望咱们能达成一项共识。

　　也就是，对抗多囊卵巢综合征相当于拔河比赛，我教你的饮食营养等生活方式管理手段则是赛场上的选手，它们越是团结就越能战胜多囊卵巢综合征，而且这是一场永无休止的拔河比赛，你需要做好终身健康管理的心理准备。

　　那么，你会派出最佳阵容迎战吗？

　　如果你已经有所觉悟，那么请开始践行本书所提倡的调理方案吧，要是你对这些方案还心存疑惑，欢迎你加入"初晴多囊学堂"。

　　你能在"初晴"找到志同道合的姐妹，了解她们的成功经验以及面临的挑战，我也乐意分享有关战胜多囊卵巢综合征的最新科研进展，让我们保持联系吧！

　　最后，如果你有拓展阅读的需要，请扫描下方的二维码，下载本书中的参考文献目录。

致谢

感谢自己，谢谢你 Vincent，我永远无法忘记这 20 个月的朝七晚十。

感谢为本书写推荐或点评的专家，是你们的专业为本书画龙点睛，是你们对医学秉承的开放包容的态度成就了本书。

感谢菲比、Slowly、媛静、Dina、睿、Venezia、Agnes、琦、燕、圆圆栗、琪琪、娜娜、依依、小熊、简单、WD、Arya、花二、YingLin、66、棉花糖、小欧、幸运女神经、猪猪侠子、Water、Mindy、晴、馨儿、糖糖、茜茜、云起、小彦子、和英杰、海豚有海、甜蜜的毒药、Nicole、xinluqi、xiaoxiao、大月亮、爱吃爱睡的呆子、大仙女、D 小姐、欧小阳、小班班、Wendy、半夏依旧、一只柚子、一粒沙、阿米、小艾和天道酬勤等许许多多愿意抽出宝贵时间为本书写感言的多囊女性。受篇幅所限我只能选取部分，非常抱歉！

感谢 PCOS 互助群里的众多 VIP 多囊姐妹，是你们隔三岔五地报喜给了我写下去的动力，我从你们身上看到了本书存在的意义。

感谢我的朋友酱酱为本书设计了插图。她曾经是一名多囊女性，但现在已经是两个孩子的妈妈了，而且月经规律报到。

感谢我的师姐杨晓敏营养师亲自购买食材并研制了 20 种食谱，这项艰巨的任务换作我肯定完成不了。

感谢出版社的工作人员为本书优化文字、校对数据、找出纰漏。

感谢公众号里不离不弃的粉丝，感谢那些分享过我文章的读者。

感谢所有挚爱的亲朋好友，你们的每一句话都是我的灵感源泉。

感谢你购买了本书，我很荣幸能够成为你人生的一部分。

参考食谱

（杨晓敏营养师提供）

山药紫薯鸡蛋糕（中Ⅱ，低糖化终产物）

制作分量：1 人份　　　　**制作时间**：40 分钟　　　　**热量 / 份**：158 kcal

碳水化合物 / 份：20.2g　　**蛋白质 / 份**：8.8g　　　　**脂肪 / 份**：4.8g

材料：

山药 50g、紫薯 50g、鸡蛋 1 枚、盐 1g、柠檬汁少许

做法：

1. 山药和紫薯去皮，切成小块，隔水蒸 20 分钟至熟，放凉。

2. 将鸡蛋、山药块、紫薯块、盐和柠檬汁一起放入料理机中，断续搅打至体积增大，质地略微蓬松、细腻。

3. 取一个正方形有盖的玻璃容器，底层铺油纸，将泥糊倒入并振荡均匀，盖上盖子。

4. 锅内放水烧开，将装入材料的玻璃容器入锅蒸 15 分钟，放凉，即可食用。

西葫芦鸡蛋黑米饼（中Ⅱ，中糖化终产物）

制作分量：1 人份　　　　**制作时间**：15 分钟　　　　**热量 / 份**：314 kcal

碳水化合物 / 份：44.2g　　**蛋白质 / 份**：10.1g　　　**脂肪 / 份**：10.5g

材料：

西葫芦 80g、黑米粉 30g、土豆淀粉 20g、鸡蛋 1 枚、橄榄油 5g、盐 1.5g

做法：

1. 西葫芦切成细丝，放入大碗中，加盐拌匀，放置至出水变软。

2. 碗内加黑米粉、土豆淀粉和蛋液，用筷子搅拌均匀。

3. 平底锅上火，倒入橄榄油，将饼糊倒入并铺满，小火煎至黑米饼定形，然后翻面煎至完全凝固即可。

香芋鳕鱼小饼（低 II，低糖化终产物）

制作分量：1 人份　　　制作时间：30 分钟　　　热量 / 份：176 kcal

碳水化合物 / 份：14.3g　　蛋白质 / 份：14.4g　　脂肪 / 份：7.0g

材料：

香芋 60g、鳕鱼 30g、鸡蛋 1 枚、橄榄油 2g、盐 0.5g、柠檬汁少许

做法：

1. 香芋切成小块，入锅蒸 15 分钟左右至熟，放凉。
2. 鳕鱼解冻，去皮并剔除鱼刺，切成小块备用。
3. 将蒸好的香芋块、鳕鱼块、蛋液、柠檬汁和盐一起放入料理机中，加入约 50mL 水，搅拌成半流动的糊状。
4. 平底锅上火，刷上橄榄油，用勺子将糊摊入平底锅中，形成小圆饼，两面各小火煎约 3 分钟，即可食用。

板栗燕麦粥（低 II，低糖化终产物）

制作分量：2 人份　　　制作时间：60 分钟　　　热量 / 份：273 kcal

碳水化合物 / 份：53.9g　　蛋白质 / 份：9.0g　　脂肪 / 份：3.2g

材料：

山药 200g、燕麦米 70g、板栗 10 颗、盐适量

做法：

1. 燕麦米洗净，提前一个晚上加水置于冰箱内浸泡备用。
2. 板栗去壳去皮；山药去皮，切成小块。
3. 锅内加入大约 700mL 水，将浸泡好的燕麦米、板栗和山药块一起入锅，大火烧开后转小火熬煮至山药软烂，用两个勺子重叠将山药全部压碎，板栗不压碎，用勺子继续搅拌，直到山药全部溶在粥内，然后加盐调味即可食用。

注：家里如有高压锅，可在头一天晚上把所有食材处理好后放入锅中，调好定时，第二天起床即可食用。

虾肉芋头糕（中 II，低糖化终产物）

制作分量：2 人份　　　制作时间：40 分钟　　　热量 / 份：200 kcal

碳水化合物 / 份：25.1g　　　蛋白质 / 份：15.4g　　　　脂肪 / 份：4.4g

材料：

芋头 150g、土豆淀粉 20g、鲜虾仁 60g、猪肉糜 50g、鸡蛋 1 枚、盐 0.5g、生抽 2g、柠檬 1 片、葱花适量

做法：

1. 虾仁剁碎，挤入柠檬汁腌制去腥。
2. 芋头切丝。
3. 鸡蛋打入玻璃碗中，搅散。
4. 把所有食材放入蛋液碗中搅拌均匀。
5. 垫上硅油纸，把搅拌好的食材倒入模具、压平。
6. 放入蒸笼，盖上锅盖，开火。
7. 蒸熟后切片，撒上葱花即可。

鲜虾杂蔬粉丝汤（低 II，低糖化终产物）

制作分量：2 人份　　　　制作时间：25 分钟　　　　热量 / 份：212.5 kcal

碳水化合物 / 份：29.6g　　　蛋白质 / 份：17.2g　　　脂肪 / 份：3.6g

材料：

鲜虾 15 只、绿豆粉丝 50g、西蓝花 6 朵、娃娃菜叶 4 片、番茄 1 个、橄榄油 5g、盐 2g、葱花适量

做法：

1. 番茄切丁，西蓝花切小朵，娃娃菜切丝。
2. 锅上火烧热，倒入橄榄油，把番茄炒出汁，加入适量清水大火煮开。
3. 把粉丝和娃娃菜放进去煮 10 分钟。
4. 粉丝变软后，加入鲜虾、西蓝花、盐，再煮 5 分钟。
5. 关火，撒上葱花即可。

花生核桃奶（低 II，低糖化终产物）

制作分量：2 人份　　　　制作时间：15 分钟　　　　热量 / 份：125.5 kcal

碳水化合物 / 份：5.3g　　　蛋白质 / 份：5.4g　　　脂肪 / 份：9.7g

材料：

花生 20g、黄豆 10g、生核桃仁 15g、赤藓糖醇适量

做法：

1. 把前 3 样食材加适量清水泡发 2 小时以上，也可以隔夜泡发。
2. 撕去核桃和花生的外衣，这样可以增加丝滑口感。
3. 将前 3 种食材同时倒入破壁机，加入 500mL 清水，按操作提示煮沸和搅拌。
4. 根据个人喜好添加适量的赤藓糖醇调味。

卷心菜黑米煎饼（中 II，中糖化终产物）

制作分量：3 人份　　制作时间：15 分钟　　热量 / 份：318 kcal
碳水化合物 / 份：40.1g　蛋白质 / 份：14.5g　脂肪 / 份：11.6g

材料：

黑米 150g、卷心菜 150g、猪瘦肉 30g、鸡蛋 3 枚、橄榄油 15g、盐 5g、淀粉 3g

做法：

1. 提前将黑米放入电饭锅中煮成黑米饭。
2. 卷心菜洗净切丝；瘦肉剁成肉末，加入 3g 淀粉和 2g 盐，抓匀。
3. 平底锅内放入 10g 橄榄油，将卷心菜与瘦肉入锅炒熟，盛入碗中。
4. 将黑米饭与炒好的卷心菜瘦肉倒入同一个碗内，把鸡蛋打散混入，加入 3g 盐，搅拌均匀。
5. 平底锅重新烧热，刷油，将搅拌好的材料均匀摊入平底锅内，煎大约 3 分钟至定形，翻面再煎 3 分钟至脆即可。

核桃黑米糕（中 II，低糖化终产物）

制作分量：2 人份　　制作时间：60 分钟　　热量 / 份：447 kcal
碳水化合物 / 份：33.4g　蛋白质 / 份：15.5g　脂肪 / 份：27.9g

材料：

黑米粉 75g、核桃仁 4 个、鸡蛋 3 枚、橄榄油 25g、赤藓糖醇 15g

做法：

1. 将蛋黄和蛋白分别打入两个大碗中，在蛋黄碗内加入橄榄油和赤藓糖醇，然后搅拌均匀。

2. 黑米粉加水 40mL 混匀，然后倒入步骤 1 制好的蛋黄液中，搅拌成均匀的黑米糊（如有粉团需全部压散）。

3. 用打蛋器将蛋白快速打至干性发泡（注意装蛋白的大碗必须无油无水）。

4. 分次取打发好的蛋白混入黑米糊中，用刮刀以划十字的方式快速搅拌均匀。

5. 将拌好的黑米糊倒入 6 寸蛋糕模中，把核桃仁（提前剥好）均匀放在黑米糊上方。

6. 蒸锅内放水，大火烧开后转为中火，将黑米糊放入锅内蒸 20 分钟，关火后静置 10 分钟，取出放凉，即可食用。

香蕉坚果椰香玛芬（中 II，低糖化终产物）

制作分量：2 人份　　　制作时间：5 分钟　　　热量 / 份：260 kcal

碳水化合物 / 份：27.5g　蛋白质 / 份：6.9g　　脂肪 / 份：14.1g

材料：

香蕉 1 根、椰子粉 20g、燕麦片 20g、鸡蛋 1 枚、核桃碎 20g、橄榄油 8g、泡打粉 2g

做法：

1. 香蕉去皮压成泥。

2. 混合所有食材搅拌均匀。

3. 倒入模具，微波炉中高火加热 4 分钟。

藜麦牛油果沙拉（低 II，低糖化终产物）

制作分量：2 人份　　　制作时间：30 分钟　　　热量 / 份：256 kcal

碳水化合物 / 份：19.7g　蛋白质 / 份：14.1g　　脂肪 / 份：14.0g

材料：

虾仁 100g、生菜 80g、藜麦 30g、大杏仁碎 10g、樱桃番茄 5 颗、牛油果 1/2 个、橄榄油 5g、盐 2g、柠檬 1/2 个

做法：

1. 藜麦淘洗干净，浸泡半小时，捞出后放入小锅内加水煮约 15 分钟至熟透，捞出沥干水分备用。

2. 虾仁解冻后用开水焯烫 1 分钟，如果使用鲜虾则焯水后放于冰箱中冷冻半小时。

3. 生菜用流水冲洗干净，然后用厨房纸吸干水分，撕碎；樱桃番茄洗净，沥干水分，对半切

开;牛油果挖出果肉,切成小块。

4.将生菜、樱桃番茄、牛油果、虾仁和藜麦放在一个大碗里,挤入柠檬汁,撒盐,滴入橄榄油,最后撒入大杏仁碎,拌匀即可食用。

藜麦牛肉丸(中 II,中糖化终产物)

制作分量:2 人份	制作时间:40 分钟	热量 / 份:330 kcal
碳水化合物 / 份:34.9g	蛋白质 / 份:26.0g	脂肪 / 份:9.7g

材料:

牛肉 100g、藜麦 40g、胡萝卜 40g、香芹 10g、淀粉 4g、橄榄油 3g、盐 1.5g、黑胡椒碎少许

做法:

1.藜麦洗净,浸泡半小时,捞出后倒入小锅内煮约 15 分钟至熟透,捞出沥干水分备用。

2.牛肉剁碎,加入 2g 橄榄油和 1.5g 淀粉搅拌至黏稠。

3.胡萝卜擦碎,香芹切成小丁,共放入碗中,加盐 0.5g,抓匀,腌制至出水。

4.将煮好的藜麦、切碎的牛肉、剩余的淀粉和盐以及黑胡椒碎倒入另一碗中,沿同一方向搅拌均匀。

5.在烤盘上刷一层橄榄油避免粘底,将搅拌好的材料揉成直径约 2 厘米的小丸子,均匀放置在烤盘上。

6.烤箱预热至 180℃,放入烤盘,烤约 15 分钟至食材熟透即可。

牛油果藜麦焖饭(低 II,低糖化终产物)

制作分量:2 人份	制作时间:25 分钟	热量 / 份:342 kcal
碳水化合物 / 份:46.5g	蛋白质 / 份:10.2g	脂肪 / 份:13.7g

材料:

番茄 200g、藜麦 100g、洋葱 40g、青椒 40g、鲜玉米粒 40g、牛油果 1 个、橄榄油 5g、盐 2g、黑胡椒碎少量

做法:

1.藜麦洗净,浸泡半小时,捞出后用小锅煮约 15 分钟至熟透,捞出沥干水分备用。

2.洋葱、番茄、青椒切成小丁。

3.平底锅烧热,加入橄榄油,放入洋葱丁和青椒丁炒香,然后放入番茄丁、玉米粒,翻炒后

加入煮好的藜麦、50mL 水和 2g 盐，再次翻炒均匀，盖上锅盖焖约 5 分钟至水分烧干。

4. 牛油果对半切开，挖出果肉，切成小块，拌入焖好的藜麦饭中，撒上黑胡椒碎，拌匀即可。

野米炒饭（低 II，中糖化终产物）

制作分量: 2 人份　　　　制作时间: 20 分钟　　　　热量 / 份: 340 kcal

碳水化合物 / 份: 48.6g　　蛋白质 / 份: 17.5g　　　脂肪 / 份: 9.4g

材料:

野米 100g、牛肉 50g、葱花 10g、鲜玉米 1/2 根、胡萝卜 1/4 根、鸡蛋 1 枚、橄榄油 10g、淀粉 2g、盐 1.5g

做法:

1. 野米洗净，加水放在冷藏室内浸泡 12 小时，然后放入电饭锅，加水以煮饭模式煮熟，将野米饭盛出放凉备用。

2. 胡萝卜切成小粒；玉米脱粒，洗净沥干。

3. 牛肉切成小粒，加入 0.5g 盐、2g 淀粉和 2g 橄榄油，充分抓匀，腌制 10 分钟。

4. 鸡蛋在碗内打散，炒锅烧热后，倒入 3g 橄榄油，倒入蛋液滑散并盛出。

5. 再次将锅烧热，加入 5g 橄榄油，把胡萝卜和玉米粒略微炒香后放入牛肉，炒至牛肉变色，将野米饭倒入，不停翻炒至所有食材熟透，加 1g 盐调味，出锅前撒入葱花即可。

燕麦饼底披萨（低 II，中糖化终产物）

制作分量: 2 人份　　　　制作时间: 50 分钟　　　　热量 / 份: 251 kcal

碳水化合物 / 份: 25.0g　　蛋白质 / 份: 26.4g　　　脂肪 / 份: 6.3g

材料:

菜花 350g、虾仁 100g、燕麦麸 50g、洋葱 20g、彩椒 20g、白蘑菇 10g、樱桃番茄 5 颗、鸡蛋 1 枚、番茄酱 10g、橄榄油 5g、盐 1g、黑胡椒少许、干罗勒碎少许

做法:

饼底

1. 菜花切成小朵，洗净，沥干水分，放入料理机中打成泥，将菜花泥装入煲汤袋中，尽量挤出水分。

2. 将挤干水分的菜花泥放入一个大碗中，打入一个鸡蛋，撒入全部燕麦麸，放入 1g 盐，用

筷子搅拌均匀。

3.烤箱预热至180℃，在烤盘上铺一层烘焙纸，上涂一层橄榄油，将搅拌好的饼底材料以圆形或方形均匀抹在烘焙纸上，然后放入烤箱烤15分钟（可根据烤箱情况调整温度，烤至饼底略呈金黄色即可）。

饼面

1.白蘑菇切成薄片，樱桃番茄对半切开，彩椒、洋葱切成小粒。

2.在放凉的饼底上刷一层番茄酱，将虾仁、白蘑菇、樱桃番茄、彩椒铺在上面，磨入黑胡椒，撒上干罗勒碎。

3.将饼放入烤箱，180℃烤10分钟，至虾仁熟透即可享用。

高纤维饱腹坚果块（低 II，中糖化终产物）

制作分量：4 人份　　　制作时间：90 分钟　　　热量 / 份：394 kcal

碳水化合物 / 份：19.7g　　蛋白质 / 份：17.2g　　脂肪 / 份：27.7g

材料：

燕麦麸 50g、葡萄干 20g、椰子油 20g、香蕉 1 根（熟、软，中等大小）、南瓜子 80g、开心果 60g、大杏仁 35g、椰蓉 10g

做法：

1.葡萄干加少许水浸泡 20 分钟，捞出沥干水分，备用。

2.烤箱调温至 180℃，将开心果、南瓜子和大杏仁平铺在烤盘上，放入烤箱烤约 15 分钟至香脆（中途需将材料翻面，避免烤焦），备用。

3.将燕麦麸放入碗中，加入 100mL 沸水，充分搅拌至黏稠，放置至室温备用。

4.香蕉去皮压成泥，把香蕉泥倒入调好的燕麦麸中，加入所有制作材料，用刮刀搅拌至均匀、黏稠状态。

5.取一个迷你吐司模具（尺寸 10 cm×7cm×4cm），将拌好的材料全部放入，用刮刀将材料压实压平。

6.烤箱预热至 150℃，烘烤约 60 分钟，然后趁热脱模，放凉后切片即可食用。

山药亚麻籽核桃糕（低 II，中糖化终产物）

制作分量：2 人份　　　制作时间：30 分钟　　　热量 / 份：199 kcal

碳水化合物 / 份：12.5g　　蛋白质 / 份：8.1g　　脂肪 / 份：13.8g

材料：

山药 120g、亚麻籽粉 15g、鸡蛋 1 枚、核桃碎 20g、椰子油 5g、盐 1g

做法：

1. 山药倒入破壁机，加入蛋液、盐和椰子油搅打成泥。
2. 将打好的山药泥倒入玻璃碗，加入亚麻籽粉和部分核桃碎搅拌均匀。
3. 取一张硅油纸垫在模具上，倒入前面做好的混合物并振出气泡，撒少许核桃碎。
4. 将模具放入微波炉，中高火加热 4 分钟即可。

杂豆养颜粥（低 II，低糖化终产物）

制作分量：2 人份	制作时间：60 分钟	热量 / 份：238 kcal
碳水化合物 / 份：42.3g	蛋白质 / 份：10.8g	脂肪 / 份：2.9g

材料：

红豆 35g、黑米 30g、红芸豆 20g、绿豆 20g、红皮花生 10g、红枣 4 个、桂圆干 4 个、枸杞 3g、陈皮 1 小片

做法：

1. 提前将红豆、红芸豆、红皮花生洗净，加入约 5 倍水量放入冰箱浸泡整夜。
2. 把绿豆、黑米洗净放入电饭锅中，将其他浸泡好的材料一并入锅，加入桂圆干、陈皮，将红枣去核并剪成小块放入。
3. 加入约 800mL 水，开启煮粥模式，熬煮约 1 小时，直到豆子软烂，出锅前加入枸杞，即可（高压锅可以将时间缩短至 25 分钟）。

亚麻籽鲜虾卷饼（中 II，中糖化终产物）

制作分量：2 人份	制作时间：25 分钟	热量 / 份：275 kcal
碳水化合物 / 份：21.8g	蛋白质 / 份：27.7g	脂肪 / 份：8.5g

材料：

亚麻籽 30g、土豆淀粉 30g、鸡蛋 1 枚、鲜虾 250g、黄瓜 1/2 根、黑芝麻 4g、盐 1g、蚝油 10g

做法：

1. 用搅拌机将亚麻籽打成粉末（也可以直接购买亚麻籽粉），放入一个大碗中，加入土豆淀

粉、盐、少量水（由于亚麻籽吸水后会变黏稠，用水量需根据实际情况调整，以上配比用水量大约 80mL），充分搅拌成非常黏稠的糊。

2. 用烘焙刮刀将拌好的糊均匀摊在平底锅上，摊得越薄越好（以上分量使用直径 24cm 的平底锅可以摊 2 块饼皮）。

3. 平底锅上火，小火烘烤，直到整块饼可以轻松脱离锅底，翻面继续烘烤。

4. 在饼上加入半个鸡蛋的蛋液，用烘焙刮刀将蛋液均匀抹在整个饼面上，然后抹上 5g 蚝油，均匀撒入 2g 黑芝麻，继续烘烤至蛋液完全凝固。

5. 鲜虾用沸水焯熟后去壳并过冰水，黄瓜切成细丝（亦可加入其他食材），将材料放入饼皮中卷起即可食用。

西蓝花牛肉炒意面（中 II，中糖化终产物）

制作分量：1 人份	制作时间：25 分钟	热量 / 份：552 kcal
碳水化合物 / 份：65.7g	蛋白质 / 份：38.6g	脂肪 / 份：15g

材料：

意大利面 75g、牛肉 120g、西蓝花 100g、胡萝卜 20g、洋葱 30g、大蒜 2 瓣、酱油 10mL、橄榄油 10g、盐 4g、玉米淀粉 1g、黑胡椒少许

做法：

1. 牛肉洗净，切成长条，加入 2g 橄榄油、1g 玉米淀粉、1g 盐、少许黑胡椒碎，充分抓匀，腌制 15 分钟。

2. 取一口大锅，加入约 1L 水并加入 2g 盐，水烧开以后放入意大利面煮至用筷子可以轻松夹断（大约需要 12 分钟），捞出意大利面控干水分，并加入 2g 橄榄油拌匀防粘。

3. 西蓝花洗净，切成小朵；胡萝卜及洋葱切成细丝；大蒜去掉外衣后切成薄片。

4. 锅内重新加水，烧开后加 1g 盐和少许橄榄油，将西蓝花放入，焯至断生即可捞出。

5. 平底锅烧热，倒入剩余的橄榄油，依次放入大蒜片、洋葱丝、胡萝卜丝，炒至断生；然后加入腌制好的牛肉条，大火翻炒至变色；再放入意大利面，加酱油，翻炒至均匀上色，倒入西蓝花，再次翻炒均匀，最后磨入黑胡椒，即可出锅食用。

参考检测

表 42 游离睾酮（FT）/总睾酮（TT）的正常范围（女）[3]

年龄段	FT		TT		
	pg/mL	pmol/L	ng/dL	ng/mL	nmol/L
14 ~ 15 岁	1.0 ~ 6.2	3.5 ~ 21.5	8 ~ 41	0.08 ~ 0.41	0.278 ~ 1.423
16 ~ 17 岁	1.0 ~ 8.3	3.5 ~ 28.8	8 ~ 53	0.08 ~ 0.53	0.278 ~ 1.839
绝经前	0.8 ~ 9.2	2.8 ~ 31.9	10 ~ 54	0.10 ~ 0.54	0.347 ~ 1.873
绝经后	0.6 ~ 6.7	2.1 ~ 23.2	7 ~ 40	0.07 ~ 0.40	0.243 ~ 1.388

注：以医院实验室提供的参考范围为准。

表 43 抗缪勒管激素（AMH）的中位数、截断值或正常范围（女）[4-6]

所处时期或代表的含义	AMH	
	ng/mL	pmol/L
25 岁	5.42	38.71
30 岁	3.53	25.21
35 岁	2.58	18.43
40 岁	1.27	9.07
＞ 43 岁	0.72	5.14
非常低的生育力	0.0 ~ 0.3	0.0 ~ 2.2
低水平的生育力	0.3 ~ 2.2	2.2 ~ 15.7
适宜的正常范围	2.2 ~ 4.0	15.7 ~ 28.6
理想的正常范围	4.0 ~ 6.8	28.6 ~ 48.6
PCOS　20 ~ 29 岁	＞ 5.89	＞ 42.07
PCOS　30 ~ 39 岁	＞ 8.16	＞ 58.29

注：PCOS 的 AMH 截断值（区分正常和异常的数值）没有标准，有些研究甚至给出了 3.5ng/mL。

表 44　孕酮的正常范围（女）[7-9]

所处时期	孕酮	
	ng/mL	nmol/L
排卵前	< 1	< 3.18
黄体期	5 ~ 20	15.90 ~ 63.60
妊娠头 3 个月	11.2 ~ 90.0	35.62 ~ 286.20
妊娠中期	25.6 ~ 89.4	81.41 ~ 284.29
妊娠晚期	48 ~ 300	152.64 ~ 954.00
绝经后	< 1	< 3.18

注：以医院实验室提供的参考范围为准。

表 45　泌乳素的正常范围（女）[10]

分析平台	泌乳素	
	ng/mL 或 µg/L	mIU/L
Centaur	3.3 ~ 16.4	71 ~ 348
Immulite	3.5 ~ 18.6	75 ~ 396
Access	3.6 ~ 19.2	77 ~ 408
Elecsys	4.1 ~ 23.1	88 ~ 492
Architect	4.6 ~ 21.0	98 ~ 447
AIA	4.9 ~ 25.8	105 ~ 548

注：以医院实验室提供的参考范围为准。

表 46　人绒毛膜促性腺激素（hCG）的正常范围（女）[11]

孕龄（从末次月经起算）	人绒毛膜促性腺激素（mIU/mL 或 IU/L）
3 周	5 ~ 50
4 周	5 ~ 428
5 周	18 ~ 7340
6 周	1090 ~ 56500
7 ~ 8 周	7650 ~ 229000
9 ~ 12 周	25700 ~ 288000

（续表）

孕龄（从末次月经起算）	人绒毛膜促性腺激素（mIU/mL 或 IU/L）
13 ~ 16 周	13300 ~ 254000
17 ~ 24 周	4060 ~ 165400
25 ~ 40 周	3640 ~ 117000

注：①以医院实验室提供的参考范围为准；②非怀孕女性：< 5.0mIU/mL；③绝经后女性：< 9.5mIU/mL。

1. 一般可以于同房后第 11 天做血 hCG 检查。在 85% 的正常妊娠中，hCG 水平每 48 ~ 72 小时翻一倍，于孕 8 ~ 11 周达到峰值。某些孕妇可能具有较低水平的 hCG，妊娠 5 ~ 6 周的超声检查结果更准确。

2. 一旦 hCG 达到 1000 ~ 2000 IU/L，经阴道超声应该能看到至少 1 个妊娠囊。在此之前进行超声检查是没有必要的。

3. 低水平的 hCG 或翻倍放缓提示宫外孕或先兆流产，高水平的 hCG 提示多胎妊娠或葡萄胎。

表 47　血糖相关检查的参考范围 [12]

人群类型	空腹血糖（mmol/L）	餐后 1 小时血糖（mmol/L）	餐后 2 小时血糖（mmol/L）
健康人群	< 5.6	不适用	< 7.8
糖尿病前期	5.6 ~ 6.9	不适用	7.8 ~ 11.0
糖尿病	≥ 7.0	不适用	≥ 11.1
妊娠糖尿病患者	≥ 5.1	≥ 10.0	≥ 8.5

注：①以医院实验室提供的参考范围为准；②妊娠期的血糖控制目标为空腹血糖 < 5.3mmol/L，餐后 1 小时血糖 < 7.8mmol/L，餐后 2 小时血糖 < 6.7mmol/L。

表 48　胰岛素相关检查的参考范围 [13]

类型	胰岛素情况描述
健康状态	1. 空腹胰岛素 ≤ 30μU/mL
	2. 餐后胰岛素于 30 分钟或 1 小时达到最高浓度
	3. 餐后 2 小时和 3 小时的胰岛素浓度总和小于 60μU/mL
临界胰岛素抵抗	1. 空腹胰岛素 ≤ 50μU/mL
	2. 餐后胰岛素于 30 分钟或 1 小时达到最高浓度
	3. 餐后 2 小时和 3 小时的胰岛素浓度总和介于 60 ~ 100μU/mL

（续表）

类型	胰岛素情况描述
胰岛素抵抗的情况一	1. 空腹胰岛素 ≤ 50μU/mL
	2. 餐后胰岛素于 30 分钟或 1 小时达到最高浓度
	3. 餐后 2 小时和 3 小时的胰岛素浓度总和大于 100μU/mL
胰岛素抵抗的情况二	1. 空腹胰岛素 ≤ 50μU/mL
	2. 餐后胰岛素浓度的最高峰推迟到 2 小时或 3 小时
胰岛素抵抗的情况三	1. 空腹胰岛素 > 50μU/mL

注：①以医院实验室提供的参考范围为准；②上述标准引用的是卡夫模型，可与正文部分的相关胰岛素抵抗标准相互补充。

表 49　血清 25- 羟维生素 D_3 正常范围 [14]

血清 25- 羟维生素 D_3（ng/mL）	评价
< 20	缺乏
21 ~ 29	不足

注：①以医院实验室提供的参考范围为准；② 1nmol/L = 0.4ng/mL。

多囊卵巢综合征的常规检查项目

1. 性激素六项（孕酮、总睾酮、雌二醇、泌乳素、FSH、LH）：了解总睾酮和泌乳素的高低，了解 LH 和 FSH 的比值，推测卵泡的发育情况以及所处的月经周期阶段。

2. 妇科超声（子宫、卵巢和盆腔）：检查子宫内膜的厚度和形态，了解卵巢的体积以及直径 2 ~ 9mm 的卵泡数量，判断卵泡的发育情况以及所处的月经周期阶段。首选阴道超声，不愿接受的可以选择肛门超声或腹部超声。

3. 口服葡萄糖耐量试验（OGTT）：检测空腹以及口服 75g 葡萄糖后 30 分钟、1 小时、2 小时和 3 小时的血糖水平。

4. 胰岛素释放试验（IRT）：检测空腹以及口服 75g 葡萄糖后 30 分钟、1 小时、2 小时和 3 小时的胰岛素水平，判断是否存在高胰岛素血症。

5. 抗缪勒管激素（AMH）：辅助判断直径在 2mm 以下的卵泡数量。AMH 越高，通常意味着多囊卵巢综合征病情越严重。

6. 硫酸脱氢表雄酮（DHEA-S）：辅助判断肾上腺来源的雄激素是否偏高。

7. 性激素结合蛋白（SHBG）：辅助判断是否存在过多的游离雄激素。较低的性激素结合蛋白水平通常与严重的多毛、脱发和痤疮相关。

8. 甲状腺功能（TSH、FT_4、FT_3、TPOAb、TgAb）：判断甲状腺的功能情况，以及是否有桥本甲状腺炎。

9. 17α - 羟孕酮（17-OHP）：初步筛查是否存在先天性肾上腺皮质增生症。

10. 促肾上腺皮质激素（ACTH）和皮质醇：判断肾上腺的应激情况。该检查不够准确，不能用于诊断，应视实际情况遵医嘱决定是否有必要做。